PHYSIOLOGIE ET PATHOLOGIE
Humoristiques Illustrées
DE LA
R. GÉNÉRATION

Avec préface sur la Prostitution. Proverbes. Anatomie et Physiologie des organes génitaux. Embryologie. Principe vital. L'amour d'après les grands maitres. Les Contre-temps. Le Code du Mariage. Anomalies et monstruosités. L'Amour : ses lois, ses agents, ses effets, ses fraudes, etc., etc. Les Maladies des organes génitaux. Des Vignettes, Atlas. Accouchements, Code du Mariage, etc., etc.

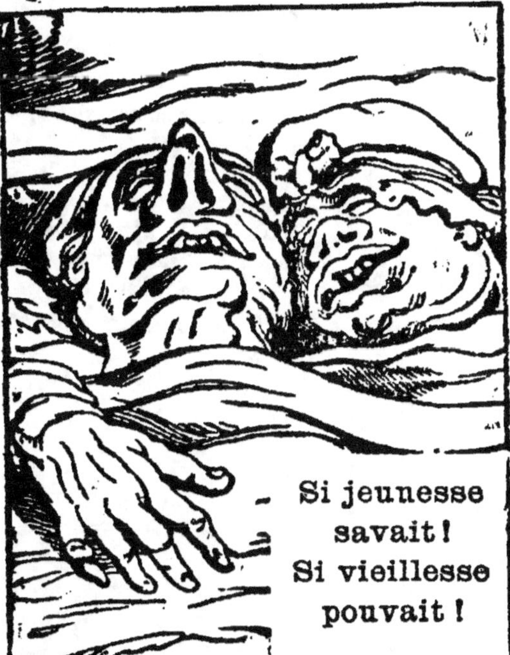

PAR E. SAUNIER
EX-ÉLÈVE DU VAL-DE-GRACE, DIRECTEUR DE LA SYNTHÈSE ILLUSTRÉE

« *Vous me dites que vous êtes père ; mais père de qui,*
père de quoi ; père d'un garçon, père d'une fille ?...
Ah ! je vous reconnais bien là, ne sachant jamais
ce que vous faites. » (JOURNAL AMUSANT.)

A
M.-E

—

«Quoniam confortavit seras portarum tuarum. » *Ps.* 147.

« Calix benedictionis Hostia sancta,
manna abscondita, panis angelorum caro
factus Vinum germinans virgines ! Myste
rium fidei ! sacrificium omnium sanctissimum ! exaudi nos ! Ite. »

Litanies du Saint-Sacrement.

PHYSIOLOGIE ET PATHOLOGIE
Humoristiques Illustrées
DE LA
R. GÉNÉRATION

Avec préface sur la Prostitution. Proverbes. Anatomie et Physiologie des organes génitaux. Embryologie. Principe vital. L'amour d'après les grands maitres. Les Contre-temps. Le Code du Mariage. Anomalies et monstruosités. L'Amour : ses lois, ses agents, ses effets, ses fraudes, etc., etc. Les Maladies des organes génitaux. Des Vignettes, Atlas. Accouchements, Code du Mariage, etc., etc.

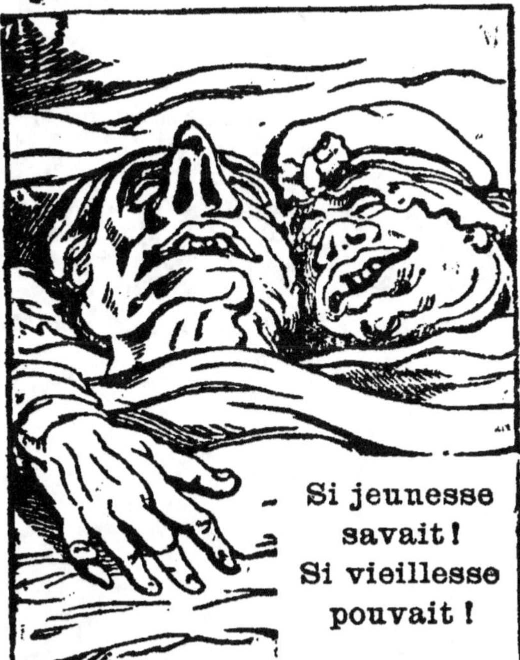

PAR E. SAUNIER
EX-ÉLÈVE DU VAL-DE-GRACE, DIRECTEUR DE LA SYNTHÈSE ILLUSTRÉE

« Vous me dites que vous êtes père ; mais père de qui,
père de quoi ; père d'un garçon, père d'une fille ?...
Ah ! je vous reconnais bien là, ne sachant jamais
ce que vous faites. » (JOURNAL AMUSANT.)

A

M.-E

———

« Quoniam confortavit seras portarum tuarum. » *Ps.* 147.

« Calix benedictionis Hostia sancta, manna abscondita, panis angelorum caro factus Vinum germinans virgines ! Mysterium fidei ! sacrificium omnium sanctissimum ! exaudi nos ! Ite. »

Litanies du Saint-Sacrement.

Préface

DE LA 4ᵉ ÉDITION

> « Ab *imo* disce omnes. »
> « L'histoire de l'amour est l'histoire
> du genre humain. » C. NODIER.

« On nous apprend à vivre quand la vie est passée, dit Montaigne : Cent éschloiers ont prins la vérolle avant que d'être arrivés à leur leçon d'Aristote. »

Qu'est-ce donc au sortir de l'é ole, où la jeunesse ignorante des principes les plus élémentaires de la vie « animale » se trouve tout-à-coup transplanté dans ces grandes armées d'honnêtes stipendiaires bien élevés dont sur 30,000 hommes combattant en bataille rangée contre des troupes égales en nombre, il y a environ 20,000 vérolés de chaque côté ? » — La morale ou la peur empêcheront-elles la fougue d'une jeunesse effervescente en pleine sève ?

Que sera-ce encore dans le monde, « ce carnaval perpétuel de masques » où l'ignorance des choses mondaines est la source de toute duperie et de tout mal et où l'amour joue un si grand rôle, car « ce je ne sais quoi, si peu de chose qu'on ne saurait le connaître remue toute la terre, les princes, les armées, le monde entier : si le nez de Cléopâtre eût été plus court, toute la face du globe aurait changé » Pascal. — De là l'utilité des ouvrages qui traitent de l'amour dans le but d'éclairer les hommes et d'aider la science.

1º *Avertir* (par des exemples) *des mille piéges que le libertinage tend à la confiance et à la bonne foi.*

2º *Indiquer les lieux où l'on est exposé à perdre sa santé, son repos et sa fortune.*

3º *Guider la* JEUNESSE *dans ses folies en lui indiquant les moyens de se* GARANTIR *du mal, et au besoin, de le guérir.*

4º *Montrer l'amour sous toutes ses formes, dans toutes les classes de la société, et son* ROLE *dans la vie et le monde entier.*

5º *Le tout par des citations et réflexions humoristiques d'auteurs de toutes les époques.*

Tel a été le but de cet ouvrage.

L'accueil bienveillant qu'il a reçu du public médical nous encourage à en publier une nouvelle édition — 1882.

PRÉFACE

—

« Castigat ridendo mores. »

« Pour vivre seul, dit Pascal, il faut être un ange ou une brute, » et le proverbe ajoute : *Væ soli : malheur au solitaire!*

« La nature, en effet, n'a créé aucun organe pour le condamner au repos, mais elle a mis un terme à la mesure de ses exercices : user et ne pas abuser, voilà la loi. L'usage modéré du coït est indispensable au maintien de la santé (1). » — « Il nous commande aussi impérieusement de satisfaire un vœu de la nature que la faim nous commande de manger lorsque le corps en a besoin (2). » — « C'est même le besoin le plus impérieux, le penchant le plus irrésistible de tout être animé, une fois que cet être est parvenu à la perfection de son développement (3). » — Aussi « pour l'atteindre les animaux en rut se livrent des combats épouvantables, s'exposent à tous les dangers. Le jeune homme, même éclairé, n'a quelquefois plus le moindre sens commun : il

(1) Dʳ Giraudeau de Sᵗ-Gervais.
(2) Dʳ Brachet.
(3) Prudhon.

compromet son avenir, sa santé, sa fortune, son honneur, et va jusqu'à sacrifier sa vie, comme pour montrer par le suicide que l'individu n'est rien s'il ne peut obéir à la voix de l'espèce (1). » — Et ce besoin est tellement nécessaire à l'organisme tout entier qu'il subsiste même après l'ablation volontaire ou involontaire des organes sexuels (testicules, ovaire, pénis). « On trouve un très-grand nombre d'individus qui, privés de tout ou partie de l'appareil génital, n'ont trouvé que dans le suicide la consolation de leur difformité (2). »

On ne s'étonne pas après cela que la *privation* comme l'*abus* du plaisir sexuel soit une cause si fréquente d'étiolement, de malaise, de vieillesse précoce et d'accès de crimes ou de folie ! Car les « poignants aiguillons de sensualité », réagissant sur le cerveau, les nerfs et autres organes, l'individu est plus irritable, plus faible et plus apte à subir l'influence d'un mauvais milieu, c'est-à-dire à être le mobile des pensées ou penchants de ses semblables, qui agissent en lui par influence ou insinuation magnétique (3), soit pour l'exploiter, soit pour le mener à mal, ou à ses fins, comme on le verra par la suite.

(1) Dr Farabeuf.
(2) *Mémoires de Médecine et Chirurgie militaire.* 1873 N° 157, tom. 29, 6e fasc., p. 581.
(3) Voir Vie ou Mouvement vital de l'*École buissonnière*, page 90.

Exploitation qui s'explique très bien par le nombre de parasites (domestiques) et intéressés qui vivent aux dépens de la fortune ou du génie de leurs maîtres, comme le renard ou le raton de la fable (1). D'où le morce'lement (désunion) des familles comme des propriétés, l'abâtardissement des enfants ou leur envoi dans les couvents ou l'armée (surtout au moyen âge) afin d'empêcher que leur mariage ne rogne une dot qui diminuerait le nombre et le bien-être des parasites en troublant le repos des parents. De là encore l'usage de l'eunuquat chez les mandarins chinois (p. 87) et la fréquence du célibat chez les grands digni taires de l'Etat. les fils de grande famille (en bien ou en nom, les filles belles ou nobles destinées à illustrer les salons, les hôtels, et à servir d'appât aux innocents ; et enfin les grands génies qui, comme dit Toussenel, « n'ont pas de femme parce que dans les sociétés limbiques la famille est une gêne et que les grands révélateurs qui ont mission d'éclairer le monde et périr à la peine doivent commencer par s'affranchir de toute entrave susceptible d'embarrasser leur marche. Il est reçu, même en civilisation, que les militaires mariés font de mauvais soldats. C'était l'avis de Napoléon, qui devait s'y connaître, en ayant consommé beaucoup ». Tous ces gens-là, qui ont plus besoin que tout autre du mariage, vu le secours et l'économie qu'offre un ménage, sont amusés et endormis par leurs parasites, qui s'entendent entre eux pour les diviser, parce que « l'union fait la force et qu'il faut diviser pour régner ». Ces souffleurs les amusent par les plaisirs, la débauche, le travail, l'amour-propre, l'ambition, les haines, les fatigues, la maladie... et de la sorte leur font perdre leur temps, leur argent, leur santé et les bonnes places et les bons mariages. En revanche, les souffl urs se marient entre eux, ou vivent en concubinage, et vous vendent leurs femmes et

(1) Le Renard et le Corbeau ; Bertrand et Raton (Lafontaine).

leurs enfants pour avoir des places et de l'argent dont ils tremblent de donner à leurs filles la part justement gagnée par elles. (Voir *Maladies vénériennes*, p. 4.) «Est-il pas tous les jours des femmes ou enfans qui pour la seule utilité de leurs maris se prestent et par expresse ordonnance et entremise ? Et anciennement Phaulius l'Argien offrit la sienne au roy Philippus par ambiti n, tout ainsi que par civilité ce Galba qui avoit donné à souper à Mécénas, voyant que sa femme et luy commenço'ent à comploter par œillades et signes, se laissa couler sur son coussin représentant un homme aggravé de sommeil, pour faire espaule à leurs amours, ce qu'il avoua d'assez bonne grâce (1). »

C'est surtout chez les domestiques, les concierges, les mendiants et les sociétés à « échelle subordinatrice », qu'on observe cette prostitution et l'abondance des enfants: «Les gens qui n'ont absolument rien, comme les mendiants. dit Montesquieu, ont beaucoup d'enfants. C'est qu'ils sont dans le cas des peuples naissants ; il n'en coûte rien au père pour donner son art à ses enfants, qui même sont en naissant des instruments de cet art. Ces gens dans un pays riche ou superstitieux se multiplient parce qu'ils n'ont pas les charges de la société, mais sont eux-mêmes les charges de la société. Mais les gens qui ne sont pauvres que parce qu'ils vivent dans un gouvernement dur, qui regardent leur champ moins comme le fondement de leur subsistance que comme un prétexte à la vexation, ces gens-là, dis-je, font peu d'enfants. »

Souvent l'enfantement est le seul moyen d'union forcée qu'exploite l'un ou les deux amants jusque-là sans espoir de mariage. C'est surtout les cocottes du grand monde et les filles (collées ou en concubinage) qui usent de ce moyen. Il est facile d'empêcher la fécondation par les moyens signa-

(1) Montaigne, liv. III, ch. 5.

lés p. 93 et 94, etc. (1), et au cas de tromperie on notera le jour du premier attouchement (p. 66).

Puis viennent les fil es publiques, soit seules, soit deux à deux, parce qu'à deux l'une fait mieux ressortir l'autre (compagnie des repoussoirs). Ces filles fréquentent les bals, les concerts, les cafés... ou stagnent dans les rues, et sont généralement la lèche-frite d'un groupe de « maquereaux » qui s'en servent comme les Chinois se servent d'un pélican. Chaque quartier a les siennes, et elles reçoivent en général dans certaines maisons *ad hoc*. Ce sont des « bordels ambulants ». On fera bien avec elles de se mettre en garde contre les folles dépenses et les maladies (2). C'est surtout dans ce groupe que se relèvent les espions. Puis viennent les mignons, et enfin les loueurs ou vendeurs d'animaux, notamment de chiens de tout format, à la Henri III (p. 94, etc.). Naturellement on ne s'en fera pas une famille. Aussi nous terminerons ces notes par ce dialogue de Pantagruel et Panurge au sujet du mariage :

— Voire mais, dist Panurge, vouldriez-vous qu'ainsi seulet je demourasse toute ma vie sans compagnie conjugale ? Vous sçavez qu'il est escript : *Væ soli*. L'homme seul n'ha jamais tel soulas, qu'on void entre gents mariés.

— Mariez-vous donc de par Dieu, respondit Pantagruel.

— Mais si, dist Panurge, ma femme me faisoit cocu, comme vous sçavez qu'il en est grande année, ce seroit assez pour me faire trespasser hors les gonds de patience. J'aime bien les cocus, et me semblent gents de bien, et les

(1) Fermer le col de la matrice avec une éponge ou ouate imbibée d'eau légèrement vinaigrée, ou avec une capote élastique. (Capote. Pédérastie.)

(2) Voir *Maladies vénériennes*, p. 4 et

hante voluntiers : mais pour mourir je ne le vouldrois estre. C'est un poinct, qui trop me poinct.

— Poinct donc ne vous mariez, respondit Pantagrel, car la sentence de Seneque est véritable hors toute exception : Ce qu'à aultrui tu auras faict, sois certain qu'aultrui te fera.

— Dictes-vous, demanda Panuage, cela sans exception ?

— Sans exception il est dict, respondit Pantagruel.

— Ho, ho ! dist Panurge, de par le petit diable. Il entend en ce monde ou en l'aultre. Voire, mais puisque de femme ne me peulx passer non plus qu'un aveugle de baston (car il fault que le virolet trotte, aultrement vivre ne sçaurois), n'est-ce le mieulx que je m'associe à quelque honeste et prude femme, qu'ainsi changer de jour en jour ave conti-nuel danger de quelque coup de baston ou de la vérole pour le pire ? Car femme de bien oncques ne me fut rien, et n'en desplaise à leurs marits.

— Mariez-vous doncques, de par Dieu, respondit Panta-gruel.

— Mais si, dist Panurge, Dieu le vouloit, et advint que j'espousasse quelque femme de bien et elle me batist, je serois plus tiercelet que Job, si n'enrageois tout vif. Car l'on m'ha dict, que ces tant femmes de bien ont communé-ment maulvaise teste : aussi ont-elles bon vinaigre en leur mesnage Je l'aurois encore pire, et lui batrois tant et tres-tant sa petite oie (ce sont : bras, jambes, teste, poulmon-foie et ratelle) ; tant lui déchiqueterois ses habillemens à bastons rompus, que le grand diole en attendroit l'ame damnée à la port . De ces tabus je me passerois bien pour ceste année, et content serois n'y entrer poinct.

— Poinct doncques ne vous mariez, respondit Panta-gruel.

— Voire mais, dist Panurge, estant en estat tel que je suis, quitte et non marié (notez, que je di quitte de la male heure ; car estant bien fort endebté, mes créditeurs ne se-|

roient que trop soigneux de ma paternité); mais quitte et
non marié, je n'ai personne qui tant de moi se souciast, et
amour tel me portast, qu'on dict estre amour conjugal. Et
si par cas tombois en maladie, traicté ne serois qu'au rebours. Le sage dict : Là où n'est femme (j'enteud mère-
familles, et en mariage légitime), le malade est en grand
estrif. J'en ai vu claire experience en papes, légats, cardi-
naux, évesques, abbés, prieurs et moines. Or là jamais ne
m'auriez.

— Mariez-vous donc, de par Dieu, respondit Pantagruel.

— Mais si, dist Panurge, estant malade et impotent au
debvoir de mariage, ma femme, impatiente de ma langueur,
à aultrui s'abandonnoit, et non seulement ne me secourust
au besoing, mais aussi se moquast de ma calamité, et qui
pis est me desrobast comme j'ai vu souvent advenir, ce seroit pour m'achever de paindre et courir les champs en
pourpoinct.

— Poinct doncques ne vous mariez, respondit Pantagruel.

— Voire mais, dist Panurge, je n'aurois jamais aultrement fils ne filles legitimes esquels j'eusse espoir mon nom
et armes perpétuer, esquels je puisse laisser mes héritages
et acquest (si en ferai-je de beaulx un de ces matins, n'en
doubtez, et d'abundant serai grand retireur de rentes), avec
lesquels je me puisse esbauldir, quand d'ailleurs serois
meshaigné, comme je voi journellement vostre tant bening
et débonnaire père faire avec vous, et font touts gents de
bien en leur serrail et privé. Car, quitte estant, marié non,
estant par accident fasché, en lieu de me consoler, advis
m'est que de mon mal riez.

— Mariez-vous doncques, de par Dieu, respondit Pantagruel.

RABELAIS.

Litanies des garçons mûrs et désolés

Sainte Marie, ah! que je me marie.
Saint Cyprien, mais entendons-nous bien.
Sainte Eulalie, avec fille jolie.
Saint Sebastien, qui m'apporte du bien.
Sainte Annette, et qu'elle soit jeunette.
Saint Fructueux, qu'elle ait de grands bœufs.
Sainte Clairette, avec la peau doucette.
Saint Glorieux, l'âme tendre, et des œufs.
Saint Pancrace, et des moutons de race.
Saint Bernardin, qu'elle se lève mâtin.
Sainte Yvonne, qu'elle soit bonne.
Saint Isidore, qu'elle m'adore.
Saint Ignace, et surtout qu'elle fasse.
Saint Pardoux, de bonne soupe aux choux.
Sainte Eleuthère, avec des pommes de terre.
Saint Protais, avec des navets.
Saint Médard, et un morceau de lard.
Sainte Eulotte, qu'elle me tricotte.
Sainte Madeleine, des chaussettes de laine.
Saint Rigobert, que dans l'hiver.
Sainte Suzanne, elle fasse ma tisane.
Saint Philippe-du-Roule, me donne mon lait de poule.
Saint Barthélemy, et mon bonnet de nuit.
Sainte Brigitte, dépêchez-vous vite.
Saint Désiré, je suis très pressé.
Saint Gervais, et si je ne trouvais.
Saint Romand, il faudrait vraiment.
Sainte Isabelle, que ces demoiselles.
Saint Bazile, fussent bien difficiles !
Saint Nicolas, ne m'oubliez pas !

(Le Père Gérard.)

Sermon pour la consolation des cocus. — « Combien de cocus, Messieurs, combien de cocus dont les cornes sont des cornes d'abondance ? Un cocu n'a point d'autre fonds que celui de sa femme, point d'autres revenus que les libéralités qu'elle sait s'attirer. Celui-ci remplit une charge importante ; celui-là occupe un emploi considérable qui ramperait dans la poussière sans le crédit et les attraits de sa femme. Oh ! que de gens trouvent en arrivant chez eux une table magnifiquement servie qui seraient réduits aux plus minces ordinaires, si leurs femmes étaient nées avec moins d'appas ou avec plus de chasteté et de continence. Nous qui vous parlons, Messieurs, nous connaissons de ces infortunés maris lesquels à l'ombre de leurs cornes coulent doucement leurs jours dans les plaisirs et l'oisiveté, tandis que le vieux financier qui entretient leurs femmes passe sa vie dans le trouble et dans l'agitation courant le jour, veillant la nuit, et travaillant sans cesse et sans discontinuation pour fournir à l'extrême dépense de celle qui tient son cœur et pour acheter bien cher la complaisance intéressée de celui dont il occupe la place ; lequel, bien loin de se plaindre et de gémir à l'ombre de ce grand feuillage, sait bien profiter de l'heure et du moment pour rendre sa maîtresse commode par son absence. »

> « Quand une femme est le maître,
> Un pauvre homme est perdu :
> Il est battu, il est cocu,
> Il est l'un et l'autre peut-être ;
> Quand une femme est le maître,
> Un pauvre homme est cocu. »

Comment frère Jean joyeusément conseille Panurge

« Par sainct Rigomé, dist frère Jean. Panurge, mon ami doulx, je ne te conseille chose que je ne fisse, si j'estois en ton lieu. Seulement aye égard considération de tousjours bien lier et continuer tes coups. Si tu y fais intermission, tu es perdu, pauvret, et t'adviendra ce qu'advient au nourrices. Si elles désistent allaicter enfants, elles perdent leur laict. Si continuellement n'exerce ta mentule, elle perdra son laict, et ne te servira que de pissotière : les couilles pareillement ne te serviront que de gibbessière. Je t'en advise, mon ami. J'en ai vu l'expérience en plusieurs qui ne l'ont pu quand ils vouloient : car ne l'avoient faict quand le povaient. Aassi par non usage sont perdu tous privilèges, ce disent les clercs. Pourtant, fillot, maintient tout ce bas et menu populaire, troglodyte, braguetodyte, en esta de labourage sempiternel. Donne ordre qu'ils ne vivent en gentilshommes, de leurs rentes, sans rien faire.

— Ne dea, respondit Panurge. Tu va rondement en besogne. Sans exception ne ambages tu m'as apertement dissolu toute crainte qui me povoit intimider. Ainsi te soit donné des cieulx tousjours bas et roide opérer. Or doncques à ta parole je me marierai. Il n'y aura point de faulte. Et si aurai tousjours belles chambrières, quand tu me viendras voir, et seras protecteur de leur sororité. Voilà quand à la première partie du sermon. — Escoute, dist frère Jean, l'oracle des cloches de Varenes : que disent-elles ? — Je les entend, respondit Panurge. Leur son est par ma soif plus fatidique que des chauldrons de Jupiter en Dodone. Escoute : *Marie-toi, marie-toi : marie, marie. Si tu te maries, maries, maries, très bien t'en trouveras veras, veras. Marie, marie.* Je t'asseure que je me marierai : touts les éléments m'y invitent. Ce mot te soit comme une muraille de bronze.

« Quant au second poinct, tu me sembles aulcunemen-
doubter, voire deffier de ma paternité : comme ayant peu
favorable le roide dieu des jardins. Je te supplie me faire
ce bien de croire que je l'ai à commendement, docile, béné-
vole, attentif, obéissant en tout et par tout. Il ne lui fault
que lascher les longes, je di l'aiguillette, lui monstrer
de près la proie, et dire : Hale compagnon. Et quand ma
femme future seroit aussi gloutte du plaisir vénérien, que
fut oncques Messalina, ou la marquise de Oincestre (1) en
Angleterre, je te prie de croire que je l'ai encore plus copieux au contentement. Je n'ignore que Salomon dict, et en
parloit comme clerc et sçavant. Depuis lui Aristoteles a déclairé que l'estre des femmes estre de soi insatiable : mais
je veulx qu'on sçache que de mesme qualibre j'ai le ferre-
ment infatiguable. Ne m'alléguez poinct ici en paragon les
fabuleux ribaulx Hercules, Proculus, César et Mahumet,
qui se vante eu son Alcoran avoir en ses génitoires la force
de soixante gallefretiers. Il ha menti, le paillard. Ne m'alléguez poinct l'Indian, tant célébré par Théophraste, Pline et
Atheneus, lequel, avecques certaine herbe, le faisoit en un
jour soixante et dix fois, et plus. Je n'en croi rien. Le nombre est supposé. Je te prie ne le croire. Je te prie croire (et
ne croiras chose que ne soit vraie) mon naturel le sacré
ithyphalle, Messer Cotal d'Albingue, estre le premier *del
mondo*. Escoute ça, couillette. Vids-tu oncques le froc du
moine de Castres ? Quand on le posoit en quelque maison,
fust à descouvert, fust à cachettes, soubdain par sa vertu
horrifique touts les manants et habitants du lieu entroient
en ruit, bestes et gens, hommes et femmes, jusque aux
rats et aux chats. Je te j re qu'en ma braguette j'ai aultre-
fois cognu certaine énergie encore plus anormale. Je ne te

(1) Wincehester, ville d'Angleterre, autrefois connu par les débauches de ses habitants.

parleroi de maison ne de buron, de sermon **ne de marché** : mais à la passion qu'on jouoit à Sainct Maixant, entrant un jour dedans le parquet, je vid par la vertus et occulte proprieté d'icelle, soubdainement touts, tant joueurs que spectateurs, entrer en tentation si terrifique, qu'il n'y eust ange, homme, diable, ne diablesse, qui ne voulust biscoter. Le porterole abandonna sa copie, celui qui jouoit sainct Michel descendit par volerie ; les diables sortirent de l'enfer, et y emportoient ces pauvres femmeiettes : mesme Lucifer se deschaîna. Somme voyant le desarroi, je déparquai du lieu, à l'exemple de Caton le censorin, lequel, voyant par sa présence les festes Floralies en désordre, désista estre spectateur.

« Mais je crains que ma femme me fasse cocu. Car tous ceux à qui j'en ai parlé, m'en menacent, et afferment qu'il m'est ainsi prédestiné des cieulx. — Il n'est, respondit frère Jean, cocu qui veult. Si tu es cocu *ergo* ta femme sera belle ; *ergo* sera bien traicté d'elle ; *ergo* tu auras des amis beaucoup ; *ergo* tu seras saulve. Ce sont topiques monachales. Tu n'en vauldras que mieux, pécheur. Tu ne fust jamais si aise. Tu ne trouvreras rien moins. Ton bien accroistra d'advantage. S'il est ainsi prédestiné, y vouldrois-tu contrevenir ?

« Ma foi, frère Jean, mon meilleur sera poinct ne me marier. Escoute que me disent les cloches a cette heure que sommes plus près. *Marie poinct, marie poinct, poinct, poinct, poinct, poinct. Si tu te maries : marie, marie poinct, poinct, poinct, poinct : tu t'en repentiras, tiras, tiras : cocu seras.* Digne vertu de Dieu ! je commence à entrer en fascherie. Vous aultres cervaulx enfroqués, n'y sçavez vous remêde aulcun ? Nature ha-elle tant destitué les humains, que l'homme marié ne puisse passer ce monde sans tomber ès goulphres et danger de cocuage ? — Je te veulx, dist frère Jean, enseigner un expédient, moyennant lequel jamais ta

femme ne te fera cocu sans ton sceu et ton consentement.
— Je t'en prie, dist Panurge, couillon velouté. Or di, mon
ami. — Prend, dist frère Jean, l'anneau de Hans Carvel
grand lapidaire du roi de Melinde. Hans Carvel estoit
homme docte expert, studieux, homme de bien, de bon
sens, de bon jugement, débonnaire, charitabie, aumosnier,
philosophe, joyeux : au reste bon compagnon, et raillard si
onques en fut, ventru quelque peu, branlant de teste et
aulcunement malaisé de sa personne. Sus ses vieulx jours,
il espousa la fille du baillif Concordat, jeune, belle, frisque,
galante, avenante, gracieuse par trop envers ses voisins et
serviteurs. D'ond advint, en succession de quelques hebdo-
mades, qu'en devient jaloux comme un tigre, et entra en
souspçon qu'elle se faisoit tabourer les fesses d'ailleurs.
Pour à laquelle chosc obvier, lui faisoit tout plein de beaulx
contes touchant les désolations advenues par adultère ; lui
liscit souvent la légende des preudes femmes ; la preschoit
de pudicité ; lui feit un livre des louanges de fidélité conjugale, détestant fort et ferme la meschanceté des ribauldes
mariées, et lui donna un beau carcan tout couvert de saphyrs
orientaulx. Ce non obstant, il la voyoit tant délibérée et de
bonne chère avecques ses voisins, que plus croissoit sa jalousie. Une nuict entre les aultres, estant avecques elle
couché en telles passions, songea qu'il parloit au diable, et
qu'il lui comptoit ses doléances. Le diable le reconfortoit, et
lui mist un anneau au maistre doigt, disant : « Je te donne
« cestui anneau : tandis que l'auras au doigt, ta femme
« ne sera d'aultrui charnellement cognue sans ton sceu et
« censentement. — Grand-merci, dist Hans Cavel, monsieur
« le diable. Je renie Mahon, si jamais on me l'oste du
« doigt. » Le diable disparut. Hans Carvel tout joyeux s'es-
veilla, et trouva qu'il avoit le doigt au comment ha nom
de sa femme. J'oubliois à compter comment sa femme,
le sentant, reculoit le cul en arrière, comme disant : « Oui,

nenni, ce n'est pas ce qu'il y fault mettre ! » et lors sembloit à Hans Carvel. qu'on lui voulust desrober son anneau. N'est ce remède infai lible ? A cestui ex emple fai, si me crois, que continuellement tu ayes l'anneau de ta femme au doigt. »

Ici fut fin, et du propos et du chemin.

Frère Jean, mon ami. je te porte révérence bien grande : je te prie, di moi ton advis. Me dois-je marier ou non ?

« Frère Jean lui respondit en alaigresse d'esperit disant : «Marie-toi, depar le diable, marie-toi, et carrillonne à doubles carillons de couillons. Je di et entend le plus tost que faire pourras. Des hui au soir fai en crier les bancs et le challict. Vertus bien, à quand te veulx-tu réserver ? Sçais-tu pas bien que la fin du monde approche? Nous en sommes hui plus près de deux trabuts et demie toise, que n'estions avant hier. L'antichrist est déjà né, ce m'ha l'on dict. Vrai est qu'il ne faict encores qu'esgratigner sa nourrice et ses gouvernantes. et ne monstre encore les thrésors ; car il est encores petit. *Crescite. Nos qui vivimus, multiplicamini.* Il est escript, c'est matière de bréviaire : « Tant que le sac « de bled ne vaille trois patars, et le bussard de vin que « six blancs. » Vouldrois-tu qu'on te trouve les couilles pleines au jugement, *dum venerit judicare ?*

PROSTITUTION (1)

« Quant à la prostitution, dit Parent Duchatelet, elle existe et existera toujours parce que, comme la mendicité, comme le jeu, c'est une industrie et une ressource contre la faim, on pourrait même dire contre le déshonneur, car à quel excès ne peut pas se livrer un individu privé de toute ressource et qui voit son existence compromise... La prostitution est comme ces maladies de naissance contre lesquelles les expériences et les systèmes ont échoué et dont

(1) Dr Giraudeau de Saint-Gervais.

L'eventail de Mlle Tata.
(de High life)
Lundi
MARDI
Mercredi
JEUDI
Vendredi
Samedi

on se borne à limiter les ravages. Chez tous les peuples, des lieux particuliers furent destinés à son usage. Les Romains les ap elaient *lupanaria*, mot dérivé de *lupa*, louve, et qui sert à désigner la vie brutale que l'on mène dans ces lieux. Sous Saint Louis, on les appela *clapiers*, *bordeaux*. Le mot clapier fut adopté par allusion aux souterrains où se logent les lapins à cause des lieux retirés et cachés où se réfugiaient les femmes publiques. Le mot *bordeaux* d'où est venu celui de *bordel*, doit son origine aux lieux de débauche dont la plupart étaient situés sur les bords de l'eau. »

« Au temps passé, dit Montaigne, cinquante déitez estoient asservies a cet office, et s'est trouvé nation où, pour endormir la concupiscence de ceulx qui venoient à la dévo ion, on tenait aux temples des garses et garsons à jouïr, et estait acte de cérimonie de s'en servir avant venir à l'office : *nimirum propter continentiam incontinentia necessaria est: incendium ignibus exstinguitur* (1). »

« Les bénéfices que procure la prostitution varient nécessairement en raison de l'état plus ou moins prospère des affaires commerciales et des événements publics .. Les brillantes affaires ne se font pas seulement dans les maisons tenues avec plus de luxe et situées dans les plus beaux quartiers ; c'est souvent dans celles que fréquentent les filles de la dernière classe, où on débite, avec la permission de la police, de la bière, du vin et des liqueurs, et qui se trouvent dans les rues malpropres et mal habitées qu'on peut faire une si grande fortune. On cite une de ces maisons située rue de la Mortellerie, près de la caserne de l'*Ave Maria*, où celle qui la tenait fit d'assez bonnes affaires pour acheter quatre maisons dans Paris et donner 60.000 fr. de dot à sa fille. Un fonds de maison de prostitution se vend quelque-

---

(1) Parce que l'incontinence est chose nécessaire pour la continence et que l'incendie s'éteint par le feu.

fois très cher. L'une de ces maisons, située rue de la Tannerie, derrière l'Hôtel de Ville, s'est vendue 60.000 fr. »

« On appelle *maisons de passe* les maisons et hôtels garnis où sont reçus les individus de l'un et de l'autre sexe pour quelques instants seulement. On cite la directrice d'une de ces maisons qui put ainsi amasser une telle fortune qu'elle donna en mariage 50.000 fr. à chacune de ces filles à qui elle laissa après elle une somme égale et dont les deux gendres, hommes honorables, n'apprirent qu'après sa mort, la source d'où sortait la dot. »

« Dans les *maisons à partie*, la débauche ne se borne pas à réunir deux personnes seulement, mais elle rassemble des femmes à intrigues, généralement aimables et distinguées, des libertins vieux et jeunes qui servent de compères et des dupes qui paient toujours fort cher les plaisirs qu'ils viennent y chercher. Les hommes qu'on est intéressé à réunir dans ces maisons sont de préférence les étrangers, les célibataires, les hommes veufs ou ceux qui sont séparés de leurs femmes. Parmi les dames qui se livrent à ce genre de spéculation, il y en qui, par les *Petites Affiches* se tiennent au courant des décès et des demandes en séparation, de manière à connaître les individus qui se trouvent isolés par la perte ou l'éloignement des personnes auxquelles ils étaient unis, et, au bout d'un certain temps, après avoir fait prendre des renseignements à leur égard, elles leur adressent des invitations à leurs soirées dansantes avec table d'hôte. Au rang des joueurs qui servent de compères, sont des hommes âgés, à l'air grave et distingué : les uns décorés, en uniforme et portant de grosses épaulettes; les autres, qu'on qualifie sous l'habit bourgeois, de général colonel, conseiller, président, etc... Personne n'est admis sans être présenté à la maîtresse de la maison qui impose ordinairement le respect et dispose à la bienveillance par la dignité et la manière gracieuse avec lesquelles elle sait faire les honneurs de sa table et de ses salons. »

, La prostitution croissant, et avelle elle les maladies vénériennes. on organisa une police sanitaire. Mais celle-ci devint un moyen de spéculation. Elle rapportait plus de 30.000 fr. par an à chacun des chirurgiens qui en étaient chargés. Encore ne soignaient-ils que les riches malades, laissant grouiller et prospérer dans leur contagion tout un peuple de vénériens.

La *grue* ou *putain* vulgaire est le rambuteau ou déversoir commun des nécessités génésiques. Elle sert sous toutes les formes et fait tout ce qu'on veut (à la carte, et au tarif). Le mot *gouge* (idiome gascon) s'applique à la servante. le mot *cocotte* à la petite maîtresse (il y a des cocottes du grand monde). Le mot *maquereau* désigne le patron d'un bordel ou maison de débauche (p.). La maquerelle est sa commère. D'après Rabelais, voici l'origine de ce mot : « Panurge dit à frère Jean : Ici est l'île des Macreons. Macreon en grec signifie vieillard homme, qui a des ans beaucoup. Je crois que le nom de maquerelle en est extrait, car maquerellage ne compète que aux vieilles, aux jeunes compète culletage, pourtant serait-ce à penser que ici fut l'île Maquerelle, original et prototype de celle qui est à Paris. Allons pêcher des huîtres en écaille. »

La *coquette* est plus relevée. Mais « ces sortes de dame ont le cœur encore plus fardé que le visage quelques démonstrations qu'elles fassent, elles n'ont pas la moindre amitié pour vous : elles en ménagent un pour avoir sa protection et les autres pour en tirer des contrats de rente. Les hommes ont beau se ruiner pour elles, ils n'en sont pas plus aimés, au contraire, tout payeur est traité comme un mari.. mais laissons les seigneurs savourer des plaisirs qu'ils achètent si cher pendant que leurs valets qui les attendent dans la rue se consolent dans la douce espérance de les avoir gratis. » (Voir *Maladies vénériennes*, p.)

« Qu'un homme soit plumé par des coquetes, ce n'est pour faire au miracle crier.

> . . . . . Plus d'amour sans payer.
> En beaux louis se content les fleurettes.
> Celui-là parle une langue barbare,
> Qui l'or en main n'explique ses désirs,
> Le jeu, la jupe et l'amour des plaisirs,
> Sont les ressorts que Cupidon emploie ;
> De leur boutique il sort chez les François
> Plus de cocus que du cheval de Troie
> Il ne sortit de héros autrefois.

« Point d'argent, point de Suisse, et la porte était close.

« On n'achète ni son ami ni sa maîtresse. Il est aisé d'avoir des femmes avec de l'argent, mais c'est le moyen de n'être jamais l'amant d'aucune. Loin que l'amour soit à vendre, l'argent tue infailliblement. Quiconque paie, fût-il le plus aimable des hommes, par cela seul qu'il paie, ne peut être longtemps aimé. Bientôt il paiera pour un autre, ou plutôt cet autre sera payé de son argent, et dans ce double lien formé par l'intérêt, par la débauche sans amour, sans honneur, sans vrai plaisir, la femme avide, infidèle et misérable, traitée par le vil qui reçoit comme elle traite le sot qui donne, reste ainsi quitte envers tous les deux. » (ROUSSEAU, *Emile*, III, p. 259.)

« La *courtisane* est la coquette de cour.

« La *concubine* est la femme dont les passions brutales conviennent aux hommes barbares et violents. C'est la femme qu'on n'estime pas, qu'on n'aime guère, qu'on redoute quelquefois. mais qui laisse toujours votre cœur froid, votre esprit indifférent.» «Chez les Bretons, huit, dix hommes se reunissaient et mettaient leur ou leurs femmes en commun. » «L'*amante* est la femme distinguée, estimée, admirée pour son caractère plus encore que pour sa beauté ; objet de ce culte qu'on appelle la galanterie ; on lui dédie des sonnets et des poèmes épiques. »

> Soyez amant, vous serez inventif.
> Tour ni détour, ruse ni stratagème
> Ne vous faudront ; le plus jeune apprentif
> Est vieux routier dès le moment qu'il aime.

« La *maîtresse* aimée pour sa beauté plus que pour ses qualités intellectuelles ou morales est un peu la femme du cœur, beaucoup celle du corps ; l'amant ne cherche pas à la placer sur le trône poétique élevé à la senora, à la mie. Elle ne cherche pas à recevoir de l'or, mais à avoir du luxe, de la renommée, du pouvoir ; elle ne se rend pas, elle se ligue avec son amant pour lui faciliter le chemin de l'autorité, des honneurs, et en partager avec lui les avantages. Moins vile que la courtisane, elle est plus redoutable aux individus, plus dangereuse pour les Etats ; elle occupe une sorte de juste milieu entre la concubine et l'amante. » (CÉNAC MONCAUT.)

Notons en passant l'influence politique des relations entre gens de classe différente. « De tous temps, l'amour s'était donné pour mission de favoriser les principes d'égalité, de liberté, de libre arbitre ; il avait souvent renversé les obstacles qui séparaient la royauté du peuple et du tiers-état. Charles VI retrouvait quelques éclairs de lucidité auprès de la simple paysanne Odette. Louis XI oubliait son ombrageuse tyrannie dans la société des fermières de Plessis-lés-Tours. On sait dans quelle classe de sujettes François Iᵉʳ allait chercher ses favorites de passage. Henri IV avait toutes sortes de bontés pour la petite Béarnaise Fleurette et la meunière du pays d'Albret. L'inexorable loi de l'étiquette fit disparaître sous Louis XIV toutes ces illusions d'égalité... L'aristocratie n'avait été jusqu'alors qu'une

classe : les lois du rang, la règle de préséance en firent une caste.
CÉNAC-MONCAUT.

Inviteuses (à boire) ou entraîneuses. — « Les femmes de brasseries (qui travaillent de 2 h. de l'après-midi à 3 h. de la nuit) ont pour fonctions de faire boire et de boire. Elles doivent « pousser à la consommation » soit par la parole, soit par l'exemple (1) et offrir des consommations que les messieurs ne peuvent ensuite refuser de payer. Elles sont mal vues par le patron si elles ne boivent pas. Ainsi, l'une boit par jour 15 bocks, 2 madères et 2 fine-champagne ; l'autre qui est de garde le matin boit 25 bocks, 10 madères, 4 curaçaos et 2 chartreuses ; la femme modèle absorbe en un seul jour 42 bocks, 2 chartreuses, 3 absinthes et un grog américain. En revanche, elle gagne 18 francs par jour au lieu de 2 ou 3 fr. Jugez un peu des résultats d'une telle hygiène prolongée pendant un certain temps. — Ce qui démontre jusqu'à quel point le métier d'inviteuse est bien caractérisé, c'est qu'on en fait, dans bon nombre de brasseries, une fonction toute spéciale. Appliquant à cette industrie le principe de la division du travail, on fait servir ces dames par des garçons On les emploie parce qu'on offre une consommation à une femme et qu'on n'en offre point à un garçon de café. Lorsqu'à leur tour, elles sont invitées et qu'elles ont le choix de la consommation, elles sont tenues de se faire apporter, non ce qu'elles préfèrent, mais ce qui coûte le plus cher et rapporte le plus au patron. Elles ne se font, du reste, pas faute d'aller au-devant des invitations. Quelques-unes ont tant de clients, qu'avec la meilleure volonté et le meilleur estomac du monde, elles ne peuvent boire éternellement des liqueurs ; c'est alors qu'elles se servent de petits verres d'eau pure et limpide qu'elles présentent comme du kirsch, ou bien de la tisane de figues, de graine de lin et de réglisse qu'elles font passer tantôt pour du curaçao, tantôt pour du malaga. Le galant consommateur, suivant qu'il a bonne ou mauvaise mine, paiera de 30 à 50 centimes cette consommation de haute fantaisie. Plus d'une fois cependant un même pseudo-madère est payé 5 ou 6 fois par des clients différents. — D'autre part les inviteuses, pour augmenter leurs petites recettes, se font offrir des fleurs qu'elles revendent à la marchande. »
Drs BARTHÉLEMY ET DEVILLEZ.

(1) D'autant que la plupart du temps elle ne sont pas payées par le patron.

Hôtels et Cafés. — Il en est des hôtels et des cafés comme des bordels : on s'y livre également à la boisson et à l'amour, et parfois au jeu qui est un puissant moyen de spéculation. Dans certains quartiers même, la plupart des hôtels et maisons meublés sont des *passes* qui ont leurs habituées intéressées (on leur fait une remise sur la clientèle qu'elles amènent). Dans les bouchons, on ne loue pas de chambre ; les buveurs ont à leur disposition une simple loge à vitre voilée par un rideau, ou un kiosque, si c'est un café champêtre. Dans d'autres moins généreux, on a les cabinets qui dans ce cas ont plusieurs issues. Les cafés sont de toutes catégories, avec leur nom, enseigne et lampion caractéristiques, depuis le plus « grand hôtel » jusqu'au dernier bouchon tel que le bouge et l'éponge.

« *L'éponge !* Il n'est nullement question ici de cette substance légère, molle et très-poreuse, formée par des animaux hétéro-morphes, dont l'organisation a quelque analogie avec celle des infusoires.

Non, l'Eponge était un bouge qui existait aux environs de la place Maubert, à deux pas du boulevard St-Germain, et que la pioche des démolisseurs a fait disparaître de ce coin de Paris, cher à Eugène Sue et aux romanciers *hoffmanesques*, qui pullulent aujourd'hui dans la capitale du monde civilisé.

Figurez-vous une impasse horrible, puante, infecte, remplie d'immondices de toute nature, où le soleil ne pénètre jamais, pas plus du reste que le tricorne du sergent de ville, et vous aurez à peu près une idée de ce bouge, — le *Grand-Hotel des Biffins* (chiffonniers) du quartier.

Tout au fond de l'impasse, — du boyau, si vous aimez mieux, — une porte basse, cintrée et dont les voussoirs branlants menacent d'écraser l'imprudent qui ose franchir son seuil, donne accès sur une cour, au fond de laquelle s'ouvre enfin le sanctuaire.

Si vous pénétrez dans la *salle*, une fumée âcre, épaisse, qui s'échappe des pipes des consommateurs et de la cuisine (et quelle cuisine, bon Dieu !) vous saisit à la gorge et vous aveugle, et ce n'est qu'au bout de quelques instants que vous pouvez enfin vous rendre compte de l'endroit où vous vous trouvez.

Tout au fond de la pièce se trouve le comptoir, véritable forté-resse, où trône le patron, et d'où partent à toutes minutes les consommations réclamées et payées d'avance par les habitués du lieu, des chiffonniers, des Alphonses et des filous.

Là, les gobelets, les couteaux, les fourchettes, les assiettes (les écuelles plutôt) sont fixés à la table par de petites chaînettes de fer.

La *cholette* et la *double cholette d'eau d'aff* (chopine et double chopine — litre — d'eau-de-vie) et la *bavaroise au verre pillé* (absinthe) y sont souveraines maîtresses. Vient ensuite pour les gosiers délicats, le *kilo à l'éponge*, dont le prix est de six sous, toujours payés d'avance, comme tout ce qui se débite dans l'établissement.

Voici ce qu'on appelle *kilo* ou *litre à l'éponge* :

Un garçon ramasse avec une éponge le vin répandu sur les tables crasseuses, presse cette éponge dans un entonnoir et verse dans les gobelets ce liquide, auquel se trouvent mélangés des résidus de toutes sortes.

C'est ignoble, n'est-ce pas ?

Plus ignoble encore est l'*éponge*, la véritable éponge, celle qui a fait donner ce nom à l'établissement, car ceci, n'est que la petite éponge.

Au milieu de la salle, dans un endroit réservé *ad hoc*, entre les tables, se trouve un baquet rempli d'une mixture d'un bleu noir, qui n'a du vin que le nom ; du plafond, (si toutefois l'on peut appeler ainsi l'assemblage de solives à peine équarries) pend une ficelle à l'extrémité de laquelle est fixée une énorme éponge tou-jours imbibée de ce liquide que l'on peut sucer moyennant la somme d'un sou.

Les amateurs ne manquent pas ; quelquefois cinq ou six atten-dent leur tour, et se battent même pour passer les premiers ; le sang coule alors et va se mêler à l'horrible boisson.

Une cuisine, comme je disais plus haut, est attachée à l'établisse-ment. Là, on vous remet une fourchette, et vous avez le droit, toujours pour un sou, de la plonger dans une énorme marmite où cuisent des aliments sans nom.

Malheur au rapin imprudent qui vient dans ce bouge chercher des types ! Reconnu, il est filé à sa sortie par quelques-uns des misérables qui composent la clientèle ordinaire de l'*Eponge*, et assommé dans l'impasse qui sert de vestibule à cet antre de réprouvés.

EMILE MONNET.

Les Cabinets particuliers des restaurants, marchands de vin, hôtels et certains cafés.

« C'est le parc aux vices. On y joue le même rôle que dans l'ancien *Parc aux cerfs*, à Versailles, avec cette différence que ce dernier ne servait qu'à Louis XV, tandis que ceux de Paris sont ouverts à tous venants.

Les jeunes filles et les dames de la société aisée de Paris, surtout celles des familles de parvenus, usent largement de cette grande facilité. Ces jeunes filles, pour se conformer aux usages distingués du grand monde, sortent avec leurs bonnes qui les accompagnent jusqu'aux grands magasins et ailleurs, et qui attendent complaisamment à la porte que leurs jeunes maîtresses aient fait leurs achats ; mais, pendant ce temps, ces dernières ont gagné la rue par une autre issue, où le *protecteur* les attend pour visiter ensemble son hôtel ou un cabinet particulier.

D'autres, ferment simplement la bouche et les yeux de la bonne avec une poignée de monnaie, et elles font leur folie sans déranger personne !

Les femmes mariées ont l'avantage de pouvoir sortir seules ; plusieurs en usent et en abusent. La société aisée de province s'y donne rendez-vous par la poste, (poste restante), par le télégraphe, et sous prétexte d'affaires, on quitte son pays avec la facilité des voies ferrées, puis on arrive dans cette nouvelle Babylone où, avec de l'argent, on peut secrètement, et à son aise, traîner dans la boue l'honneur de la famille.

Ces maisons luxueuses ont presque toujours deux entrées. Madame entre d'un côté, et monsieur de l'autre. On se rejoint à l'aide d'un mot d'ordre ou d'un nom de guerre.

Monsieur se fait annoncer comme commandant ou colonel

Tartempion, qui arrive de province ; il attend dit-il, sa tendre épouse qui doit venir le rejoindre pour repartir avec elle.

Madame arrive un instant après, bien pomponnée et tirée à quatre épinples ; elle demande son cher mari, auprès de qui on la conduit avec empressement, et ils se précipitent dans les bras l'un de l'autre avec toute la tendresse des époux véritables. Alors commencent, en présence des gens de la maison, les honnêtetés, les compliments sur leur santé, les questions sur la famillé. et si bien, que, de peur de paraître indiscret, tout le monde se retire et les laisse à leurs doux épanchements.

La porte se referme sur eux et le tour est joué.

D'autres fois on s'annonce comme voyageurs, et on attend des commerçantes ou des dames pour lesquelles on a des commissions à faire, etc.

On emprunte tel moyen que l'on veut ; pourvu que l'on paye régulièrement sa chambre, l'hôtelier n'en demande pas davantage et la police, quand il ne s'agit pas de politique, n'y regarde pas de si près.

Comme ces maisons de complaisance sont nombreuses, on en change fréquemment pour éviter de se faire connaître. »

A. GRANVEAU.

Le Water-Closet (cabinet plus particulier encore).

« Le maître d'hôtel était couché avec sa femme, quand dessur les 3 heures du matin, celle-ci se lève tout doucement et sort de la chambre. — Bon ! que se dit le mari en ouvrant un œil, v'là ma légitime qui est indisposée, ben sûr que la gourmande aura mangé trop de cerises ! et sans plus s'inquiété de cette sortie aussi matinale qu'elle paraissait naturelle. mon maître d'hôtel en profite pour s'allonger voluptueusement dedans son lit. Cependant, au bout d'un grand moment, ne voyant pas revenir sa tendre moitié. l'hôtelier se lève à son tour en disant : décidément c'est pas naturel, ma femme doit avoir le corps dérangé, je parie que la mâtine a avalée tout les noyaux ! et le v'là en bannière qui se met à sa recherche. Enfin, il la voit sortir toute fripaillé du cabinet d'ai-

sance ; il la rejoint et allait lui offrir un petit verre d'anisette de bordeaux, ce qui est très bon contre les vents et les coliques, quand, ô surprise ! il entendit un soupir langoureux sortir de la catachiote.
— Sapré mâtin ! pour sur, c'était pas les noyaux de cerises qui gémissaient L'hôtelier se précipite, il ouvre et aperçoit un particulier vêtu d'une chemise et d'un pantalon et dedans une posture qui fesait tout de suite deviner qu'il venait de sonner les cloches en l'honneur de St-Greluchon ; — l'hôtelier saute dessus le prend à la gorge et le sort des cabinets d'aisance La femme, veut défendre son amoureux, qui pourtant sentait pas précisément la rose, mais son mari l'envoi d'un coup de poing en plein portrait roulé par terre et pendant que la malureuse s'évanouillissait en gigottant, l'hôtelier reconnaissait le coupable — c'était le curé de St-Cristophe-le-laris ! qui s'était déguisé pour aller faire l'amour dans un bien drôle de boudoir, pouih ! Sapré mâtin ! ces saligots de vobis cum, rien ne les dégoutte !.. — Je vous en prie, mon cher môcieu, que dit le curé, ne me faites pas de mal ! laissez-moi partir sans bruit à cause de la honte qui dégoulinait dessur la sainte religion ?
— Sapré lâche cochon ! et la honte que vous apportez dans mon ménage, que répond le mari outragé en secouant le pénaillon comme un prunier, croyez-vous que mon honneur ne vaut celui de votre saprée église ! » et s'armant d'un gros bâton, l'hôtelier administre au penaillon une volée de bois vert dont sa carcasse conservera longtemps les marques. Cependant ce dernier parvint à s'enfuir, mais l'hôtelier se met à sa poursuite en criant : au voleur !.. Tout le village fut bientôt sens dessus dessous. Enfin, le représentant du Seigneur, parvint, à se réfugier chez une vieille biguenette qui l'enveloppa d'un drap pour cacher ses nudités indécentes. Le mari outragé n'a point abandonné le frocard pour cela, un grand nombre de témoins arrivent pour reconnaître le signalement du coupable et parmi euss, le maire du pays et la servante même du curé, qui en le reconnaissant laissa échappé ce cri du cœur : « Quel cochon ! je lui ai toujours prédit qu'il finirait mal ! »

Berluron.

Les bordels, dont nous avons déjà parlé pp. XIII et XV, sont des temples vénériens (pour les pressants besoins du passant), reconnus par la police, et visités regulièrement des médecins. Les femmes y sont assises dans une grande pièce : on choisit celle qui vous plaît, et on se retire avec dans une chambre. Elles sont nues ou à demi nues et tarifées à l'heure ou à la nuit. On y prend des consommations à volonté Chaque bordel a une caractéristique qui le distingue des autres maisons; ainsi, la lanterne est ronde ou de couleur, les volets peints parfois, le numéro « exotique, » etc., etc. (Lire le « réglement des bordels. »)

« La comtesse Jeanne d'Avignon fit jadis une ordonnance pour les putes qu'elle contraignit à demeurer en un faubourg, en *maisons bordellières*, à volets paincts en rouge et fermez. La curiosité de mon gars étant éveillée (comme vous savez que ces diables de 10 ans ont l'œil à tout), je lui dis que les jeunes garsons ne devaient y entrer sous peine de la vie, pour ce que ce était l'endroit où se fabriquait les hommes et les femmes et que le danger était tel pour ci qui ne savait cettuy metier que si un ignare y entrait, il lui sautait au visage des cancres volants et autres bêtes sauvages. La peur saisit le gars qui lors me suivait en l'hotellerie en grand émoi, et n'osait jeter la vue sur l'hotellerie. Mais au souper le drôle disparu me revint pas plus honteux que notre divin Sauveur au temple emmuy les docteurs : D'où viens-tu? lui fis-je ! — Des maisons à volets rouges. — Petit liffreloffe, fis-je, je te baille le fouet, etc. »

BALZAC.

frites (p. 3), résidu de larbins, de piplets (clôt-portes) palefreniers ou p. tits boutiquiers (blanchisseuses, caboulots, etc)

Comme parasit s, ces gens sont natur llement faux, fourbes, flatteurs, rempants et roués (surtout les barbins). Ils poussent naturellement à la consommation dépense, gaspillage) et à la débauche, d'après le principe du parasitisme ou lutte vitale du fainéant contre le travailleur *sic vos non vobis* ou contre le riche. Aussi sont-ils avident de fêtes et tumulte qui recréent leur ineptie et prête à la pêche en eau trouble. Ils s'insinuent partout par ruse ou brutalité, brouillent les familles, débauchent la jeunesse, souillent et gâtent la première enfance (fillettes ou garçonnets des basses classes qu'ils éreintent dans ce but par la misère et l'énervement (voir : automatisme animal et rêve), en un mot ils empoisonnent la société de leur inutile et dangereuse présence.

Ils sont naturellement soutenus par les intéressés : débitants (restaurateurs, hôteliers) et par ceux qui gagnent des places (bureaucrates grades soldatesque. de l'argent ou des bureaux (de tabac) avec le c... de leurs femmes ou de leurs enfants.

A Paris une masse de grenouilles publiques occupent de petits magasins de dentelles, gants, pommaderies..... qui ne sont autre que des boudoirs à maquerellage, où les souteneurs se relèvent et parfois s'amassent pour achalander la boutique; — c'est le rendez-vous des jeunes cocodès.

Les coureuses ont d'ordinaire des chaînes dorées ou argentées au cou, des savates talonnées, des queues de morue, ou des poufs monstrueux, des bas de couleur et sont enfarinées ou imbibées de parfums qu'on renifle à vingt pas de distance. Celles-ci, (les unes dévergondées, les autres « honnêtes, ») vous appellent mon petit chien, mon petit ange, mon chéri, et tout en vous caressant vous volent votre bourse, votre montre, ou votre chaîne, voire même votre mouchoir au derrière (oui mon petit chien) et vous plantent là, souvent en g...lant que vous leur faites perdre leur temps, ou ne les estimez pas à leur juste valeur! Ceci pour détourner votre attention, et vous faire fair, car d'ordinaire en n'aime pas attirer sur soi et pour un tel sujet l'attention d'un public en partie composé de souteneurs en arrêts. Si on en use, on fera bien de les retourner (à retro) et de s'assurer de leurs mains, car c'est surtout dans ce « suprême moment » qu'elles vous « carottent , quitte à cacher les objets volés dans leur poche, leur vagin ou leur anus.

Grisette. — On appelle grisette la jeune fille qui. n'ayant ni naissance ni bien, est obligé de travailler pour vivre, et n'a d'autre soutien que l'ouvrage de ses mains. Ce sont les monteuses de bonnets, les couturières; les ouvrières en linge, etc,, qui forment la partie la plus nombreuse de cette classe Toutes les filles du petit peuple, accoutumées dès l'enfance à un travail assidu dont elles doivent tirer leur subsistance, se séparent à 18 ans de leurs parents pauvres, prennent leur chambre particulière, et y vivent à leur fantaisie ; privilège que n'a pas la fille du bourgeois un peu aisé ; il faut qu'elle reste décemment à la maison avec la mère impérieuse, la tante dévote, la grand'mère qui raconte les usages de son temps et le viel oncle qui rabâche. Cloîtrée ainsi dans la maison paternelle, la bourgeoise attend longtemps un épouseur qui n'arrive pas. S'il y a plusieurs sœurs, la dot médiocre n'en tente aucun, et toute sa félicité se borne à se requinquer le dimanche à mettre la belle robe et à se promener en famille au jardin des Tuileries. La grisette est plus heureuse dans sa pauvreté que la fille du bourgeois. Elle se licencie dans l'âge ou ses charmes ont encore de l'éclat. Son indigence lui donne une pleine liberté, et son bonheur vient quelquefois de n'avoir point eu de dot. Elle ne voit dans le mariage avec un artisan de son état qu'assujetissement, peine et misère ; elle prend de bonne heure un esprit d'indépendance. Aux premiers besoin de la vie se joint celui de la parure, la vanité, non moins mauvaise conseillère que la misère, lui répète tout bas d'ajouter la ressource de sa jeunesse et de sa figure à celle de son aiguille ; quelle vertu résisterait à cette double tentation ? Ainsi la grisette devient libre ; à l'abri d'un métier, elle fuit ses caprices, et ne tarde pas à rencontrer dans le monde un ami qui s'attache à elle et l'entretient. Quelques unes ont joué un rôle brillant, quoique passager, les plus sages économisent et se marient quand elles sont sur le retour.

n rem▪que avec étonnement cette foule immense de filles
les qui par leur position, sont devenues étrangères au
iage et au célibat; c'est là le grand vice de la législation
erne, et ce vice embrasse aujourd'hui non seulement Paris,
s toute la France et même une partie de l'Europe. Qui ne
 pas la nécessité d'une loi nouvelle, propre à remédier à ce
 ne s'était point encore vu dans les siècles antérieurs ? Il
it du moins nécessaire d'assurer une existence plus douce à
rand nombre de filles en lenr apprenant des métiers conve-
es à leur sexe. Il faudrait ensuite qu'elles fussent autorisées
ercer celui qu'elles choisiraient sans maîtrise, sans gène ni
rainte, sans taxe quelconque. L'homme pauxre a une multi-
 de ressources, la fille indigente n'en a guère, et encore sont-
 embarrassées d'obstacles ; pourquoi oter presque le pain, en
ant son métier d'un impôt? quoi? une lingére sera taxée, il
ra payer avant que de faire une robe !

u'aucune espèce de tyrannie n'empêche ces filles d'embrasser
 les petits travaux sédentaires qui aident a les nourrir. Lais-
 leur toutes les ressources qu'elles peuvent se créer, que
position pécuniaire leur soit inconnue, que la protection due
ur faiblesse leur soit accordée ; les mœurs y gagneront et
 industrie nouvelle pourra naître parmi nous. Enfin que l'on
ne aux femmes la même liberté dont jouissent les hommes
 qui ell▪s sont incessamment mêlées, ou que, suivant l'usage
tique, elles soient séquestrés et n'aient aucune communica-
extérieure avec eux, point de milieu c'est le pire. Une autre
 se présente, c'est de priver les femmes de toute dot, cette loi
erait un coup mortel au luxe et ne mettrait aucune différence
e elles que celle qui nait de la beauté et de la vertu... Cette
ation de tant de femmes qui couvrent la France et à qui il
défendu tout à la fois d'être concubine et d'être mariées,
e un changement prompt dans les loîs que le temps, les
urs et le luxe ont si prodigieusement altérées. »

MERGIER.

es cours d'amour. — Ou appelait ainsi des assemblées, où
lames, les chevaliers et les troubadours s'exerçaient sur la
nterie qui était l'esprit dominant des 12e et 13e siècles. Il n'y

avait aucun sentiment du cœur, quelque finesse qu'on lui suppose, qui put échapper à leur sagacité ; tous les cas imaginables étaient prévus et décidés. On y proposait quelquefois en forme de défi, des questions auxquelles on mettait bien plus d'importance qu'aux affaires d'Etat. Parmi les pièces singulières auxquelles cette juridiction de l'amour a donné lieu, nous allons citer l'assignation d'un amant à sa maitresse.

« L'an de persévérance, le 9 du mois d'assiduité, en vertu des contraintes du bureau d'amour et à la requête de Tircis, amant fidèle, demeurant rue du Sacrifice, paroisse de Sincérité, à l'enseigne de la Belle-passion, ou il a élu domicile ; j'ai, Nicolas de Bonnefoi, huissier audiencier ordinaire, immatriculé, exploitant partout le royaume de Tendresse et l'un des officiers de Cupidon, juge de l'île de Cythère, soussigné, donné assignation à demoiselle Philis, fille de Cruauté et de Tyrannie, en son domicile rue de Rigueur, paroisse de Dureté, à l'enseigne du Cœur-de-Rocher, parlant a son aimable personne, à comparoir à deux heures de relevée, en la chambre d'Engagement, pardevant Monseigneur Cupidon, prince de la Constance, lieutenant-général de la Fidélité, marquis de la Complaisance, seul juge du royaume d'Amour, pour se voir condamner, ladite Philis, et par corps, à donner dans le jour, et sans délai, son cœur audit Tircis, conformément à la promesse verbale qu'elle en a faite, lui déclarant que faute d'y comparaître, elle sera atteinte et convaincue du crime d'infidélité, que défenses lui seront faites à l'avenir de jamais hanter personne du sexe masculin, s'en étant rendue indigne, sous les peines portées par les ordonnances et réglements du royaume d'Amour, et en outre, pour l'infidélité par elle commise, et avoir faussé sa promesse audit Tircis, qu'elle sera pareillement condamnée à une insensibilité perpétuelle, et à cette fin, permis audit Tircis de donner son cœur à qui bon lui semblera, comme de raison, réquérant dépens, dommages et interêt, attendu les inquiétudes et chagrins causés par ladite demoiselle audit Tircis, et lui ai déclare que M. Charles l'Aimant, procureur, occupera pour ledit Tircis, en la chambre du bureau d'Amour et ai, à la dite demoiselle, parlant comme dessus, laissé copie de la présente pour sureté du tout.

« Contrôlé en l'île de Cythère au bureau de l'Amour, le jour de la Discorde, l'an de Rupture ».

Les précieuses. — « Une *chère*, une *précieuse* devait se mettre au lit à l'heure où sa société habituelle lui rendait visite. Chacun venait se ranger dans son alcôve, dont la ruelle était ornée avec recherche. Il fallait avoir prouvé qu'on connaissait, comme le dit Madelon, le *fin ds choses*, le *grand fin*, le *fin du fin* pour y être présenté par un des hommes qui y donnaient le ton. Les abbés de Bullebat et du Buisson avaient, selon le *Dictionnaire des Précieuses* de Somaise, le titre de *grands introducteurs des ruelles*. C'était chez eux, chez le premier surtout, que les jeunes gens allaient s'instruire des qualités indispensables aux hommes qui voulaient fréquenter les cercles des chères. Mais outre ces profès en l'art des précieuses et ces jeunes initiés, on rencontrait encore chez chaque femme un individu, qui, revêtu du titre singulier d'*alcóviste*, était son chevalier servant, l'aidait à faire les honneurs de sa maison et à diriger la conversation. De graves dissertations sur des questions frivoles, de pénibles recherches pour trouver le mot d'une énigme, de la métaphysique sur l'amour, des subtilités de sentiments, et tout cela discuté avec une recherche exagérée de tours et un raffinement puéril d'expressions, tels étaient les sujets dont s'occupait cet aréopage hermaphrodite. »

TASCHEREAU.

« *Les diableries* remontent à Charles VIII et à Louis XII. On commença dans les maisons, puis les campagnes, les bois, par de petites diableries à un seul diable 1). Bientôt la licence régna dans ces troupes,qui se livrèrent aux .nfamies les plus honteuses et les plus dégoûtantes ; les chefs, pour cacher leurs débauches, choisirent le temps de la nuit pour célébrer leurs indignes jeux : le désordre augmenta tellement dans la suite qu'on y travaillait à des poisons. La pharmacie, encore au berceau, n'avait pas rendu publiques les drogues qu'on employait à ces recettes ; on n'eut pas de peine à penser que ces compositions venaient du diable : ceux qui composaient ces assemblées étaient des libertins indigents, la plupart voleurs dont on avait séduit les esprits par la crainte ou par l'espérance : le secret en était l'âme. On ne commençait pas les séances qu'on ne se fût assuré des assistants ; on a vu plusieurs assemblées dissipées ou rompues par des signes de croix parce que cet acre de religion marquait dans ceux qui s'armaient de ce signe ou un repentir de leur acquiescement aux séductions des sabatiens, ou une opposition décidée contre les actions qui pouvaient blesser la religion ou les mœurs ; on levait alors la séance avec précipitation, afin d'ôter aux personnes suspectes la connaissance des mystères d'iniquité qu'on se proposait de consommer. Les séances commençaient la nuit et finissaient au chant du coq. L'été on se rendait dans les bois et l'hiver dans les fermes écartées : les chambres destinées au sabat l'hiver étaient éclairées par une seule lampe dont la lumière faible et tremblante ne dissipait qu'une partie des ténèbres : cette lampe était placée dans un coin de la cheminée. Le diable-président était élevé au milieu de cette cheminée sur un tréteau de deux ou trois pieds. La gauche était éclairée par la lampe, l'homme ou la femme dépositaire des poudres et des graisses étaient à sa droite. Il ouvrait la séance par un discours, ensuite il distribuait ses poudres : Bodin écrit qu'on baptisait

(1) Acteur vétu de peaux noires et d'habillements affreux. Dans les grandes diableries il y avait quatre diables faisant un vacarme infernal, d'où l'expression : faire le diable à quatre.

souvent des crapauds, qu'on donnait comme des préservatifs. On terminait la cérémonie par un repas dans lequel on mangeait du pain noir et ce repas était suivi de danses lasciveset de débauches monstrueuses. Ces sabats s'assemblaient ordinairement pendant les nuits qui précédaient les fêtes afin que les assistants, ouvriers pour la plupart et gens du commun eussent le temps de goûter le lendemain quelque repos pour se préparer à un nouveau travail. »

Culte du phallus ou priape (de phallos, pénis). — « Pendant les fêtes de Bacchus, ce membre indécent était promené avec grande cérémonie sur des petits chariots et promené d'abord à la campagne et finalement dans la ville. A Lavinium, on consacrait au seul Bacchus un mois tout entier, pendant lequel tous employaient à l'envi les expressions les plus obscènes, jusqu'à ce que ce membre eût été promené sur la place publique et fût remis tranquillement à sa place, et il fallait que la mère de famille la plus respectable déposât publiquement une couronne sur cette image impure. »   AUGUSTIN.

« Ici les pères prêtent leurs enfants, les maris leurs femmes à jouir aux hôtes en payant; et on peut honnêtement faire des enfants à sa mère, les pères se mêler à leurs filles et à leurs fils; et aux assemblées des festins ils s'entre-prêtent, sans distinction de parenté, les enfants les uns aux autres... ailleurs les vieux maris prêtent leurs femmes à la jeunesse pour s'en servir, et ailleurs elles sont communes sans péché; voire en tel pays portent pour marques d'honneur autant de belles houppes frangées au bord de leurs robes qu'elles ont accointé de mâles. »
                    MONTAIGNE.

Recettes pour Mariage et Cocuage.

Ivresse. — « L'un attaque en hussard la déesse qu'il aime,
L'autre fait l'écolier, chacun a son système.
Hier, un de mes amis se trouvant à souper
Auprès d'une duchesse, eut soin de se tromper
De verre. « Mais, vraiment, dit la dame en colère,
Etes-vous fou, monsieur? vous buvez dans mon verre! »
O l'homme peu galant qui ne répondit rien,
Si ce n'est : « Faites-en, madame, autant du mien. »
Assurément, lecteur, le tour était perfide,
Car l'ayant pris tout plein, il le replaça vide.
La dame avait du blanc, et pourtant en rougit,
Qu'y faire? On chuchota. Dieu sait ce qu'on en dit. »
Alfred de Musset.

« Une femme de village, veuve, de chaste réputation, sentant des premiers ombrages de grossesse disait à ses voisines qu'elle penserait être enceinte, si elle avait un mary ; mais du jour à la journée croissant l'occasion de ce souspeçon, et enfin jusques à l'evidence, elle en veint là de faire declarer au prosne de son église, que qui seroit consent de ce faict, en le advouant, elle promettoit de le luy pardonner, et, s'il le trouvait bon, de l'épouser : un sien jeune valet de labourage, enhardy de cette proclamation, declara l'avoir trouvee un jour de feste, ayant bien largement prins son vin, endormie si profondément prez de son foyer, et si indecemment, qu'il s'en estoit peu servir sans l'esveiller : ils vivent encores mariez ensemble. » **Montaigne.**

Les poulets. — « Audebert, dans son *Voyage d'Italie*, dit qu'on pendait deux poulets vifs aux pieds de celui qui avait été porter des billets doux aux femmes pour les suborner. Ceux qui se mêlaient de ce métier portaient vendre des poulets dans les maisons, et ils mettaient le billet sous l'aile du plus gros, ce qui était un avertissement à la dame. Cela étant découvert, le premier qui fut pris sur le fait fut puni d'estrapade avec deux poulets vifs attachés aux pieds. Telle est l'origine du mot poulet. »

mon procès. Par saint Treignant dit Gymnaste, ce procès doit être souvent sur ce bureau. — L'un appelait une autre : Mon verd. Elle l'appelait son coquin. — Il y a b eu là, dit Eusthènes, du verd coquin. — Un autre salua une sienne alliée, disant : Bon di ma cognée Elle répondit : Et à vous mon manche. — Ventrebœuf ! s'écria Carpalim, comment cette coignée est emmanchée ? Comment ce manche est encoigné ? — L'un appelait une autre : Ma mie ; elle, l'appelait ma croûte. Un autre, saluant une sienne, disait : Salut, mon écaille. Elle répondait : Et à vous mon huitre. C'est, dit Carpalim, une huytre en écaille. — Un autre de même saluait une sienne, disant : Bonne vie ma gousse. Elle répondit : Longue à vous mon pois. C'est, dit Gymnaste, un pois en gousse. — Grand merci, bonne mine. Mais, dit-elle, grand à vous, mauvais jeu. — Un bachelier en busche (droit) dit à une jeune bachelette : Hay ! hay ! hay ! tant y a que nos vids, muse. Je vous voy, répondit-elle, corne, volontiers. Accouplez-les, dit Panurge, et leur soufflez au cul, ce sera une cornemuse. — Un autre salua une sienne, disant : Adieu, ma mue. Elle répondit : Bonjour, mon oizon. Je crois, dit Pouscrate, que cettuy oison est souvent en mue, etc. » (RABELAIS).

> — Le bel âge s'enfuit, la tendresse s'altère,
> La beauté se détruit et l'on ne peut plus faire
> L'amour, l'amour, l'amour
> Et la nuit et le jour.

« Une femme qui devient grosse éprouve le mal de *mère.*
— Que produisent *deux cardeurs* qui se marient ? Une demi-
heure. — Depuis quand se sert-on du riz blanc ? Depuis qu'on a parlé *du riz noir.* — Pourquoi le soir une blonde
seule peut-elle entrer dans certains jardins publics ? Parce
qu'on les ferme à la brune. — Pourquoi les coqs ont-ils des
ailes et les poules des œufs ? Parce que les coqs ont besoin
d'*elles* et que les poules ont besoin d'*eux.* — On dit d'un
homme qui a une mauvaise femme qu'il est mal famé. —
A quel moment une jeune fille plaît-elle le mieux ? Lorsqu'elle est *encor sage.* — Pourquoi l'hiver la cuisse a-t-elle
aussi chaud que la jambe ? Parce qu'elle est en *bas de l'aine.*
— On ne doit pas faire attendre une femme qui met son
corset, parce qu'elle se *lace* en vous attendant. »

Qui trop embrasse manque le train.

Trop gratter cuit, trop parler nuit.

Une jeune fille poursuivait un jeune homme pour cause
de séduction ; mais son avocat ne trouvait pas ses moyens
suffisants. Elle revient de chez lui fort triste. Mais le
lendemain elle y retourna et d'un air triomphant : — Monsieur, nouveau moyen, dit-elle, il m'a séduite encore ce
matin.

C'est quand on est caduc qu'on fait le plus de jaloux,
parce qu'on a des *ans vieux.*

« Un matin, sur un banc du Luxembourg, un jeune homme
timide qui voulait engager conversation avec une jeune
personne placée à côté de lui, saisit adroitement le moment
où un insecte montait sur son châle pour dire : — Mademoiselle, je vous préviens que vous avez une bête derrière vous.
— Ah ! mon Dieu, monsieur, dit la dame en se retournant
étonnée et comme effrayée, je ne vous savais pas là. »

— XXIX —

Tardantibus ossa.

Il ne faut jamais dire : Fontaine, je ne boirai pas de ton eau. — Qui a bu boira.

Un comble médical : Jeter du copahu dans la Seine pour l'empêcher de couler.

Quand on a fini le chapelet (colonne vertébrale), on baise la médaille.

C'est la femme qui porte la culotte, veut dire qu'elle est maîtresse au logis.

Les maris qui vont souvent sur l'eau sont les *maris niés*.

Un homme qui perd ses enfants devient ex-père.

L'homme qui a la prétention d'être aimé pour lui-même, doit certainement se nommer Louis.

Qui dit blanchisseuse, dit véroleuse.

Fleurs et bêtes symboliques.—Le myosotis veut dire : Plus je vous vois, plus je vous aime. — Le chien est symbole de fidélité, ainsi que le lierre qui « meurt où il s'attache. »—Le coucou est symbole d'infidélité (synonyme de cocu).

Un curé disait à sa bonne : « Je vas te f... à la porte.—Pourquoi pas sur le canapé, comme d'habitude? »

La misère fait courir une vieille plus vite que le pas.

Il ne faut pas jouer avec le feu.

L'amour subsiste longtemps lorsqu'il est nourri par la jalousie: voulez-vous le bannir, bannissez-en la défiance.

On trahit un secret dans l'amitié, mais il échappe dans l'amour.

L'on n'est pas plus maître de toujours aimer qu'on l'a été de ne pas aimer.

Les femmes vont plus loin en amour que la plupart des hommes, mais les hommes l'emportent sur elles en amitié.

> S'il est ainsi que cognée sans manche
> Ne sert de rien, ni outil sans poignée,
> Afin que l'un dedans l'autre s'emmanche,
> Prends que sois manche, et tu seras cognée.

Quelle différence entre paillard et raillard ? — Il n'y a que la table entre eux.

Combien faut-il de chiffres pour faire un nombril ?

> Un fifre allant en fenaison
> Est plus fort que deux qui en viennent.

Le soir des noces, une mariée déchaussant son homme après la danse : Qu'est-ce qui sent donc comme ça, qu'ell' lui dit. — C'est mon pucelage, que lui répond le mari. — C'est ben du bonheur que j'aie pu la mienne, on pourrait pu tenir dans la chambre.

> Gens mariés plus sont heureux :
> Panurge l'est et le sait bien.

Ventre affamé n'a point d'oreilles. — Qui refuse, muse.

Le fils est ordinairement semblable au père et la fille suit volontiers le chemin maternel.

« Pourquoi est-ce que les cuisses d'une demoiselle sont toujours fraîches ? » — « Ce problème, dit Gargantua, n'est ni en Aristotele, ny en Alexandre Aphrodisé, ny en Plutarch. » — C'est (dit le moyne) pour trois causes, par lesquelles un lieu est naturellement refraîchy : 1° Parce que l'eau décourt tout du long. 2° pour ce que c'est un lieu umbrageux, obscur et ténébreux. auquel jamais le soleil ne luist ; 3° parce qu'il est continuellement esventé des vents du trou de bize, de chemise et d'abondant de la braguette. »

On revient toujours à ses premières amours.

> L'amour vient de l'aveuglement,
> L'amitié de la connaissance.

L'esprit de galanterie se perd où il n'y a point de galants.

Ce n'est pas l'amour qui nous perd,
C'est la manière de le faire.
— C'est le destin des belles choses :
Ainsi nous voyons tous les jours
Les épines avec les roses,
Les chagrins avec les amours.

Aimez et vous serez aimé.

Attendez l'heure du berger.

Tout vient à point à qui sait attendre.

Un Picard, se tenant à la porte du paradis observait que les hommes mariés passaient comme des lettres à la poste ; il prit son courage à la main et se présenta devant l'apôtre : Avez-vous été marié lui dit saint Pierre. — Deux fois, répond notre Picard triomphant. Saint Pierre lui referma brusquement la porte au nez : Je reçois les malheureux, fit-il, mais pas les imbéciles.

De toutes les sottises qu'un homme peut faire, c'est encore le mariage que je lui conseillerais le plus volontiers, c'est du moins la seule qu'il ne peut recommencer tous les jours.

L'enfer est pavé de langues de femmes.

La dot est dans le mariage la sauce qui fait manger le poisson.

Le lit, dit Balzac, est tout le mariage.

Le mariage est l'éteignoir de l'amour.

Le début du mariage est appelé lune de miel. — Après la lune de miel, le mariage fait l'effet d'une tartine de confitures dont on a mangé le dessus.

L'habitude, dit Properce, rend fastidieuses les jouissances de tous les jours.

Tel père, tel fils. Bon chien chasse de race. Fortes creantur fortibus et bonis.

Il ne pousse pas d'herbe dans les chemins où tout le monde passe.

Le fruit se détache d'autant plus facilement qu'il est plus tendre et plus mûr.

L'oranger est le symbole ironique du mariage : les fleurs en sont blanches mais les fruits en sont jaunes.

Les querelles de ménage cessent sur l'oreiller.

Il y a trois choses insatiables : les enfers, la vulve et la terre.

Tout mortel au plaisir a dû son existence.

En juin et juillet ni femme ni caracol.

Un bon coq est toujours maigre.

La modération est le trésor du sage.

Le mariage est souvent une sottise faite à deux, puis une galére à trois et plus.

> C'est la pierre philosophale
> De n'être qu'un quand on est deux.

Le mariage n'est souvent qu'un échange de grognements réciproques le jour, et de ronflements la nuit. C'est de l'ennui à deux.

Qui se marie par amour a belles nuits et mauvais jours.

Le mariage est né de l'amour comme le vinaigre du bon vin.

Dieu a posé le travail pour sentinelle de la vertu.

Dans le mariage il n'y a point d'amour, parce qu'on ne peut aimer où il n'y a point d'obstacle. Si Laure avait été la femme de Pétrarque, il n'aurait point passé sa vie à rimer des sonnets.

L'amour est aveugle, mais il n'est pas sourd.

L'amour n'a pas d'âge, il est toujours naissant.

L'amour se niche encore dans les rides.

L'organe du goût est le dernier fil où demeure suspendu le plaisir des vivants.

Il n'y a pas de laides amours.

L'hymen vient après l'amour, comme la femme après la flamme.

La plus belle fille du monde ne peut donner que ce qu'elle a.

Il y a trois choses, dit Salomon, qui sont trop merveilleuses pour moi, même quatre, lesquelles je ne connais point : la trace de l'aigle dans l'air, la trace du serpent sur un rocher, le chemin d'un navire au milieu de la mer et la trace de l'homme dans la vierge.

Le mariage est une prostitution légale.

L'amour est l'attraction de deux muqueuses.

Ce que femme veut, Dieu veut.

Il ne faut pas réveiller le chat qui dort, ni souffler le feu qui s'éteint.

Forte buverie, faible coït.

Les beaux hommes au gibet et les belles femmes au bourdeau (bordel) proverbe marquant le peu de liaison qu'il y a entre les dons de la nature et les qualités de l'âme.

Un homme d'armes sur les champs ; un évêque en son pontificat, une belle dame dans un lit et un larron au gibet.

Le péril passé, on se moque du saint.

Un homme qui serait en peine de connaître s'il change, s'il commence à vieillir, peut consulter les yeux d'une jeune femme qu'il aborde, et le ton dont elle lui parle ; il apprendra ce qu'il craint de savoir : rude école !

La chandelle n'en vaut pas le jeu.

Un seul coup n'est que la salade du lit et même la nuit.

Le mal de dents est le mal des amoureux.

La femme est comme l'hydropique ou une fosse de sable qui plus elle avale d'eau, plus elle en veut avaler.

L'appétit en vient du goût, car avec moins de peine on s'abstient d'une chose que l'on n'a jamais tâtée que de celle que l'on a aimée et éprouvée.

Le latin dans les mots brave l'honnêteté.

Rien n'est sacré pour un sapeur.

Hic ubi vir non est, ut sit adulterium. (Là où il n'y a point d'homme on commet pourtant l'adultère.)

Tu chériras un beau garçon
Tant qu'il n'aura barbe au menton.

Le mariage d'aujourd'hui n'est, à proprement parler, qu'une adjudication à la bougie : le dernier qui a parlé se couche.

Une femme donne à son mari deux jours de bonheur : celui où il l'épouse et celui où il l'enterre

On n'a d'horloge et d'almanach que l'estomac et les testicules.

La politesse est à l'esprit
Ce que la grâce est au visage.
De la bonté du cœur elle est la douce image
Et c'est la bonté qu'on chérit.

Passer pour bardot, se dit des vieilles qui sont réduites à laisser passer pour bardot (âne) l'amant qui les caresse.

Combien de filles à qui une grande beauté n'a jamais servi qu'à leur faire espérer une grande fortune.

Les amours meurent par le dégoût et l'oubli les enterre.

Une femme oublie d'un homme qu'elle n'aime plus jusqu'aux faveurs qu'il a reçues d'elle.

L'on veut faire tout le bonheur ou, si cela se peut ainsi, tout le malheur de ce qu'on aime.

Il faut juger des femmes depuis la chaussure jusqu'à la coiffure exclusivement, à peu près comme on mesure le poisson entre queue et tête.

Il y a bien autant de paresse que de faiblesse à se laisser gouverner.

L'on est plus sociable et d'un meilleur commerce par le cœur que par l'esprit.

Les plus sages conseils, les meilleures leçons
A gens bien amoureux, Monsieur, sont des chansons.

Totus homo semen. L'homme est tout entier dans sa semence.

Etre en mal d'enfant (enceinte) : c'est le mal joli ; sitôt fini on n rit.

Au temps fixé, l'accouchement se fait par la grâce de Dieu.

Omne vivum ex ovo. (Tout vient d'un œuf.)

Etre né coiffé : on naît « coiffé » quand la poche des eaux ne revant qu'à la sortie de l'enfant, la tête se présente à la vulve, couverte des membranes de l'œuf. On dit que « ça porte bonheur ». Néanmoins on doit vite rompre ces membranes, crainte de décollement prématuré du placenta. En Bretagne on conserve cette « coiffe de bonheur » et on s'en munit le jour du tirage au sort.

La facilité de l'accouchement est en raison inverse du degré de civilisation.

Les dettes d'aujourd'hui, quelque soin qu'on emploie,
Sont comme les enfants que l'on conçoit en joie
Et dont avecque peine on fait l'accouchement :
L'argent dans notre bourse entre agréablement
Mais le terme venu que nous devons le rendre
C'est lors que les douleurs commencent à nous prendre.

Il est plus aisé de porter une cuirasse toute sa vie qu'un pucelage.

Le meilleur biberon, c'est le sein d'une mère.

Et la grâce plus belle encore que la beauté.

Un cocu mène l'autre, et toujours sont en peine.
Un cocu l'autre mène.

« Elles s'abandonnent comme chiennes et sont muettes de la bouche comme pierre » disent les courtisanes de Rome de gentilles dames de Rome lesquelles ne sont apprises à la parole comme elles.

L'oiseau de paradis a plus de plume que de chair.

Personne velue est riche ou lubrique.

Le moyen de fixer l'amour, c'est de lui mettre des bas de *filoselle* (de fil aux ailes).

On parlait de choses singulières en société : « Bah ! ce n'est rien cela, dit un des assistants, je quitte un de mes amis dont la fille *est née à cinquante ans* (aînée à 50 ans).

Une vieille dame qui allait se marier dit à une brodeuse : « Voilà des gilets qu'il faut broder pour le jeune homme qui va m'épouser. Pensez-vous que ce serait mieux au tambour qu'au crochet ? — Madame, il convient mieux à votre âge, de broder au *passé* le *présent* du *futur*. »

Dans une noce si nombreuse que le futur ne pouvait entrer à la sacristie, celui-ci cria au suisse : « Monsieur, je suis le futur. — Vous êtes le *futur ? passez* (passé) répondit le suisse. »

Un jeune homme était venu voir une jeune demoiselle. La trouvant avec sa gouvernante, il se retira en disant : La *bonne nuit*.

Un relieur, reliant les œuvres de Brantôme en trois volumes, avait mis sur le dos : Bran tome I, Bran tome II, Bran tome III.

« Adonc elle voyait les anges ? dit une sœur. — Ont-ils un derrière ? demanda une autre. — Mais non, fit Ursule Ne savez point qu'en un jour d'assemblée Dieu, leur ayant ordonné de se seoir, ils lui répondirent qu'ils n'avaient point de quoi ? »

De nature des anguilles à retenir et des louves à choisir (l'anguille est fort glissante et mal tenable et la louve choisit toujours le loup le plus laid).

Jamais femme ou dame sans compagnon, ni espérance sans travail, ni navire sans gouvernail ne pourraient faire chose qui vaille.

Nulles dames belles, ou au moins peu, se font vieilles de la ceinture jusques en bas.

Pourquoi Atala aimait-elle tant le café? Parce qu'elle voyait on amant dans *chaque tasse* (Chactas).

Trop gratter cuit, trop parler nuit.

Quels sont les gens avec lesquels on n'a pas besoin d'ombrelles? C'est avec ses rivaux parce qu'ils vous portent *ombrage*.

Quand la vertu des cuisinières est-elle réellement à l'épreuve? Quand elles font des *liaisons* dangereuses.

Prendre des vessies pour des lanternes.

Quel âge me donnez-vous? demandait une vieille coquette à un jeune homme. — Ma foi, répondit l'impertinent, vous avez déjà assez d'années sans que je vous en donne d'autres encore.

Un bossu arrête un jour un prédicateur qui descendait de chaire et lui dit : «Monsieur, vous venez de prêcher que Dieu avait bien fait toutes choses; voyez un peu comme je suis bâti!» Le prédicateur le regarde et lui répond : « Mon ami, il ne vous manque rien ; pour un bossu vous êtes très bien fait. »

Le marquis de Bièvre disait d'une dame boiteuse : « Voilà une femme qui a fait bien des faux pas. »

Frédéric Soulié disait à un garçon de café qui le servait mal. : « Il faut vous marier. — Pourquoi cela? — Parce que vous n'êtes pas fait pour rester garçon. »

Quand le prince Eugène de Beauharnais épousa une princesse bavaroise, un plaisant dit : « C'est dommage qu'il n'ait plus de dents. — Bah! dit un autre, on n'a pas besoin de dents pour prendre une *bavaroise*. »

Priam était amoureux des cubes (d'Hécube).

La différence qu'il y a entre une femme et une serrure, c'est qu'une serrure est pleine de vis, et une femme pleine de vertus.

Quelle différence y avait-il avant la révolution entre la reine de France et son chat? C'est que le chat faisait le gros dos et la reine le Dauphin.

— XXXVIII —

La table est le trépied du rhapsode.

Jamais gros nez n'a déparé beau visage.

Avoir les joues comme le derrière d'un pauvre homme.

Faire les yeux doux à une femme (pour lui exprimer qu'on est épris d'elle).

Papa, qu'est-ce qu'une œuvre posthume ? — Mon fils, c'est celle que l'auteur publie après sa mort.

Quel est le premier homme du monde ? Le rhum de la Jamaïque.

L'homme propose et Dieu dispose.

Une femme, ayant reçu un soufflet de son mari, alla consulter un avocat pour savoir si elle pourrait, à cause de ce fait, obtenir sa séparation. Le mari sachant qu'elle avait fait cette démarche, lui demanda d'un air goguenard quel parti elle allait tirer de son soufflet. « Comme on m'a dit que je n'en pourrais rien faire, répliqua-t-elle, je vous le rends. » Et c'est ce qu'elle fit.

Une jeune fille, épousant contre son gré, prononça le oui si froidement que quelqu'un dit : « Le pauvre mari n'a là qu'un serment de bouche. — Et, riposta un autre, la pauvre femme a un serrement de cœur. »

Une princesse passait tous les matins à apprendre l'hébreu. Un jour que son maître de langue était entré chez elle avec une culotte déchirée, le prince son mari lui demanda ce que cet homme venait faire dans sa chambre. La princesse lui dit : « Il me montre l'hébreu. »

Dasnières dit que la jeunesse s'appelle ainsi parce qu'elle est l'âge où les *jeux naissent*.

L'union fait la force.

Où peut-on être mieux qu'au sein de sa famille ?

A bon chat bon rat.

Vouloir prendre la lune avec les dents.

Un bon mariage se dresse d'une femme aveugle avec un mari sourd.

Coiffer sainte Catherine (franchir 25 ans sans se marier).

L'occasion fait le larron. Il faut battre le fer pendant qu'il est chaud. Larcins d'amour ne veulent longue pause.

Adieu, panier, vendanges sont faites.

Tant va la cruche à l'eau qu'à la fin elle se casse.

L'on fait souvent ce qu'on fait sans témoins.

> Ceulx qui par trop fuyant Vénus estrivent,
> Faillent autant que ceux qui trop la suivent.

Je hais moins une femme qui ne dissimule pas ses vices.

Le défaut d'une cloche n'importe, pourvu que le battant en soit bon.

La cherté donne goût à la viande.

Chercher la quadrature du cercle juché sur sa femme.

Le caprice de la passion satisfait, on compte pour rien les promesses et serments.

Et fugit et cupit ante videri (elle fuit, mais désire être vue avant).

Il est aussi pénible de craindre un mal (cocuage) que de l'avoir souffert. — Diaboli virtus in lumbis est (la vertu du diable est aux rognons).

> Un Dieu créa dans nos misères
> Les baisers des enfants pour les larmes des mères.

Erreur n'est pas compte.

Avoir le derrière formulé comme une paire de citrouilles.

« *Spongia*, éponge, est un mot obscène en latin, car les Romains se torchaient le cul avec une éponge. »

Coucher dans la ruelle. (Les femmes couchaient dans la ruelle, voilà pourquoi on appelait César : ruelle du roi Nicomède.)

Comme on fait son lit, on se couche.

Prendre la pie au nid (la fille au lit).

Prendre la nature sur le fait (accouplée).

Il n'y a que le premier pas qui coûte.

Faire le gros dos ou la levrette (la chatte en chaleur se bombe sur ses pattes).

B... der comme un carme : la misère fait b... (met en érection).

Faire pieds neufs. « Gargamelle commença se porter mal du bas, d'oud Grandgousier se leva de sus l'herbe et la réconfortait honnêtement, pensant que ce fut mal d'enfant et lui disant qu'elle s'était là herbée sous la saulcaie et qu'en bref elle ferait pieds neufs. »

Les papas, les mamans, les chandelles, etc.

> Quand il a neigé sur le père
> L'avalanche est pour les enfants.

« On nous apprend à vivre quand la vie est passée : tant escholiers ont prins la verolle avant que d'être arrivés à leur leçon d'Aristote. »

Proverbe de nourrices : « Chacun prêche pour son sein. »

> Mais pour prix d'ses services
> Son maître un beau jour la
> planta là...
> Fillett's encor novices,
> C'te leçon vous apprendra
> Qu'fortun' peu méritée
> Vous tomb' souvent d'la main
> L'lendemain
> Et qu'voiture empruntée
> Vous laiss' toujours en ch'min.

On dit que les hommes sont frères, mais j'en connais un qui est *masseur*.

C'est un *carare* de voir des *filles de marbre* qui ne soient *parat*.

Un porc à sa moitié : Il faut toujours aimer, *ô truie*.

« C'est drôle. Mechin a sa chambre à coucher sur le devant et cependant il couche sur le derrière. »

Un chalet sans châtelaine est un battant sans cloche.

On a toujours de la fraicheur
Quand on a le secret de plaire.

Un esprit de jeune page et une sagesse de vieux diable.

De jeune hermite vieux diable.

Prendre un gros à compte sur les joies du Paradis.

Le plaisir vaut son prix
Pris
En dépit des marts.

Avoir le duvet de la pêche (son pucelage). — Le pucelage est comme l'amadou : il n'est besoin que d'un mot pour l'enflammer.

Un sourire de prévost (fendre ses badigoinces en la manière dont se troussent les vaches qour laschier de l'eau.

L'espérance est une garce qui vient coucher avec nous alors que les réalités de la vie font défaut.

Avoir son ami (ou amie) entre deux toiles.

Biscoter ses chambrières « in pontificalibus. »

Pendre au cou le chanton du pain (épouser une fille, dicton tourangeau).

Chose intolérable quand beaulté fault a cul de bonne volonté.

Se prendre au poil l'un l'autre.

Dans quelle ville les nouveau-nés sont-ils majeurs ? A Carantan (40 ans).

Savez-vous pourquoi mon frère est plus bête que moi ? Parce qu'il est l'ainé (lainé).

Etre « in naturalibus », ou en déshabillé d'hermite (à poil, nu, dans le costume d'Eve ou d'Adam).

« Ét nudam pressi corpus ad usque meum » (Et je l'ai pressée toute nue contre mon corps)

« Quam cupiam vos omnes visceribus meis » (Que je voudrais vous avoir toutes dans mes entrailles).

Le fourgon se moque de la pèle (un sexe se moque de l'autre).

Une fille qui a fait un enfant est un bien mauvais bétail.

Avoir l'esprit lumineux comme une pucelle au lendemain des noces.

Qui ne risque rien n'a rien.

> Quand une fille jolie
> Craint de grelotter dans ses draps
> Faute d'un moine, l'abbaye
> Ne manque pas.

Qui ne dit mot consent.

> Ses pieds jolis
> Sont si petits
> Qu'il m'est permis
> Je crois d'en être épris
> Lise, avec ces petits pieds-là
> Vous trottez dans ma tête

Moi j'aime mieux *Tombouctou*

Un monsieur trouvant un salon trop plein : « Madame, votre concert a trop de monde. »

Pleurer comme une Madeleine, un veau ou un cerf ; des larmes de crocodile.

Rire comme un tas de mouches.

« En police correctionnelle, une jeune fille comparaît comme témoin. Le président l'interroge : — Quel métier faites-vous ? Vous rougissez! La jeune fille vivement : — Non, monsieur, je blanchis ! Et tout l'auditoire d'éclater de rire. »

Avoir des dents de nonne, un nez retroussé, des yeux de fourmi, des oreilles d'écrevisse, une taille de guêpe, un port de reine et des pieds de roi, ou un corps d'Espagnole et un ventre de Suisse.

Les tetons sont deux hémisphères qui se terminent par les pôles (l'épaule).

Les durs tetins de nourrice font les enfants camus.

Une jeune fille demandait de la bière à un garçon de café, Celui-ci lui répondit : « Je n'en ai pas, Mademoiselle, mais si vous voulez que je vous embrasse » (en brasse).

> Pendant le dernier carnaval
> Un Liégeois de taille replète
> Donnait la main à Fanchonnette
> Au théàtre, à l'église, au bal ;
> Personne ne le trouvait mal.
> Mais Damon fâché qu'il l'assiége
> Dit à Mondor : Que fait Fanchon
> De ce certain homme de Liége ?
> Parbleu, répond l'autre : un bouchon.

Les femmes jouent volontiers du serrecroupière parce que c'est terre papale.

Que j'aie la vérole en cas que ne les trouviez engrossés à votre retour, car seulement l'ombre du clocher d'une abbaye est féconde.

Les façons de chausses, dit Rabelais, sont à la martingale, qui est un pont-levis du cul pour plus aisément fianter, ou à la marinière pour mieux soulager les rognons, où à la souisse pour tenir chaude la bedaine, ou à queue de merlus de peur d'échauffer les reins.

Un amoureux allant demander à un monsieur la *main* de sa fille : « Monsieur, ma fille n'y est pas, mais si vous voulez la mienne ? »

Un quintal de mélancholie ne saurait payer une once de frippe

Notre malheur vient souvent d'hésitation ; car

> .... par où commencer ?
> Qui dois-je d'abord caresser ?
> Pot de bière, pipe ou maîtresse ? »
> Il prend sa pipe, et puis il réfléchit
> Qu'il devrait commencer par boire.
> Il prend son verre, et soudain il se dit :
> « Non, l'amour aura la victoire. »
> Mais tout en se hâtant,
> L'infortuné répand
> Le pot de bière ; et cette maladresse
> Fait sauver la belle, et du coup
> Sa pipe s'éteint : il perd tout,
> Pot de bière, pipe et maîtresse.
> Hélas ! au moment de jouir,
> On voit tomber, s'éteindre ou fuir,
> Pot de bière, pipe et maîtresse !

L'amour a ses règles

« En guerre on cerne une place avant de la prendre — en amour les yeux se cernent quand la place est prise. »

« L'amour est une règle qui a ses exceptions, la femme une exception qui a ses règles. »

« La cantharide est une mouche qui sert à ne pas manquer le coche. »

« Dans une école municipale : L'instituteur : élève Plumepatte, aimer quel temps est-ce ? Le gamin : Infinitif M'sieur — L'instituteur : Ignorant !... aimer c'est du temps perdu »

« Il fait bon voir vaches noires en bois brûlé quand on jouit de ses amours. »

Se coucher en chapon.

Summmum bonum in braguibus et braguetis.

« En Lorraine comme en Ecosse les jeunes filles au 1er mai se choisissent un *Valentin*, c'est à dire un galant. »

Vit-on jamais felle belle.
Qui aussi ne fut rebelle.

Beati lourdes quoniam ipsi trebuchaverunt.

La plupart des noms de noblesse de genre, (tels que les Baisecul, de Bonnécouille. Humevesse ...) forgés par les rois et les empereurs, vient de la forme et du jeu des parties génitales, des femmes ou hommes dont-ils ont joui (le plus souvent).

Quand les poules auront des dents (renvoyer aux calendes ou à la semaine des 4 jeudis).

Boyer venait d'examiner dans son service d'hôpital, un pauvre diable atteint de colique et prescrivit à haute voix : « fotus émolliens supra abdomen », c'est-à-dire (fomentations émollientes sur le ventre. A ces mots le malade se prit à sangloter et à se désespérer « parce que, d t-il, le médecin a dit que j'étais fo ..tu »

« Le comble de la négligence pour un agent-voyer. Né pas s'occuper de l'entretien des voies urinaires.

« Le comble de la gomme. Porter un faux-col de la vessie.

« Le comble de l'aberration pour une religieuse. Prendre le voile du palais.

« Le comble du zèle pour une servante. Vouloir cirer le plancher de la bouche de son maître.

« Le comble de la patience, Après avoir vu le flux menstruel attendre le reflux. »

Pensée d'un veuf : L'anneau de mariage, c'est l'*anneau... stalgie* de la vie de garçon. — Avec certaines femmes l'amour est véritablement une question de *tant*. — Eve, en touchant un fruit défendu, a simplement voulu mettre quelque chose sous l'*Adam*. — En temps de guerre ce sont les pigeons qui portent les *poulets*. — Le célèbre mathématicien Lagrange est mort d'un calcul dans la vessie qu'il n'a jamais pu résoudre. — Lu sur une affiche : « Placement des deux sexes. » — Un soldat montant la garde à une boucherie : Hélas! pendant que je surveille cette queue, suis-je bien sûr que ma femme ne m'en fait pas d'autres ? — Au restaurant, un domino : « Je n'aime qu'un seul vin, c'est le vin de Corton — Souvenir de famille sans doute, dit l'habit noir. — *Corton s'il vous plaît.*» — La conduite du chanoine Fulbert avec Abeilard prouve qu'il connaissait le dicton : Il faut couper le *mâle* dans sa racine.

(Le Grelot.)

La femme se donne ou se vend.

Le renard change de poil mais pas de mœurs.

« Plusieurs personnes étaient en train de causer à Florence et chacun faisait pour son bonheur un vœu différent. L'un disait : « Je voudrais bien être pape »; un autre : « Et moi roi »; un troisième souhaitait autre chose. Un enfant un peu bavard qui était là, prit la parole : « Moi, dit-il, je voudrais être melon. » — Et pourquoi? lui demanda-t-on. — C'est, répondit-il, que tout le monde me sentirait le derrière. » Il est en effet d'usage que ceux qui veulent acheter un melon, le flairent en dessous. »

Mon premier ainsi que mon tout à la gravelle « c'est *HOS* parce que Hospice du Gros Caillou »

Qui trop embrasse *mal est craint.*

« Un maire de village absolument illettré et, ayant à inscrire sur les registres de l'état civil le nom d'une de ses administrées qui se marie et se nomme Catherine, écrit : *Qatherine.* Le garde champêtre, qui en savait un peu plus long que lui, dit: Mais Catherine s'écrit par un C tout simplement et non par un Q. En même temps il sort son couteau et le passe au maire, qui efface et met un grand C à Catherine. Ce n'est pas tout, dit le garde-champêtre, il faut approuver la surcharge en marge, sans cela l'ac e erait nul. Le maire écrit en marge : « J'ai gratté le Q de Catherine avec le couteau du garde champêtre. Approuve. » Et il signe.

Que fait une jeune fille quand elle se marie? Un nœud frais.

Pourquoi les femmes autrefois étaient elles douces comme des moutons? Parce qu'elles portaient des manches à gigot.

Quel est le poète latin dont les femmes ont toujours besoin pour leurs travaux d'aiguilles? C'est Plaute (pelote).

Dans quel théâtre pourrait-on trouver le plus de méchantes femmes? Dans celui où les bonnes n'entrent pas.

Quel est l'enfant de votre père qui n'est pas votre frère? C'est ma sœur.

La femme chagrin ressemble a une serrure parce qu'elle a beaucoup de pènes (peines).

Qu'est-ce qui ressemble le mieux à la moitié de la lune? C'est l'autre moitié.

Comment changer la nature d'une femme? En lui donnant la chair de poule.

Une ébauche est bien préférable à la débauche.

Quand la vache a perdu sa queue, elle sait à quoi elle était utile.

Un mauvais accommodement vaut mieux que le meilleur procès.

La femme et la toile, ne les regarde pas à la chandelle.

Femme sage reste à son ménage.

Amitié de gendre, soleil de décembre.

Qui naît belle naît mariée.

L'enfant est le plus agréable jouet de sa mère.

Qui se marie à la hâte se repent à loisir.

Petit à petit l'oiseau fait son nid.

Il faut garder une poire pour la soif.

Pierre qui roule n'amasse pas mousse.

Quand le chat n'y est pas les souris dansent.

Le plaisir court après celui qui le fuit, et fuit celui qui le cherche.

Tandis que le loup muse, la brebis entre au bois.
Une hirondelle ne fait pas l'été, ni une corneille l'hiver.
Mars haleux (sec) marie la fille du laboureur.
Il fait un temps de demoiselles : ni pluie, ni vent, ni soleil.
Chaque brebis avec sa pareille. Qui se ressemble s'assemble.
Où la chèvre est liée il faut qu'elle broute.
A l'agneler on verra quelles brebis sont pleines.
Il ne faut qu'une brebis galeuse pour gâter un troupeau.
Une abeille vaut mieux que mille mouches.
Mieux vaut le lien que la gerbe.
Où entre le vin, la pudeur en sort.
Le vin va sans chausses (l'homme ivre n'a pas de décence).
Telle chair, telle sauce.
Qui mal enfourne, tire des pains cornus.
Jeune chair et vieux poissons.
L'appétit est aussitôt ouvert que les yeux.
Il n'est sauce que d'appétit.
Morceau avalé n'a plus de goût.
Se confesser au renard.
Donner la brebis à garder au loup.
C'est le diable qui prêche la Passion.

La procession des cocus

Mais quand viendra la saison,
Que les cocus s'assembleront
Le mien ira devant, qui portera la bannière ;
Les autres suivront après, le vôtre sera au derrière.
La procession en sera grande,
L'on y verra une très longue bande.

— Guerre de femme, guerre de Teutons.

— La chair est faible et la tentation forte.

— « *Abdomen* mot poli dont se servent les médecins pour désigner le ventre. — *Ablution* preuve de malpropreté. — *Académies*
nullités et nudités. »

— Robert avait écrit deux mots à sa maîtresse
Pour lui donner un rendez vous
Mais, un papier brouillard eut la scélératesse
De tout dire au mari jaloux

— » Quand on est aime d'une belle personne on se tire toujours
d'affaire dans ce monde. »

L'homme comprend et la femme conçoit

Le comble de la sollicitude pour une nourrice : bercer une
chimère; et le comble du canni balisme : croquer le marmot.

Ninon, Ninon. que fais-tu de la vie?
L'heure s'enfuit. le jour succède au jour,
Rose ce soir, demain flétrie,
Comment vis-tu, toi qui n'as pas d'amour ?

Il était nu comme Eve à son premier péché.

C'est l'amour, l'amour, l'amour
Qui fait le monde à la ronde,
Et chaque jour à son tour,
Le monde fait l'amour.

Paye tes dettes, tac ta ta, tac ta ta : cri de la caille; cet appel
de la femelle est pour le mâle une invitation à s'acquitter du
devoir conjugal tac ta ta. Elle est polygame. Leur ardeur est
proverbiale. On dit : « chaud comme une caille. »

Après un duel.—Et il est tombé sur le coup ?—Non, sur le cul.

Le Mont-de-piété est le temple de la reconnaissance.

« A vieille mule frein doré, » se dit des vieilles femmes qui se parent et se requinquent.

« Heure du berger, » moment où la fille se rend.

« A battre faut l'amour, » on n'aime jamais les gens qui nous ont battus. — Tout par amour et rien par force.

« Une femme laide est un remède d'amour. » Il n'est point de belle prison ni de laides amours.

« Avoir le vin paillard, » devenir amoureux quand on a bu.

« Une fille à ventre de son et robe de velours, » fille que son amant pare bien mais nourrit mal.

« S'en battre les fesses, » se moquer d'une chose.

« Amour socratique, » ou d'homme à homme.

« Les fous font les fêtes et les sages en ont le plaisir, » les fous inventent les modes et les sages les suivent.

« La poule ne doit point chanter (parler ou agir) avant le coq, » jamais coup de pied de jument ne fit mal à un cheval, « un homme ne doit point se fâcher des injures ou des maux que lui font les femmes »

« Courir l'aiguillette » accrocheuses, prostituées : autrefois à Toulouse, les femmes débauchées étaient obligées de porter une aiguillette sur l'épaule pour marque d'infamie. Alors elle...

« Se déguise, se masque et se fait courtisane. »

> Qu'une flamme mal éteinte
> Est facile à rallumer
> Et qu'avec peu de contrainte
> On recommence d'aimer.

D'engendrer des enfants c'est un bien et honneur, mais d'en avoir de bons, c'est un double bonheur.

« Se tuer de sa propre allumelle, » par excès de débauche de vins ou de femmes :

> Ci-gît le seigneur Mattas
> Lequel de sa propre allumelle
> Se tua prenant ses ébats
> Sur le corps d'une demoiselle.

Un très beau gars de dix-sept ans
Caressait au lit sa grand' mère
Lorsque sur l'heure entre son père,
Celui du jeune homme s'entend
« Que vois-je, dit il : Jarnidienne
Tu baises ma m re, fripon !
Eh parbleu, repart le mignon.
Papa, vous baisez bien la mienne.

« Mieux vaut cornes porter que perdre ses oreilles. »

« Quand une femme est un peu putain, elle se rend bien plus aisée, plus sujette, plus docile, craintive, de plus douce et agréable humeur, plus humble et plus prompte à faire tout ce que le mari veut et lui condescend en tout. »

« Si vous vous attachez uniquement à votre femme, vous ne pourrez rien donner, ni vendre, ni acheter à moins qu'elle n'y con ente. »

« Qui a laissé tomber quelque chose dans le golfe putanique a droit d'y retourner pour le pêcher »

« Une femme sans pudeur est un ragoût sans sel. »

« Femme sotte se connait à la cotte.

« Il n'y a pas de chat si fourré qui n'ait des griffes. »

« On tire plus de choses avec un cheveu de femme qu'avec six chevaux bien vigoureux.

Un cheveu de ce qu'on aime
Tire plus que quatre bœufs.

Conter fleurettes : La fleurette est une monnaie à petites fleurs du temps de Charles VI. Sa suppre-sion aura fait altérer l'expression et l'on aura dit en désignant les discours amoureux, les fadeurs débitées aux belles en filant le parfait amour, que c'était compter des fleurettes (ou sornettes), ou employer de la même monnaie qui n'avait plus assez de poids et de valeur pour captiver des Danaés

« Dangereux comme le retour de matines ou le retour du bal. »

« Pour gâter tout de paillardise, le diable n'inventa jamais plus beau moyen que la danse.

Serment. L'Arabe qui fait un serment éternel, lève sa robe et saisit son phallus (sa verge). Cet usage de jurer par les organes de la génération remonte à la plus haute antiquité : « Mets la main sur ma cuisse, dit le vieil Abraham à son serviteur, et jure d'aller en Mésopotamie prendre une femme pour mon fils Isaac.

« Il n'y a pas de si belle rose qui ne devienne gratte-cul.

« La goutte vient de la fillette ou de la feuillette. »

« Dame qui moult se mire, peu file. »

« Le plus jeune apprenti est vieux routier dès le moment qu'il aime. »

« Cul de plomd, » personne laborieuse qui ne bouge de sa place

« L'infamie n'est rien quand on a des écus. »

« Il ne faut qu'une brebis galeuse pour infecter tout un troupeau. »

« Suum cuique mos. » chacun à sa marotte.

« Si Titus est jaloux, Titus est amoureux. »

« Jamais loup n'a vu son père. »

« Rien n'est plus dangereux qu'un ignorant ami, mieux vaudrait un sage ennemi. »

« Chate noire à souef (doux) poil. »

« Il est éveille comme un chat qu'on chastre.

« A la chandelle la chèvre semble demoiselle. »

> Quand la chèvre saute au chou
> Le chevreau y saute itou.
> A ton gendre et à ton cochon
> Montre leur une fois la maison.

« Noire geline (poule) pont blanc œuf. »

La belle amitié quand un pourceau baise une truie. « Le vulgaire se sert de ce proverbe en voyant un gros valet baiser une servante, ou bien un homme laid embrasser une femme laide »

« Amour de colombe caresses de chien. »

« C'est une bonne truie à pauvre homme, » se dit d'une femme qui fait beaucoup d'enfants.

« Prendre la vache et le veau, » épouser une fille enceinte.

« Du côté de la barbe et la toute-puissance, » l'homme est le maître dans le ménage.

« Enfant aime moult qui beau l'appelle. »

« Enfant du diable qui a le derrière velu. »

« Qui aime bien chatie bien. »

> Ce que l'enfant dit au foyer
> Est tôt cennu jusqu'au moutier.
> Le jeu, la femme et un vin friand
> Font l'homme pauvre tout en riant.

« En jouant on perd argent et temps. »

« Tu n'es qu'un sot, tu seras marié au village. »

> De grands personnages
> Enfants non sages.

« Les Picards disent que les aînés de Picardie sont souvent fols ou de moindre sens que les maisnés : car ils ressemblent au pain tenant du four et au vin premier versé, lequel est plus chaud et plus fumeux que le second versé. »

« A femme avare galant escroc. »

« A femme sotte nul ne s'y frotte. »

« A toute heure chien pisse et femme pleure. »

« A la fleur de femme fleur de vin, » à la meilleure femme le meilleur vin.

> Abreuver son cheval à tous guets,
> Mener sa femme à tou festi s,
> De son cheval on fa t une rosse
> Et de sa femme une catin.
>
> Belle femme mauvaise tête
> Bonne mule mauvaise bête.
>
> Celui qui prend la vieille femme
> Aime l'argent plus que la dame.
>
> Ce que femme file de fin matin
> Ne vient pas souvent à bonne fin

« Ce que le baron ayme femme a en hayne. »

> Boire et manger, coucher ensemble
> C'est mariage ce me semble.

« Il n'y a si bon mariage qu'une corde ne rompe, » si un homme séduit une fille, bien qu'il l'épouse ensuite du consentement de ses parents, un tel mariage, quoique bon, doit finir par la corde, parce que le ravisseur mérite la mort. »

« Dites toujours nenni, vous ne serez jamais marié. »

« Brûler la chandelle par les deux bouts, » dissiper sa fortune de toutes les façons.

« Il aimerait une chèvre coiffée, » se dit d'un homme amoureux de toutes les femmes.

« Se coiffer d'une femme, » en devenir amoureux.

« Dépensiers et femme de chambre ont bien volontiers grand, langue. »

> En la maison de ton ennemi
> Tiens une femme pour ton amie.

> Fumée, pluie et femme sans raison
> Chassent l'homme de sa maison.

> A boire et manger, exultamus   nous nous réjouissons)
> Mais au débourser, suspiramus (nous soupirons).

« Bonne chère fait le cœurlie, » joyeux.

« Telle chair telle sauce. »

« Crier des petits pâtés, » accoucher.

> Deux pots au feu dénotent fête
> Mais deux femmes grande tempête.

« A bague d'amie l'amant paist sa vie, » l'amant attache sa vie à la bague de son amie.

« A gens amoureux les pierres sentent la rue- »

« Amour apprend aux ânes à danser »

« Amours nouvelles oublient les vieilles. »

« Amoureux sont langoureux. »

> Filles amurs font les gens bêtes.
> Salomon en idolâtra
> Samson en perdit ses lunettes
> Bienheureux est qui rien n'y a.

« Ce qui est bon à prendre est bon à garder. »

« Une fille toujours a quelque fer qui loche. »

« Il est breneux qui avec enfants couche. »

« Une chaumière et son cœur.

ANATOMIE ET PHYSIOLOGIE

DE

L'APPAREIL GÉNITO-URINAIRE

ET DES FONCTIONS DE REPRODUCTION

APPAREIL URINAIRE

« L'urine est la lessive du sang. »
VIEUSSENS.

ORGANES SÉCRÉTEURS. . *Reins.*
CONDUITS VECTEURS . . . *Uretères.*
RÉSERVOIR . . . . *Vessie.*
CANAL EXCRÉTEUR. . . . *Urèthre.*

REIN

Filtre urinaire (1), rouge sombre, très ferme, mais friable, vertical et immobile sur le côté des 2 premières lombaires, au-dessous du foie, entre péritoine en avant, carré des lombes en arrière.

Longueur, 12 cm. ; *Largeur,* 6 à 7; *Épaisseur,* 3; *Poids,* 90 gr.

2 *Faces* convexes : La *postérieure* répond au dia-phragme qui la sépare des deux dernières côtes, et

---

(1) Vulgairement : rognons (en forme de haricots).

au carré des lombes dont la sépare le feuillet **antérieur** du transverse de l'abdomen. — L'*antérieure* ou péritonéale répond, dans son tiers moyen à l'angle du **colon** ascendant ou descendant, et dans son tiers supérieur : le droit, à la 2ᵉ partie du duodénum et au fóié (sans interposition du péritoine) ; le gauche, à la **rate, au** pancréas et à l'estomac.

2 *Bords*. L'externe convexe, arrondi, repose sur **le** diaphragme et le bord externe du carré des lombes.

L'interne concave ou hile, reçoit d'avant en arrière la veine et artère rénales

2 *Extrémités*. La supérieure, coiffée par la capsule surrénale, répond à la 12ᵉ dorsale ; l'inferieure repose sur le carré des lombes.

2 *Enveloppes* : 1° cellulo-graisseuse ; 2° fibreuse, ou tunique propre, mince, lamino-élastique se continuant au hile avec la membrane externe du bassinet et uretère.

Structure (à la coupe, d'un bord à l'autre) 2 couches : 1° *Corticale ou glanduleuse* périphérique, de **3 à 6 mm.** contenant les glomérules et tubes flexueux. — 2° *Médullaire ou tubuleuse* centrale, plus foncée, rouge, constituée par 8 à 10 gros faisceaux coniques ou *pyramides de Malpighi* (formées de tubes urinifères, ou *tubuli*), à sommet, ou *mamelon*, ouvert dans un *calice* (tube membraneux de 1 cm., né du bassinet); à base née de la substance corticale ; pyramides séparées par des prolongements de substance corticale ou *colonnes de Bertin*.

Les *tubuli* nés du sommet du mamelon par une vingtaine d'orifices se divisent à quelques millimètres, Droits (*tubes de Bellini*) dans la couche médullaire, puis courbés en *anse de Henle*, ils s'ondulent (*tubes de*

Ferrein) dans la couche corticale, et se terminent en ampoule (*capsule de Muller* de 1 à 2 dixièmes de mm) (1) contenant un peloton capillaire (*glomérule de Malpighi*) né d'une *artériole afférente* (rénale) (2), et finissant par une veine *efférente* qui sort par ou près le point d'entrée de l'artériole et se capillarise autour des tubes (*réseau parenchymateux*), avant de concourir à former la veine rénale.

Physiologie. Ce tronc est donc une espèce de veine porte intermédiaire entre 2 réseaux capillaires (du glomérule et des tubes) C'est la base des théories actuelles sur la sécrétion urinaire.

Car *la pression du sang est plus grande dans le glomérule, et moindre dans le réseau parenchymateux que dans les capillaires ordinaires.* En effet, la pression normale de ceux-ci est moyenne (comme leur position) entre les pressions de l'origine aortique 25/100ᵉ) et de la terminaison de la veine cave (1/100), c'est-à-dire 12/100. Or, dans le rein, cette pression est celle, non des capillaires, mais du tronc efférent médian entre le ventricule gauche et l'oreillette droite. Par suite, la pression dans le glomérule (entre systèmes artériel et vaisseau efférent) est la moyenne entre

---

(1) Donc visibles à l'œil nu. Ces tubes ont une substance homogène, transparente, hyaline, tapissée par un épithélium cylindrique dans les gros tubes du mamelon, puis parvimenteux , ou mieux polyédrique, dans les tubes tortueux. Le glomérule est un petit amas de capillaires en anses situé entre la couche amorphe du tube et la couche épithéliale.

(2) L'artère rénale passe entre veine en avant, bassinet en arrière, et se divise en branches qui, avec les nerfs nés du plexus rénal, montent dans les colonnes de Bertin jusqu'aux tubes flexueux où elles se ramifient (réseau parenchymateux), puis pénètrent les capsules de Muller.

25/100 et 12/100 = 18/100. Celle des capillaires interstitiels (entre vaisseaux efférents et veines proprement dites) est moyenne entre 12/100 et 1/100 = 6/100. De l'excès de pression dans le glomérule, découle une *filtration mécanique* de la partie liquide du sang (1) (sérum et ses principes constituants : eau, albumine), comme à la suite d'excès de pression par la ligature des veines du bras, ou l'arrêt pathologique de la circulation veineuse abdominale.

Le glomérule filtre du sérum, comme le prouve le contenu des kystes pathologiques dus à l'oblitération d'un tube urinifère.

Or, l'urine ne diffère du sang que par de l'albumine en moins. Il y aurait donc, dans les tubuli, une *résorption d'albumine*, aidée et (prouvée) par : — 1° longueur et circonvolutions des tubes (comme intestin) ; — 2° conditions de faible pression des capillaires interstitiels (chez les ophidiens, l'urine, liquide à l'origine des tubuli, s'épaissit de plus en plus jusqu'à l'état concret) ; — 3° clarté et transparence de l'epithélium interne qui n'est pas granuleux comme celui des culs-de-sac sécréteurs des glandes, et dont on ne trouve pas ou peu de débris dans l'urine, tandis qu'en général la sécrétion est le résultat d'une fonte épithéliale desquamative ; — 4° enfin, malade, cet épithélium (mal de Bright, ou albuminurie) ne résorbe plus l'albumine qu'on retrouve alors dans l'urine. (Sécréterait-il alors plus à l'état pathologique ?)

---

(1) Pour Bowman, c'est de l'eau filtrée, puis l'urine se complète par une sécrétion des parois des tubuli. Pour Ludwig, c'est de l'urine trop diluée qui se concentre par l'absorption de l'eau par les parois des tubuli.

L'Urée existe toute formée dans le sang. Elle est décomposée par le nitrate de mercure (1) en volumes égaux de gaz carbonique et d'azote. Après la néphrotomie, l'urée s'accumule dans le sang progressivement et d'un poids égal à celui que les reins auraient excrété, comme après la ligature des uretères, il y a égale quantité d'urée dans le sang qui sort du rein ou y entre, tandis qu'à l'état normal, le sang de la veine rénale contient moins d'urée que celui de l'artère, déficit égal à la quantité d'urée rejetée pendant ce temps par les urines. L'urée excrétée est presque toute l'urée fournie par les aliments (la respiration, l'exfoliation épidermique, et sueur en excrètent aussi un peu). Il contient beaucoup d'azote et 1/5 de carbone à ajouter aux 500 gr. de carbone excrétés par jour par le poumon. L'urée, résidu de la combustion des albuminoïdes, augmente avec un régime plus animal (jusqu'à 150 gr. par 24 h. chez le milord). Dans l'abstinence complète : 10 gr. par 24 h. ; mais il y en a toujours par suite d'autophagie. Dans les fièvres : rapport direct entre l'urée et le degré de chaleur (la diète agit en sens inverse). L'urée augmente dans cirrhose du foie, sans doute parce que les matières azotées de la bile ne pouvant plus sortir du sang par le tissu hépatique altéré s'éliminent par les reins. Au contraire, par suppression de la sécrétion rénale, on constate quantité de produits azotés dans les voies digestives.

Composition de l'urine. En 24 heures, 1 kilog. à 1 k. 1/2, dont 65 gr. d'*urine anhydre* (résidu solide), savoir :

---

(1) Réactif de Millon (mercure dissous dans l'acide nitrique, puis additionné d'eau). — Ou mieux (Gréhent), dissoudre un globule de mercure dans l'acide nitrique concentré en excès et sans eau.

30 gr. *d'urée* (jusqu'à 150 chez le milord);
10 gr. *chlorure de sodium;*
 1 gr. *acide urique;*
12 gr. *phosphates, sulfates...* (et lactates).
  Urates. hippurates, créatine...

(La quantité d'urine anydre varie avec les saisons et l'alimentation, de même que la quantité d'urine varie avec les boissons. Plus abondante avec la bière.)

Densité moyenne : 1018 à 1030. Acide chez l'homme et carnivores (phosphate urico-sodique) (1). Son abondance tient à sa dilution. Les principes varient peu en quantité; mais l'eau varie avec l'état du sang et circulation. Car la filtration augmente ou diminue comme la tension artérielle (soupape de sûreté pour l'excès d'eau du sang) Aussi, dans le pouls très mou et très faible, le meilleur diurétique est non un diurétique, mais l'agent relevant la force du cœur et circulation. Après le repas, il y a une sorte de pléthore (augmentation de tension du sang), d'où filtration d'une urine abondante et diluée (*urina potus et cibi*). Le matin, l'urine sécrétée pendant le repos de la nuit est rare et concentrée. Il y a aussi perte d'eau par le poumon, mais faible; et par la sueur (vraie sécrétion nerveuse par fonte épithéliale indépendante de la tension circulatoire; car c'est souvent quand le pouls est le plus bas qu'elle se produit avec le plus d'abondance. Ex. · agonie. Cependant son intensité est directement inverse de la sécrétion urinaire (été, hiver).

---

(1) Ou phosphate acide de soude et un peu acide hippurique. Chez les herbivores, elle est alcaline, mais devient acide dans l'abstinence (autophagie). Inversement, celle de l'homme devient alcaline par alimentation exclusivement herbacée, ou médicaments à réaction alcaline.

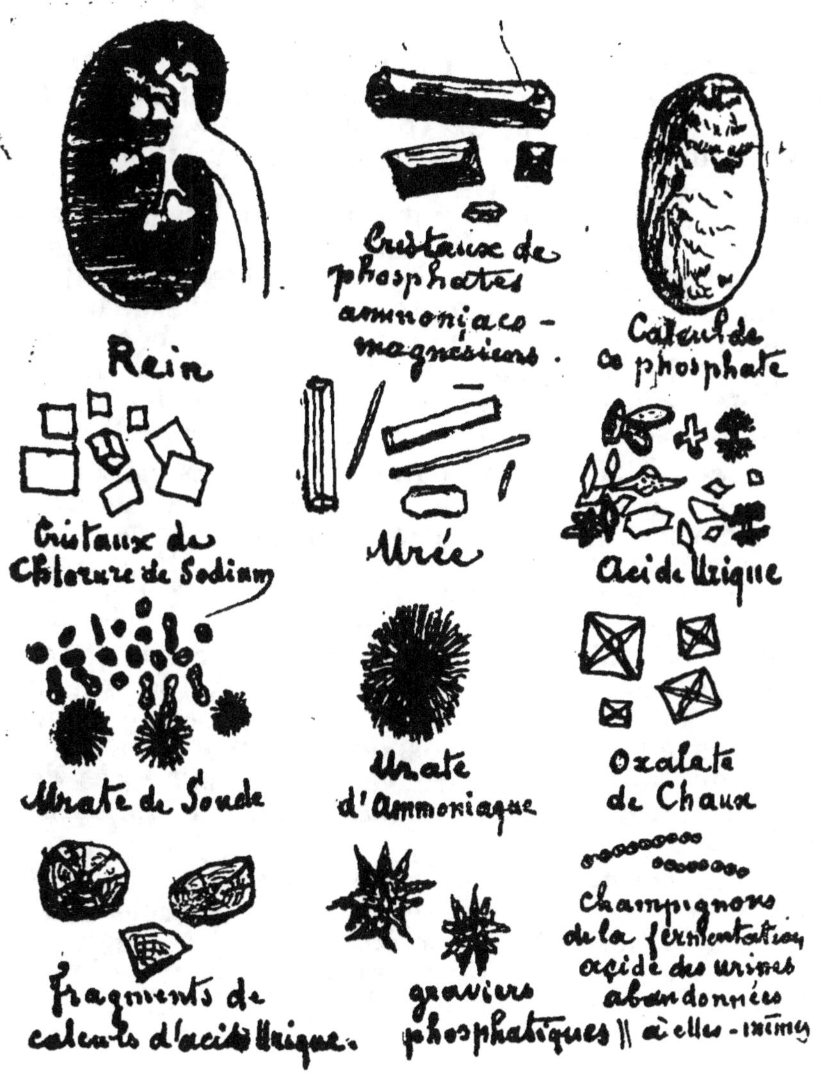

Rein
Cristaux de phosphates ammoniaco-magnésiens.
Calcul de ce phosphate
Cristaux de Chlorure de Sodium
Urée
Acide Urique
Urate de Soude
Urate d'Ammoniaque
Oxalate de Chaux
Champignons de la fermentation acide des urines abandonnées à elles-mêmes
Fragments de calculs d'acide urique.
graviers phosphatiques

L'acide urique. 1 gr. par 24 h. s'accumule parfois dans l'urine ou les tissus (diathèse urique, goutte, tophus d'urate de soude). Très peu soluble, comme ses urates (dans 1/2000ᵉ d'eau en poids). Aussi admet-on leur dissolution à la faveur du phosphate acide de soude ou de la matière colorante, car l'urine, abandonnée à elle-même, subit une sorte de fermentation lactique qui détruit les matières colorantes et précipite l'acide urique. Chez nombre d'animaux (herbivores), c'est de l'acide hyppurique composé d'acide benzoïque et glycocolle. L'homme peut en faire aussi en absorbant de l'acide benzoïque. Le glycocolle (sucre de gélatine) est fourni alors par les tissus connectifs.

Les sels (sulfates, phosphates...) sont à base de soude, et un peu à base de chaux, dissous à la faveur d'un excès d'acide. Aussi les urines alcalines (herbivores) sont-elles troubles. Celle du cheval est caractéristique : urine jumenteuse (alcaline et trouble), 1 à 2 gr. par 24 h. de phosphate de chaux ou magnésie... Ces sels viennent des aliments par transformation des matières protéiques (albumen, protéine, gluten...) qui se brûlent en urée, tandis que le soufre et phosphore s'oxident en acides sulfurique et phosphorique. D'où leur similitude de variation (on trouve dans la bile près de 4 gr. de soufre par 24 h., sous forme d'acide taurocholique).

Action nerveuse serait vaso-motrice en modifiant l'afflux et pression du sang dans le glomérule et le rein. La section du grand *sympathique* l'augmente au maximum (1). La galvanisation de son bout périphérique la diminue. La section des nerfs splanchniques

---

(1) Portait sur cordon cervical.

l'augmente et la rend albumineuse en congestionnant
le rein correspondant. La veine se distend, et le sang
y paraît artériel.

URETÈRES

Sa dilatation supérieure, ou *bassinet* (poche membraneuse), est divisée en *calices,* ou tubes de 1 cm.,
qui, d'un bout, embrassent le sommet d'une pyramide
de Malpighi ou mamelon (1); de l'autre, se confondent
entre eux en formant le bassinet. Il est situé derrière
l'artère rénale et entouré de tissu cellulo-graisseux.

L'uretère (25 à 35 cent.) descend un peu en dedans
en diminuant de calibre (plume d'oie en haut, de corbeau en bas) sur le psoas, sous le péritoine et vaisseaux
spermatiques (qui le croisent en avant, de haut en bas
et en dehors); puis entre rectum et vessie (en avant
des vésicules séminales et canaux déférents chez
l'homme). Il pénètre la vessie dans ses fibres musculaires, soulève la muqueuse vésicale sur 1 1/2 à 2 cent.,
et s'ouvre aux angles postérieurs du trigone vésical :
ouverture limitée par un rebord courbe (concave vers
le col de la vessie), et fermée par une valvule (empêchant le retour de l'urine) dépendante de la muqueuse
soulevée.

L'urèthre, le calice et le bassinet ont trois tuniques :
1° externe celluleuse (fibres lamineuses entrecroisées);
— 2° moyenne musculaire la plus épaisse (fibres de la
vie organique à deux plans, longitudinal et circulaire); — 3° interne ou muqueuse, mince blanchâtre), à

---

(1) Il y en a moins que de mamelons.

épithélium de toutes variétés (sauf celui à cils vibratiles).

Excrétion de l'urine. — La pression mécanique pousse le liquide filtré par une espèce de vis à tergo jusqu'au sommet des papilles rénales, d'où il suinte par nombre de fossettes ou lacunes papillaires dans les calices et le bassinet jusqu'à la vessie. L'uretère n'agit guère par ses contractions, car dans l'extrophie de la vessie, ce tube s'ouvrant au-devant du bas de l'abdomen (pour ainsi dire à ciel ouvert), on voit l'urine suinter goutte à goutte et non par saccades dues à contraction. Cependant l'uretère perçant très obliquement les parois de la vessie, doit lutter par un mouvement péristaltique, dans la pression de ses orifices par la distension de la vessie.

VESSIE

Réservoir musculo-membraneux, dilatation de la partie inférieure de l'ouraque ou pédicule allantoïdien du fœtus. Dans le petit bassin, entre la symphyse pubienne, le rectum ou l'utérus (1). Fixé par le péritoine en arrière et latéralement; par l'ouraque et artère ombilicale en haut; et, en bas par sa continuité avec la prostate (ou adhérences vaginales). Capacité : un demi-litre. Élastique (hydropisie vésicale de 80 livres).

---

(1) Vide, la vessie se rétracte derrière symphise et corps du pubis. Moyennement dilatée, elle recule vers l'angle sacro-vertébral dont elle reste peu distante, et en haut envahit la partie inférieure de la région hypogastrique. Elle a alors : diamètre vertical : 12 cm.; transverse : 9 à 10; antéro-postérieur : 8. Très dilatée, elle remplit l'excavation pelvienne, puis tout l'hypogastre jusqu'à l'ombilic.

4 faces : antérieure, postérieure, latérales. Sommet et base.

Face antérieure. — Rétractée (vessie vide), elle est en rapport avec le pubis et la symphyse. Dilatée (pleine), elle est séparée de la paroi abdominale par un cul-de-sac péritonéal distant de la symphyse de 3 à 4 centimètres.

Postérieure péritonéale (plus convexe). — En rapport avec le rectum (homme) ou les 2/3 supérieurs du corps de l'utérus (femme) dont les sépare un cul-de-sac péritonéal plus large chez l'homme, plus inférieur chez la femme, limité latéralement en bas par des replis antéro-postérieurs (1) et logeant des anses intestinales quand les organes qui limitent le cul-de-sac reviennent sur eux-mêmes.

Faces latérales (dans la distension). — En rapport avec le releveur de l'anus, l'obturateur interne, canal déférent et artère ombilicale oblitérée, plus un cul-de-sac péritonéal (de la fosse iliaque interne sur la vessie), qui ne descend pas jusqu'à la partie inférieure.

Sommet (regarde l'ombilic). — 3 cordons : ouraque entre les deux artères ombilicales, et 3 replis péritonéaux. Chaque cordon en soulève un. L'ouraque est une sorte de ligament vestige de la vésicule allantoïde, conservant parfois sa perméabilité.

Base. — 2 parties : l'antérieure répond au trigone vésical ; la postérieure ou bas-fond, est un cul-de-sac peu prononcé où l'urine séjourne parfois et dépose ses calculs, la base va du cul-de-sac péritonéal à l'urèthre.

---

(1) Dits ligaments postérieurs.

Elle est en rapport avec le rectum dont la sépare l'aponévrose prostato-péritonéale, et avec les vésicules séminales et canaux déférents qui lui sont accolés et qui par leur adossement forment la cloison recto vésicale. Chez la femme, de haut en bas : avec la partie inférieure du corps de l'utérus, col et face antérieure du vagin (rapport vaginal plus intime que l'utérin), les uretères sont aussi en rapport par leur partie terminale avec la face inférieure de la vessie.

Surface intérieure (blanc grisâtre). — **En avant du** bas-fond, un triangle équilatéral lisse *trigone vésical* avec ouverture à chaque angle, l'antérieur ou uréthral, les deux latéraux ou orifices des uretères.

Col vésical (précède la vessie). — Il a un sphincter vésical formé de fibres circulaires de la vie organique, larges de 10 à 12 millim. sur 3 à 4 d'épaisseur. Situé partie dans la prostate, partie au-dessus, il arrête l'urine en dedans, le sperme en dehors.

Structure, 3 tuniques : — De dehors en dedans : *Séreuse* (dépendance du péritoine), recouvre le sommet, et les faces postérieure et latérales, et passe sur partie voisine en formant un cul-de-sac entourant l'organe, et plus prononcé en arrière.

Musculaire à trois plans : le superficiel à fibres longitudinales, la moyenne à fibres circulaires, la profonde ou plexiforme. Ces muscles sont lisses et très élastiques d'où leur lenteur et paresse de contraction, et leur facilité de dilatation laquelle exagérée, irrite la fibre qui se contracte alors et la vessie tend à expulser son contenu (besoin d'uriner); quand la vessie est enflammée, ses muscles moins élastiques réagissent plus vite, d'où les fréquents besoins d'uriner.

UTÉRUS ou MATRICE

	Nullipare	Multipar
LONGUEUR. . . .	62 mill.	68 mm.
LARGEUR	40 —	43 —
ÉPAISSEUR. . . .	23 —	26 —

POIDS MOYEN : 42 gr.; les plus petits, 32; les plus gros, 55.

Entre vessie et rectum d'avant en arrière ; vagin et intestin de bas en haut : Axe incliné en bas et en arrière. Gourde applatie d'avant en arrière, et renversée à *corps* triangulaire, et *col* fusiforme inférieur.

Corps. — Les *angles supérieurs* reçoivent les trompes de Fallope. Les faces *antérieure*, et *postérieure* (plus convexe à saillie médio-verticale) sont séparées de la vessie et du rectum par les culs-de-sac péritonéaux : *vésico-utérin* en avant (1), *recto-vaginal* en arrière. Celui-ci plus considérable reçoit des anses intestinales quand la vessie est vide. Ses *bords* sinueux convexes en haut, un peu concaves en bas, fixent les ligaments larges. Son *fond* convexe est recouvert par le péritoine à 2 cm. ou 2 1/2 au-dessous du détroit supérieur du bassin.

Col — libre au fond du vagin qui s'insère autour de lui et le divise en deux parties : *sus-vaginale* en rapport avec la vessie en avant, péritoine en arrière, ligaments larges et artère utérine (qui s'y distribue) sur les côtés; et *vaginale* ou *museau de tanche* (visible au spéculum);

---

(1) Recouvrant parfois tout le col jusqu'au vagin. Une partie de la face antérieure est d'ordinaire en rapport direct avec la vessie.

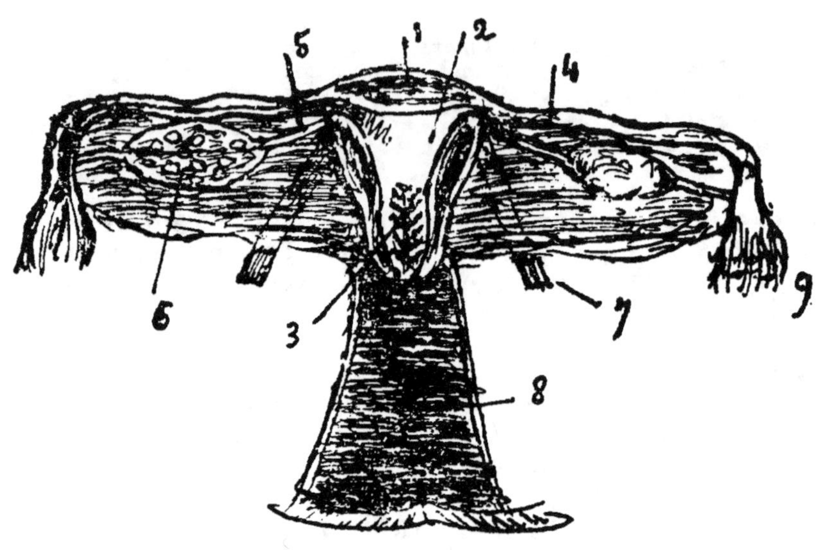

besoins d'uriner. Les contractions de la mixtion se font sous l'influence de la moelle épinière et particulièrement de la région lombaire de la moelle (1).

La mixtion exige un léger effort, dans lequel la masse intestinale sous l'influence des contractions des muscles de l'abdomen vient passer sur la vessie surtout au début et à la fin pour aider la contraction impuissante de la vessie. Nous fermons donc la glotte au début de toute mixtion, puis la contraction vésicale suffit à l'expulsion, mais vers la fin, le bas-fond de la vessie étant fixe et concave. les viscères pressent sur sa partie inférieure et la forcent à descendre contre le bas-fond, de manière a oblitérer complètement sa cavité. La vessie vide a donc (chez l'homme du moins) la forme d'une cupule à concavité supérieure comme on le voit sur le mort qui est à sec d'urine. Une fois la vessie vidée, l'urèthre revient sur lui-même et chasse son propre contenu. Mais s'il est altéré (perte d'élasticité par anciennes inflammations); il se vide mal, et l'urine restante entretient l'état pathologique de la muqueuse (2).

PÉRINÉE

Limité par la symphyse pubienne ; la ligne bi-ischiatique, et l'arcade ischio-pubienne. 9 couches : 2 lames musculaires (inférieure et supérieure) séparées par

---

(1) Le centre d'innervation serait à la 4ᵉ lombaire ou entre 5ᵉ et 6ᵉ chez le chien.

(2) Vaisseaux de la vessie : artères vésicales nées de l'hypogastrique obturatrice, honteuse interne, ombilicale, hémorroïdale moyenne, utérine et vaginale. Veines descendent sans suivre le trajet des artères et se jettent dans le plexus veineux vésico-prostatique situé autour du col et de la prostate. Nerfs nés du plexus hypogastrique.

3 cloisons aponévrotiques entre la peau et le péritoin(
doublées en dedans de leur couche cellulaire.

Peau. — Tissu cellulaire sous-cutané.

Aponévrose inférieure ou superficielle ano-
pénienne fixée à branche ischio - pubienne, verge
et aponévrose moyenne.

Couche musculaire inférieure. — 3 muscles pairs, constricteurs innervés par le honteux *interne :* — 1° *bulbo-caverneux*, cylindrique, penni-
forme, accelerator seminis et urinæ fixé [aux raphés
sus et sous-uréthraux ; — 2° *ischio-caverneux*, constricteur des corps caverneux, fixé à l'ischion et racine
des corps caverneux ; — 3° *transverse superficiel* du
périnée, cloison transverse entre bulbe et rectum ; fixé à
l'ischion (au-dessus et en arrière du précédent) et **au**
raphé ano-bulbaire. Il fixe le bulbe.

Aponévrose moyenne ou *ligament de Carcassonne.* — Double feuillet fixé à la symphyse pubienne et aux branches ischio-pubiennes. Le feuillet
inférieur (ligament triangulaire de l'urèthre) se confond avec l'aponévrose inférieure en arrière et **au-**
dessous du transverse superficiel
Le feuillet supérieur tapisse la face interne **du rele-**
veur de l'anus et envoie une lame fibreuse (aponévrose
prostato-péritonéale) entre le rectum et les glandes
prostate et vésicules séminales. Entre les deux feuillets
on trouve : — 1° *le transverse profond ou muscle de*
Guthrie (entre les deux lames du ligament de Carcassonne), muscle rayonné, fixé à l'arcade du pubis, **et à**
la partie inférieure de l'urèthre qu'il fixe et dilate.
Constricteur des glandes de Cowper. Il surmonte l'artère honteuse interne et est innervé par le honteux

tèrne ; — 2° *les glandes de Cowper*, glande en grappe, pisiforme , située dans le muscle de Guthrie entre bulbe et partie membraneuse, et ouvert sur paroi inférieure de l'urèthre.

Couche musculaire supérieure : 1° *muscle de Wilson* en forme d'anse fixée à la symphyse et dont la concavité embrasse la partie membraneuse de l'urèthre située au-dessus de l'aponévrose moyenne. Constricteur du plexus pubi-prostatique. Innervé par le honteux interne ; 2° *releveur de l'anus* (diaphragme percé par le rectum et l'urèthre), muscle très-large fixe au pubis, épine sciatique et arcade aponévrotique adhérente à l'aponévrose pelvienne ; et à la pointe du coccyx et raphé ano-coccygien. Les fibres antérieures passent en avant du rectum et embrassent dans leur concavité la face postérieure de la prostate. Il est constricteur de la prostate, éleveur et dilatateur de l'anus (paroi postérieure du rectum) et rétrécit la cavité abdominale Il est innervé par des branches du plexus sacré. Entre sa face inférieure et la face interne de l'obturateur interne est une excavation ou creux ischio-rectal.

Aponévrose périnéale supérieure ou *pelvienne*. — Coupe à concavité supérieure ; réunion des aponévroses des muscles intrapelviens (pyramidal, ischio-coccygien, releveur de l'anus et obturateur interne). De chaque côté elle s'étend du pubis à l'épine sciatique en glissant entre le releveur et l'anus et la prostate (du rectum au pubis), ligament pubio-rectal ou latéral de la prostate.

Tissu cellulaire sous péritonéal.
Péritoine.

CAPSULES SURRÉNALES

Glande vasculaire sanguine, aplatie d'avant en arrière. Coiffe par sa *base* concave l'extrémité supérieure du rein qu'il déborde un peu en avant. Bord interne plus épais (surtout à droite où la capsule est déprimée par la veine cave inférieure). *Sommet supérieur* antéro-interne

Face antérieure cachée par le foie à droite (y adhère); par la rate et grosse tubérosité de l'estomac à gauche.

Face postérieure sus-diaphragmatique.

Bords convexes. — Surface tuberculeuse et ridée, sillonnée en avant par des vaisseaux et percée, à la base, d'un hile pour la sortie de la veine capsulaire.

Une *capsule* englobe le parenchyme, composé d'une couche *corticale* ferme, brun jaunâtre, et d'une couche *médullaire* interne, brune, fragile et altérable (souvent creuse au centre). Les 3 artères naissent : la supérieure, de la diaphragmatique inférieure ; l'inférieure, de la rénale ; la moyenne, de l'aorte.

Structure : Enveloppes, follicules clos, vaisseaux et nerfs.

APPAREIL GÉNITAL

EMBRYOGENÈSE

La glande génitale provient d'un organe situé sur le bord interne du corps de Wolf.

Vers le 3e mois :

1° Si c'est un futur testicule, les canalicules du corps de Wolf la pénètrent et s'y multiplient en *canicules séminifères* ; le reste du corps de Wolf s'atrophie et les seules parties restantes avec son canal excréteur constituent, les uns des organes rudimentaires (*hydatide non pédiculée de Morgagni, corps innomé de Giraldès*) ; les autres forment : les conduits excréteurs du testicule : *tête et corps de l'épididyme, canal déférent* avec de nombreux tubes en forme de diverticulum restes des appendices du corps de Wolf, notamment le *vas aberrans*. L'organe de *Müller* s'atrophie en laissant ses deux extrémités : la périphérique qui forme l'*hydatide pédiculée de Morgagni*, et la centrale qui en s'unissant à celle du côté opposé forme l'*utricule prostatique*. (Chez la femme les conduits de Müller forment la presque totalité des organes génitaux, notamment la matrice, par la fusion des deux parties inférieures des conduits de chaque côté, de la même manière que se forme chez l'homme l'*utricule prostatique*. Ce dernier organe et la *matrice* sont entièrement analogues.)

2° Si c'est un futur ovaire son épithélium péritonéal le pénètre par de nombreuses végétations en cul-de-sac ou glandes en tube dont l'orifice **s'oblitère** bientôt, et ne laisse que des cavités closes (*ovisacs* ou *vésicules de Graaf*) tapissées d'épithélium globulaire (futur générateur des ovules) (1). Les canaux excréteurs naissent des conduits de Müller : leur partie supérieure forme la *trompe de Fallope* en restant isolée de chaque côté : la partie inférieure se soude avec son opposée et forme l'*utérus*. (Cette soudure souvent incomplète forme chez les animaux les utérus bicornes ou matrices doubles et indépendantes comme chez les rongeurs.) Ainsi chez la femme, à l'inverse de l'homme, c'est l'organe de Müller qui constitue les organes génitaux : le corps de Wolf s'atrophie laissant pour traces des restes de canaux borgnes situés dans le repli péritonéal qui unit la trompe à l'ovaire, et appelés parovaire ou organe de Rosen-Müller. Parfois, son canal excréteur reste rudimentaire chez la femme (presque toujours chez la vache), sous le nom de **canal de Gartner.**

Les organes génitaux externes résultent d'une fente périnéale communiquant avec la muqueuse des organes profonds ; *Chez l'homme* elle se ferme pour former un canal (partie membraneuse et spongieuse de l'urèthre), qui n'est ouvert qu'à son extrémité antéro-supérieure (méat urinaire). *Chez la femme* elle reste ouverte, bornée par les deux replis cutanés (grandes lèvres) qui ne sont pas rejoints et qui circonscrivent l'orifice vulvaire. L'urèthre de la femme répond à la partie du canal de l'homme allant du col de la vessie au veru-montanum (au sommet et en avant duquel s'ouvre l'utricule prostatique ou utérus mâle).

---

(1) Comme celui des testicules.

Tableau du développement comparé des Organes génitaux (1)

ORGANES GÉNITAUX.	ÉTAT INDIFFÉRENT.		TYPE FÉMININ.	TYPE MASCULIN.
Internes.	Glande génitale.		Ovaire.	Testicule.
	Corps de Wolff.	Canalicules.	Organe de Rosen Müller	Tête de l'épididyme; organe de Giraldès.
		Canal excréteur.	Disparu. (*Canal de Gartner*).	Canal de l'épididyme; canal déférent, conduit éjaculateur.
	Conduit de Müller.	Partie supér.	Trompe.	Hydatide de Morgagni.
		Partie infér.	Utérus et vagin.	Utricule prostatique.
Externes.	Sinus uro-génital.		Vestibule du vagin.	P. prostatique et membraneuse de l'urèthre.
	Tubercule génital.		Clitoris.	Pénis.
	Sillon génital.		Petites lèvres.	P. spongieuse de l'urethre
	Replis génitaux.		Grandes lèvres	Scrotum.

---

(1) Beaunis et Bouchard.

GLANDE GÉNITALE

—

TESTICULES ET OVAIRES

Glandes paires, symétriques, générateurs des ovules mâle (1) et femelle ; ovoïdes, aplaties de dedans en dehors (*testicule*) ou de haut en bas (*ovaire*), et situes : le testicule vertical (2), dans les *bourses* (p. 34) ; l'*ovaire* horizontal, dans l'*aileron postérieur du ligament large*, du côté du rectum.

> 2 faces, 2 bords, 2 extrémités.
> *Longueur :* d'une extrémité à l'autre, 4 cm.
> *Largeur :* d'un bord à l'autre, 3 cm. (testicule) ; 1 cm. 1/2 (ovaire).
> *Épaisseur :* d'une face à l'autre, 2 cm. 1/2 (testicule) ; 1 cm. (ovaire).
> *Poids :* testicule et épididyme, 21 gr. — Ovaire, 7 gr.

Les **2 faces** et le **bord libre** sont **convexes**, recouverts par la séreuse péritonéale qui adhère à l'ovaire, tandis que la *vaginale* du testicule est humectée de sérosité.

L'autre *bord*, ou **hile**, un peu rectiligne, antérieur à l'ovaire (3) et postero-supérieur (2) au testicule, reçoit le cordon vasculo-nerveux : vaisseaux et nerfs **ovariens** à l'*ovaire* ; épididyme et cordon spermatique au *testicule*, où ils se fixent à ses 2 extrémités **comme une anse de panier**.

---

(1) Ou cellule spermatique.

(2 2) Axe un peu oblique en bas et en dedans.

(3) Regarde le centre du ligament large.

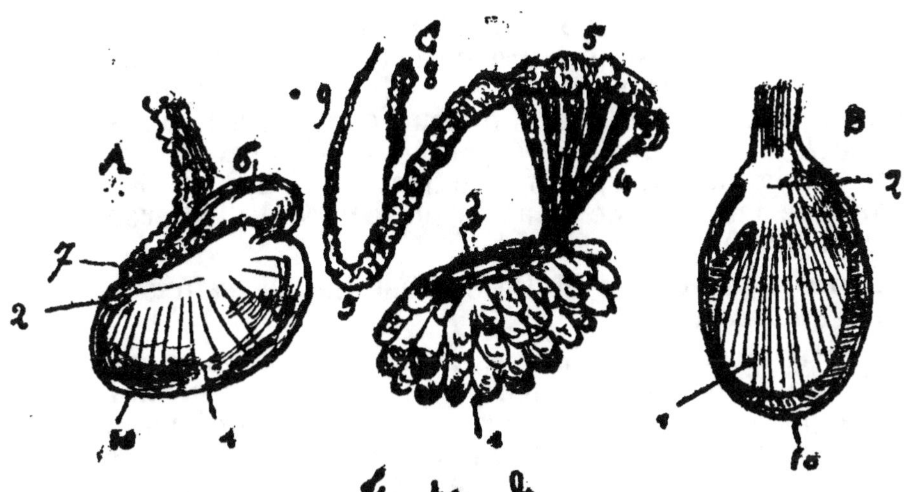

. Testicule .

A.B. coupes du testicule. C. Lobes du testicule.
1,1,1. Lobes du testicule et cloisons.
2.2. Le corps d'Highmore.
3. Rete vasculosum Testis.
4 Canaux efferents. 5 Canal de l'épididyme
6 Epididyme et sa queue 7.
8 Vas aberrans. 9 Canal déferent
10 Tunique albuginée

Extrémités. — *Au testicule*, l'inférieure est libre, arrondie ; l'antéro-supérieure fixe la tête de l'épididyme. *A l'ovaire*, l'externe fixe une des franges du pavillon de la trompe de Fallope ; l'interne est relié à l'utérus par le *ligament de l'ovaire*, tube musculeux (fibres lisses longitudinales) long de 3 à 3 cm. 1/2 sur 3 à 4 mm. de large, situé dans le bord libre de l'aileron postérieur du ligament large.

Consistance. — Molle et élastique au *testicule ;* ferme à l'*ovaire*.

Structure. — 1° *Couche externe ou périphérique* de 1 mm., fibreuse, blanche et ferme. *Au testicule :* *coque fibreuse* qui, en avant du bord supérieur, s'épaissit en un prisme triangulaire : *corps d'Highmore ou mediastin*, saillant dans le centre de la glande et envoyant des cloisons entre ses lobules. *A l'ovaire.* *substance glandulaire, ou ovigène*, lamino-musculaire, contenant seule les *ovisacs ou vésicules de Graaf*, sacs membraneux adhérents au parenchyme, pleins de liquides albumineux et tapissés en dedans d'un épithélium prismatique globulaire, ou membrane granuleuse qui s'épaissit en un point, en *disque proligère* enveloppant l'*ovule*. Tous les mois, à l'époque menstruelle, une de ces vésicules distendue par congestion ovarique (atteint le volume d'une noisette), éclate dans son point le plus saillant et lance, vers l'orifice péritonéal de la trompe, un *ovule*, ou œuf transparent (1), de 1 à 2/10ᵉ de mm. de diamètre,

---

(1) Rompue, la vésicule de Graaf se rétracte et laisse une petite cicatrice ou *corps jaune*, faux corps ou de la menstruation (jauni par le pigment sanguin de la petite hémorragie qui accompagne sa rupture). S'il y a fécondation et gestation utérine, l'ovisac s'hypertrophie (par sympathie ou réflexe), et la cicatrice qui a lieu seulement vers la fin de

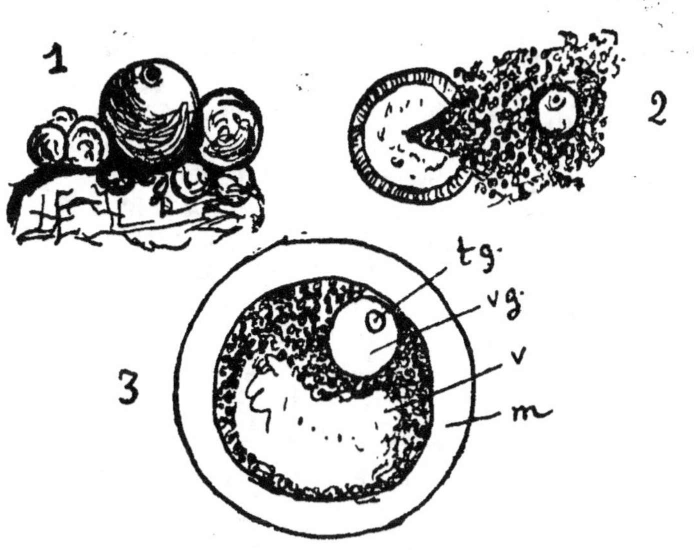

Ovules

1. Ovules à maturité : (Variétés d'ouverture)
2 Ovisac lançant l'ovule (rupture)
3. Ovule. m membrane vitelline - v. vitellus
   vg. vésicule germinative. t.g. tache
germinative.

formé d'une *membrane vitelline* cellulaire (chorion) et d'un contenu de protoplasma ou *vitellus* à noyau nucléolé (ou *vésicule germinative à tâche germinative* (1).

2º *Couche interne ou glandulaire*, bulbeuse, molle. A *l'ovaire*, elle est rougeâtre, formée de fibres lamino-musculaires (2), et de vaisseaux et de nerfs. *Au testi-cule*, pulpe jaunâtre, semi-liquide, ou *lobules* formés chacun d'un *canal* ou *tube séminifère* (parfois ramifié) large de 100 millièmes de mm. sur 10 d'épaisseur, au nombre de 1/2 à 1 mille par testicule. Nés d'un cul-de-sac ou cœcum périphérique, puis fluxueux et entortillés (3), puis droits et parallèles près le corps d'Highmore, ces tubes pénètrent ce prisme en fo mant un réseau (*rete vasculosum testis*) qui converge vers la tête de l'épididyme par une douzaine de *cônes*

---

la grossesse sera plus grande et persistante : vrai corps jaune ou de fécondation. Alors la membrane de la vésicule de Graaf se plisse et remplit tout l'ovisac de circonvolutions (cerveau miniature par croissance et multiplication de ses cellules (cellules de l'ovariule) qui s'emplissent d'une production granulo-graisseuse qui jaunit ces corps jaunes, et parfois, dans cysto sarcomes de l'ovaire, envahit la membrane propre de plusieurs kystes vésiculaires et donne naissance à des masses consi-dérables de matières jaunes.

1) Cet ovule avec son disque proligère entre dans la trompe et s'en-toure d'une matière albumineuse destinée à nourrir l'œuf fécondé jusq'à sa vascularisation. L'œuf fécondé va de la trompe à l'utérus où il arrive vers le 8 jour Il est alors 4 ou 5 fois plus volumineux.

On trouve rarement deux ovules dans une même vésicule. — Le vitellus de l'ovule n'est pas analogue au jaune d'œuf de l'oiseau, car le jaune est l'œuf des mammifères cicatricule), plus une provision de matériaux nutritifs (jaune proprement dit).

(2) Une partie des fibres se continue par le hile avec celles interposées entre les 2 feuillets du ligament large.

(3) Comme les tubes du rein.

efférents. Les tubes ont une paroi résistante granuleuse, à stries longitudinales onduleuses et tapissées d'un épithélium à cellules sphériques, souvent polyédriques, producteurs des cellules-mères (1) du sperme.

Artères. — *Testicule* : Nées de la spermatique (de l'aorte) et déférentielle (de la vésicale inférieure ou hémorrhoïdale moyenne). Celle-ci longe le canal déférent et se perd dans l'épididyme. *Ovaire* : Branches de l'utéro-ovarienne qui passent dans le ligament large. Les veines en naissent et finissent à la veine utéro-ovarienne.

Nerfs. — Nés du grand sympathique (de ses plexus spermatique et déférentiel pour le testicule).

Lymphatiques vont aux ganglions lombaires (2).

____

(1) Ou ovules mâles.
(2) Ceux du testicule naissent des canalicules.

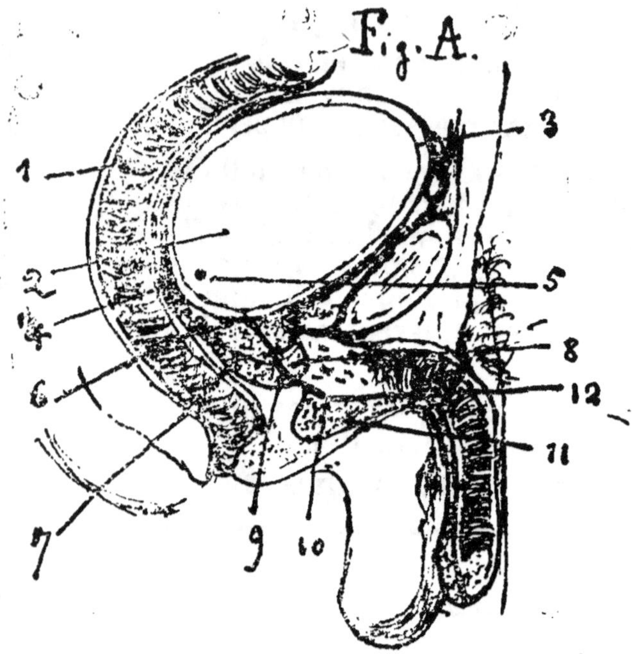

Appareil génital de l'homme

Fig. A _ 1 _ S. iliaque _ 2 Vessie _ 3 Son sommet et l'ouraque (le péritoine descend dans le coude formé par l'ouraque). 4 Cul de sac recto-vésical. 5 Embouchure de l'uretère gauche _ 6 Canal déférent et vésicale séminale du côté droit incisés près leur extrémité 7 partie post[e] de la prostate obliquement traversé par le conduit éjaculateur 8 Sa partie antéro supérieure _ 9 partie prostatique (9) membraneuse (10) Bulbe (11) A[.] spongieuse (12) D[.] l'urèthre.

ORGANES GÉNITAUX DE L'HOMME

Testicules, 4 cm. (p. 21).
(et ses *Bourses*, page 34).
Épididyme, 6 mètres.
Canal déférent, 40 à 45 centimètres.
Vésicules séminales, 14 cm.
Conduits éjaculateurs, 3 cm.
Prostate.
Urèthre, 14 à 19 cm.
(et *Verge* ou *pénis*).

ÉPIDIDYME ET CANAL DÉFÉRENT

Épididyme. — Tube de 6 mètres sur 3/10 de mm. 1/2 replié sur lui-même le long du bord supérieur du testicule (empiète un peu sur la face externe), auquel il est soudé en avant par sa *tête* volumineuse qui en naît (au niveau du corps d'Highmore, où les cônes efférents se réunissent pour le former); en arrière par sa *queue* qui se dégage des flexuosités et devient canal déférent. Son corps est libre en anse de panier. La tunique vaginale se déprime en cul-de-sac sous lui et recouvre (1) sa face inférieure et son bord externe. Son bord interne plus épais est en contact avec les vaisseaux testiculaires et le canal déférent.

Canal déférent. — De la queue de l'épididyme à la vésicule séminale : 40 à 45 cm. sur 2 mm. (4 mm. près la vésicule), calibre très petit (admet à peine une soie de sanglier), à parois très épaisses, aussi est-il facile à sentir et à isoler des autres parties du cordon (opération du varicocèle). 4 parties : *testiculaire* (3 cm.),

______

(1) Par son feuillet **viscéral**.

ondulée en nattes de cheveux sur l'épididyme; *funiculaire*, dans le cordon spermatique, en arrière des vaisseaux spermatiques ; *inguinale*, dans le canal inguinal au-dessus de l'arcade crurale ; *pelvienne*, sort de l'orifice péritonéal de ce canal par une courbe embrassant celle de l'artère épigastrique, croise la face supérieure du psoas et des vaisseaux iliaques externes, se porte sur les parties latérales de la vessie (en soulevant un peu le péritoine), puis sur sa partie inférieure (entre vessie et rectum, dans le triangle interceptant les 2 vésicules séminales), où il croise obliquement la direction de l'urètre.

Structure. — 3 couches : externe cellulaire mince; moyenne musculaire ; interne muqueuse à épithélium cylindrique.

Vas aberrans. — Petit cul-de-sac allongé, de 2 à 3 cm., ouvert dans la queue de l'épididyme ou le canal déférent.

Corps innominé. — (Entre le corps de l'épididyme et le canal déférent) Corpuscules blanchâtres plats, de 5 à 6 mm. de diamètre, ou tubes clos enroulés en glomérules de 100 à 200 millièmes de mm. de diamètre, à paroi fibroïde avec épithélium interne, et liquide transparent.

Cordon spermatique : — 1º ensemble des organes, allant du testicule à l'anneau inguinal, formé par le canal déférent, et vaisseaux spermatiques et déférentiels, lymphatiques et nerfs, tous organes unis entre eux par un tissu cellulaire lâche ; 2º enveloppes dépendantes de celles du testicule. De dedans en dehors: fibreuse, musculaire, celluleuse.

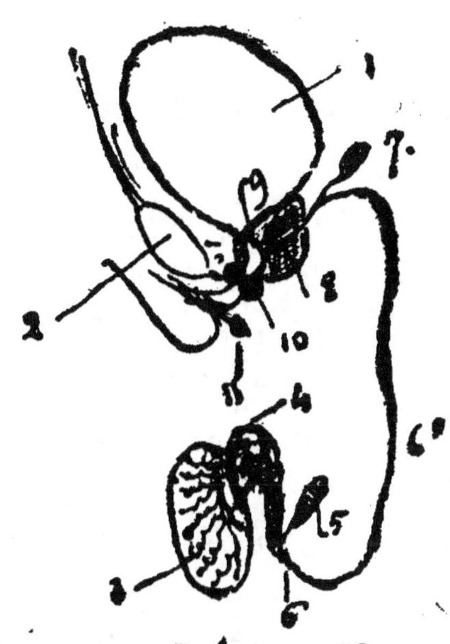

Appareil génital de l'homme

1. Vessie - 2 Pubis - 3 Testicule 4 Epididyme
5. Vas aberrans 6 Queue de l'épididyme et
Canal déférent 6' id. - 7 Vésicule séminale
8 Prostate avec canal éjaculateur, utricule
prostatique et vérumontanum en érection (9)
11 Glande de Cowper - 10 muscle de Wilson
contracté et fermant le canal (le sperme
s'accumule entre 9 et 10.

VÉSICULES SÉMINALES

Poches plates, bosselées, de 5 à 7 cm. de long sur 1 1/2 de large et 1/2 d'épaisseur, entre vessie et rectum (*faces* vésicale et rectale), obliques en bas et en dedans en interceptant un triangle (1). *Extrémités* : *l'antéro-inférieure* ou sommet. pénètre la prostate dans une étendue de quelques millimètres. A ce sommet un petit conduit de quelques millimètres, adossé au canal déférent (2), se confond avec lui pour former le canal éjaculateur ; *postérieure* ou fond, entourée de tissus cellulo-graisseux parfois au contact du péritoine. *Bords* : interne longé par le canal déférent ; externe, en rapport avec les veines vésicales et du tissu cellulo-musculaire.

Structure. — Déroulé, ce canal a 14 cm. de long sur 6 à 7 de large ; avec diverticules échelonnés ou culs-de-sac irréguliers, profonds de 1 à 6 cm., pelotonnés sur eux-mêmes (comme le canal) ; le tout enveloppé de tissu cellulo-fibreux à fibres musculaires organiques. 3 *couches :* fibreuse ; musculaire, épaisse à fibres longitudinales, et circulaires obliques et entrecroisées ; muqueuse conjonctivo-élastique à épithélium cylindrique.

Artères formées par l'hémorroïdale moyenne ou vésicale inférieure. *Veines* vont au plexus vésico-prostatique. *Lymphatiques* nombreux vont aux ganglions des parties latérales du petit bassin. *Nerfs*, nés du plexus hypogastrique.

---

(1) Au niveau duquel le rectum et la vessie s'adossent.

(2) A ce niveau les 2 canaux déférents sont presque en contact.

CONDUITS ÉJACULATEURS

Au centre de la prostate, parallèles et adossés.

Du sommet des vésicules à la partie prostatique du canal de l'urèthre : 2 1/2 à 3 cm. Obliques en avant et en bas ; séparés de quelques millimètres à leurs extrémités : postérieure (formée par la réunion du canal déférent et de la vésicule séminale) et antérieure, où ils sont séparés par l'utricule prostatique et le sommet du veru-montanum de chaque côté duquel ils s'ouvrent.

PROSTATE

Glande en grappe, en forme de châtaigne, au niveau du col de la vessie, autour de l'urèthre (1). Axe oblique en avant et en bas. Diamètres : transverse, 42 mm. ; antéro-postérieur, 27 mm. ; des faces : antérieure, 24 mm. et postérieure, 3 cm. Dans son épaisseur est l'utricule prostatique (p. 32)

Les glandes prostatiques sont de nombreux culs-de-sac en grappes, rayonnant du canal de l'urèthre dans toute sa moitié postérieure et secrétant un liquide vis-queux analogue à celui des glandes de Cowper et des vésicules séminales. L'utricule prostatique est un rudiment de l'utérus de la femme, dont la cavité est, comme celle de l'utérus, tapissée par un épithélium à cils vibratiles ; aussi a-t-on pu parfois, étant donnés ces produits de végétation prostatique (polypes) recon-naître que ces néo-formations avaient leur origine dans l'utricule, en y constatant des éléments d'épithé-

---

(1) Qui la traverse près sa face supérieure ainsi que les conduits éja-culateurs. On peut sentir cette glande par le toucher rectal.

lium cylindrique vibratile. Quand le sperme se verse dans la prostate, cette partie du canal est isolée de la vessie par l'érection du veru-montanum, petit tubercule érectile qui, en turgescence, s'élève et vient en contact avec la paroi antérieure, de façon à oblitérer toute communication avec la vessie (d'où l'impossibilité d'uriner pendant l'érection). Le sperme, au contraire, par les canaux éjaculateurs ouverts (en avant et un peu sur les côtés du veru-montanum) peut arriver dans l'urèthre et en envahir la partie prostatique, sans aller plus loin, parce qu'en ce moment le muscle de Wilson se contracte et oblitère la partie membraneuse. Le sperme s'accumule donc dans l'étroite partie du canal comprise entre le véru-montanum et le sphincter uréthral ou muscle de Wilson; il s'y accumule avec une grande force, car les contractions des muscles lisses qui l'y chassent (canal déférent et vésicules séminales) sont très énergiques, quoique très lentes. Il ne peut refluer vers la vessie à moins de destruction du veru-montanum (dans ce cas pathologique, le sperme est ultérieurement rendu avec les urines); il ne peut s'échapper en avant, vu la contraction du sphincter uréthral. Mais ce muscle se relâchant aussitôt, sous la haute tension acquise dans un espace étroit, le sperme se précipite avec force, puis le muscle se recontracte, et ainsi de suite : d'où la fréquence et le rythme de l'éjaculation.

C'est le contact du sperme avec la muqueuse de la région prostatique qui détermine cette sorte de té anos intermittent du sphincter uréthral. Aussi dans les altérations de cette muqueuse voit-on, tour à tour et selon leur nature, le satyriasis, l'impuissance, ou les pertes séminales.

Rapports. — *4 faces : antérieure*, à 2 ou 3 cm. du pubis dont le sépare le plexus de Santorini (1) ; *postérieure* séparée du rectum par l'aponévrose prostato-péritonéale (2), repose en bas sur l'aponévrose périnéale moyenne ; *latérales* en rapport avec la face interne du releveur de l'anus, l'aponévrose pubio-rectale et une couche de tissu cellulo-musculaire.

Structure — Tissu ferme, gris-rougeâtre, à fibres lisses, et glandes en grappe (12 à 15) ouvertes sur les côtés du *véru-montanum*. Enveloppe ou capsule prostatique. Artères nées des vésicales et hémoroïdales ; les veines vont aux plexus péri-prostatiques ; les lymphatiques, aux ganglions pelviens ; les nerfs naissent du plexus hypogastrique (3).

URÉTHRE

Canal excréteur de l'urine et du sperme.

De la vessie au méat urinaire. Longueur moyenne : 16 cm. (de 14 à 19) 2 parties : fixe ou pubienne du col de la vessie au pubis ; mobile, qui suit la verge. Il décrit deux courbures en S, *l'antérieure* concave en bas ; la *postérieure* petite, concave en haut (4).

On le divise aussi *en 3 parties*.

---

(1) La prostate est rattachée au pubis et ischion par les ligaments pubio et ischio prostatique.

(2) Et du tissu cellulo-musculaire analogue à celui qui entoure les vésicules séminales.

(3) On divise aussi la prostate en lobes latéraux et lobe médiar — saillie médiane qui soulève souvent la muqueuse de la partie postérieure de l'urèthre (luette vésicale).

(4) Dans l'érection, la postérieure presque f. col de la vessie à l'angle de l'urèthre, au point où la verge est suspendue (ligament suspenseur) : 8 cm. (la ligne droite qui réunirait les deux extrémités de la courbe est de 7 cm. et traverse la symphyse tout près de sa partie su-

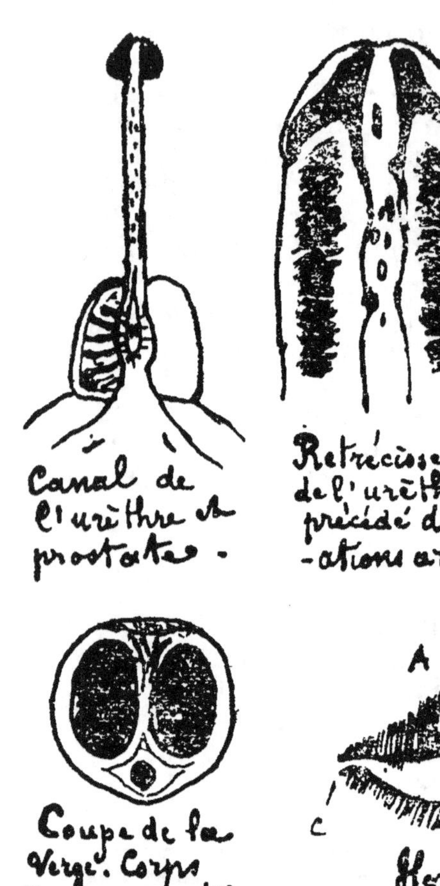

Canal de
l'urèthre et
prostate.

Rétrécissement
de l'urèthre,
précédé d'ulcér-
-ations arrondies.

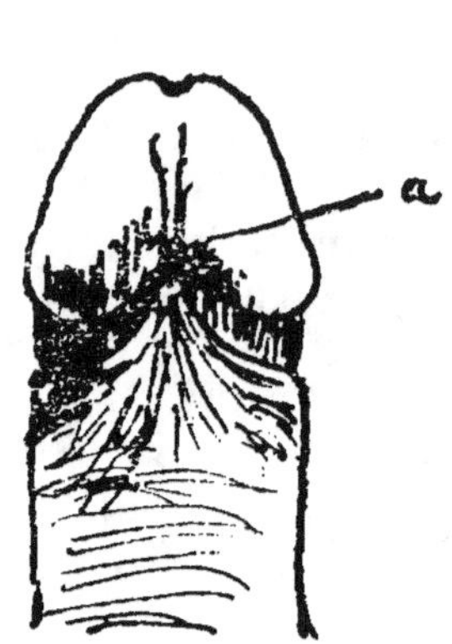

a. Ouverture
anormale de
l'urèthre.

Coupe de la
Verge. Corps
caverneux et
urèthre.

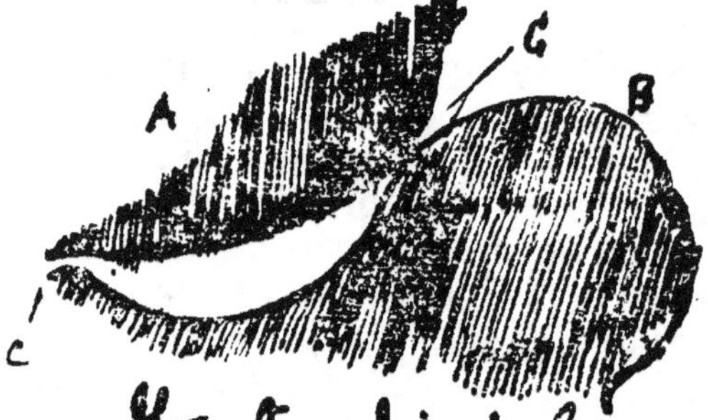

Hypertrophie de la
prostate. Sa partie sus uréthrale
A. — Sa partie sous-uréthrale
hypertrophiée B — et rétrécissement
de l'urèthre G.

Prostatique adhérente à la prostate (p. 29), 2 cm. 1/2.

Membraneuse, musculeuse ou moyenne (1 cm. 1/2) divisée vers son milieu par l'aponévrose moyenne qu'elle traverse en parties : *postérieure* en rapport avec muscle de Wilson et plexus de Santorini, et *antérieure* recouverte par le bulbe. Entre les 2 feuillets de l'aponévrose moyenne, elle est en rapport avec le muscle de Guthrie.

Spongieuse ou antérieure (12 cm.) fixée dans le sillon inférieur des corps caverneux (p. 33) par un dédoublement de la tunique élastique entourant la verge. Elle se renfle en avant, en *gland* coiffant l'extrémité antérieure des corps caverneux, et en arrière en *bulbe* (1) (à face inférieure de l'urèthre) en rapport en haut avec l'aponévrose périnéale moyenne qui le sépare du muscle de Wilson, en bas avec l'aponévrose périnéale inférieure et les muscles bulbo-caverneux (2).

L'urèthre est très dilatable (sonde de 1 cm.) et offre 3 rétrécissements et 3 dilatations alternatifs savoir, d'avant en arrière (3).

1° Rétrécissement du *Méat urinaire* (fente verticale de 6 à 7 mm. de long).

2° *Fosse naviculaire* (dilatation répondant au gland)

---

périeure. E e n'est pas horizontale, mais oblique en arrière et en haut car l'extrémité postérieure de la courbe est plus élevée que l'antérieure laquelle est plus bas de 2 ou 3 cm.

(1) Entre ces deux renflements l'urèthre est volumineux à cause du tissu spongieux qui en constitue les parois.

(2) La courbe postérieure est formée par les parties prostatique et membraneuse et une partie de la partie spongieuse.

(3) Ils sont sensibles en dehors; mais en dedans l'urèthre est uni.

offre à **sa** paroi supérieure un repli ou valvule à bord
libre tourné vers le méat et interceptant un espace où
la sonde peut s'engager.

3° *Rétrécissement* de toute la partie spongieuse
jusqu'au bulbe.

4° Dilatation *en cul-de-sac* du bulbe.

5° *Collet du bulbe* ou rétrécissement du commencement de la partie membraneuse.

6° *Dilatation prostatique* précédant l'orifice vésical,
lequel est toujours fermé par la tonicité du sphincter
vésical.

Au niveau de la prostate sur la partie inférieure du
canal uréthral est une saillie antéro-postérieure blanchâtre ou *véru-montanum* d'1 mm. d'épaisseur, haute
d'1 à 2, longue de 13, qui se perd insensiblement en
avant, et donne de petits prolongements ou *freins*. A
son sommet, un orifice allant dans un cul-de-sac d'1 cm.
de profondeur ou *utricule prostatique* (dont on ne
connaît pas les usages) et placé entre les 2 conduits
éjaculateurs qui débouchent par un orifice d'1 mm. de
chaque côté de celui de l'utricule, sur le véru-montanum.

Sur toute la surface de l'urèthre (surtout en haut et
dans la partie spongieuse) sont les orifices (regardant
en avant) des cavités ou lacunes de Morgagni (sont parfois un obstacle à l'introduction de la sonde): ce sont les
orifices des canaux des glandes de Littre.

Structure. — 3 couches : *muqueuse* blanche, rosée au niveau de la partie musculaire (stase sanguine),
à épithélium cylindrique, éléments lamino-élastiques et
glandes muqueuses en grappe (1); *musculaire* à fibres

---

(1) Se rapprochent des petites glandes dont l'agglomération forme la
prostate.

antéro-postérieures régulières, uniformes dans les parties membraneuse et spongieuse, irrégulières dans partie prostatique où la muqueuse se déprime en plusieurs points. Ces fibres irrégulièrement saillantes constituent le véru-montanum et ses freins.

Artères nées de la honteuse interne : *bulbeuse* (va au bulbe) ; *dorsale de la verge* va à la base du gland en se ramifiant. La partie spongieuse reçoit donc 2 artères, une par chaque extrémité, et comme les aréoles du tissu communiquent entre elles, le sang de ces 2 artères se mélange. Les *veines* se jettent les unes dans le plexus de Santorini, les autres dans la honteuse interne, d'autres enfin se portent avec les veines scrotales dans la saphène interne. Les *lymphatiques* vont aux ganglions de l'aine.

Nerfs nés du honteux interne.

VERGE OU PÉNIS

Formé de 2 cylindres ou corps caverneux, à tissu érectile, nés de l'arcade ischio-pubienne par deux racines qui après s'être renflées (bulbes des corps caverneux), s'adossent sous la symphyse, d'où une cloison médiane simple et deux sillons : supérieur (artère et nerf dorsaux) et inférieur (urèthre). Son extrémité antérieure arrondie est coiffée par le *gland*(1), longueur 15 cm. sur 3 de large (1/3 en plus à l'érection) — *Enveloppe* à couches : cutanée ; musculaire lisse circulaire ; celluleuse (et élastique).

Le *prépuce* est un repli membraneux (de l'enveloppe), mobile, entourant le gland et lui adhèrent à sa

---

(1) A la manière d'un casque ; il termine l'urèthre

partie inférieure (au-dessous du méat urinaire), par un *frein* ou repli triangulaire. Le prépuce est formé des 3 couches de l'enveloppe repliées sur elles-mêmes (d'où 6 couches).

BOURSES OU ENVELOPPES
DU TESTICULE

6 dont 2 superficielles communes aux 2 testicules, les autres doubles.

1° *Scrotum* ou peau des bourses.

2° *Dartos* soudé au scrotum et séparé des enveloppes profondes par du tissu cellulo-graisseux. Il est formé de fibres élastiques, celluleuse et surtout de musculaires lisses, abondantes au raphé médian où elles s'entrecroisent de droite à gauche et réciproquement. A ce niveau elles remontent pour former une cloison.

3° *Erythroïde* musculaire formée par le crémaster, d'epaisseur variable, à fibres insérées à diverses hauteurs sur la tunique fibreuse; rassemblée en faisceaux au niveau du cordon, elles constituent le muscle crémaster.

4° *Fibreuse* entre feuillet pariétal de la tunique vaginale et la musculaire qu'il fixe.

5° *Vaginale* séreuse à feuillets : pariétal, tapissant la tunique fibreuse, et viscéral, recouvrant le testicule et face supérieure de l'épididyme.

ORGANES GÉNITAUX DE LA FEMME

OVAIRES, 4 cm. (p. 21).
Trompes, 15 cm.
Utérus, 6 à 6 1/2 cm.
Vagin, 8 à 9 cm.
Vulve.
(*Hymen, lèvres...*)

TROMPES UTÉRINES ou de FALLOPE

(OVIDUCTE)

Tube transverse de 15 cm. sur 4 mm. (1), entouré par le péritoine (2). De l'angle supérieur de l'utérus à l'ovaire où il s'élargit en *pavillon* découpé en *franges* pétaloïdes à bords dentelés (3) dont l'une le rattache à l'ovaire (4).

Structure. — 3 tuniques : séreuse péritonéale ; musculaire lisse à fibres externes longitudinales et internes circulaires ; muqueuse à épithélium vibratile.

---

(1) Près l'utérus, où il est droit ; et 8 mm. de diamètre près l'ovaire, où il est fluxueux. Admet une soie de sanglier à l'orifice utérin, une sonde ordinaire à l'orifice ovarique.

(2) Dont il forme le bord libre de l'aileron supérieur du ligament large.

(3) Visibles dans l'eau.

(4) A l'orifice du pavillon, le péritoine se continue avec 'a muqueuse de la trompe, et les cavités péritonérale et utérine communiquent entre elles (seul exemple de communication d'une séreuse et muqueuse).

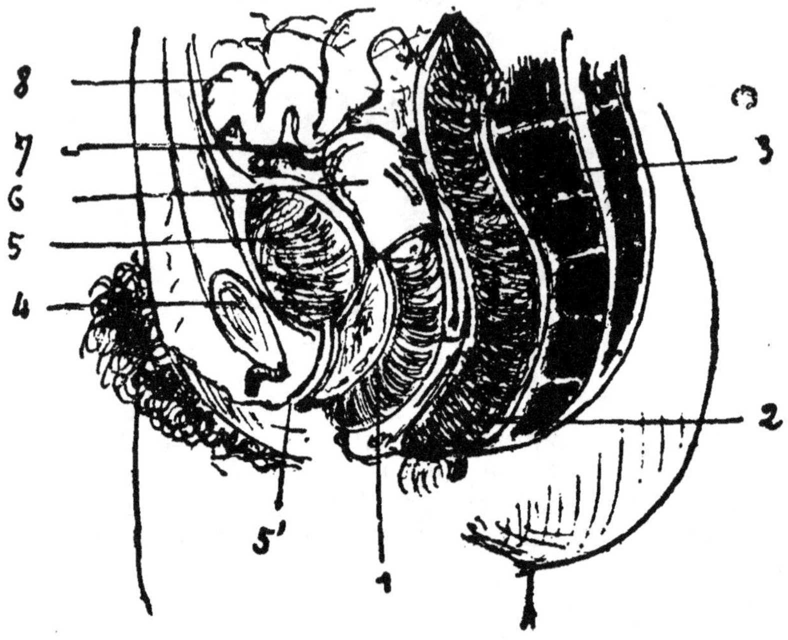

Coupe médio verticale du bassin (femme)

1. Vagin — 2° Gros intestin — 3 rachis — 4 pubis
5 Vessie et urèthre 5' — 6 Uterus ou matrice
7. trompe de Fallope et Ovaire — 8 Intestin grêle

Muqueuse, mince et unie, adhère aux fibres musculaires : Formée de tissus lamineux recouvert d'un épithélium pavimenteux stratifié (mixte comme sur la muqueuse de l'urèthre : cellules pavimenteuses, cylindriques et sphériques, superficielles remarquables par l'irrégularité et bizarrerie de leurs formes). Cet épithélium à l'état sain est imperméable et s'oppose absolument aux passages (une solution d'atropine ou d'opium y reste longtemps sans qu'on constate d'empoisonnement). Mais si l'épithélium est altéré, il y a aussitôt absorption, et de l'eau alcoolisé, injectée dans une vessie atteinte de catarrhe cause rapidement l'ivresse. Cet épithélium conserve encore sa vitalité et imperméabilité quelques heures après la mort. Si on injecte par une sonde, du ferro-cyanure dans la vessie d'un animal, qu'on le tue et qu'on dépose un sel ferrique sur la face externe de la vessie découverte, on n'aura pas de bleu de Prusse, l'épithélium séparant les deux sels. Mais si avec un fil de fer glissé par l'urèthre on gratte ou détruit un peu cet épithélium, aussitôt on a une tache bleue (1). Dans l'urèthre, au contraire, l'épithélium moins résistant et différent (cylindrique et pavimenteux) permet très-bien l'absorption. Ce n'est donc pas dû à l'absence d'origines lymphatiques dans la muqueuse vésico-uréthrale.

Comment l'urine est-elle retenue dans la vessie? Est-ce contraction permanente d'un sphincter vésical entourant le col et qui normalement (comme sphincters musculaires semblables) l'oblitère à l'état de repos et par sa seule élasticité. Mais le moindre effort ou éclat

---

(1) Le ferrocyanure a été introduit le 1er, le sel ferrique ensuite. (Voir Robin, *Leçons sur les humeurs.* 1867, p. 22.)

de rire force ce passage chez la femme qui n'a guère
que cet appareil de contention. Mais notons que :
1º l'axe de la vessie est plutôt horizontal (couche sur
symphyse pubienne elle-même presque horizontale);
2º l'urèthre descend vertical, se redresse et va directement en avant, d'où la tendance à compression par la
vessie distendue; 3º l'urèthre est aplati et oblitéré
par la prostate qu'elle traverse et dont l'hypertrophie
chez les vieillards est cause fréquente de rétention;
par les aponévroses périnéales dont les fibres élastiques tirent de chaque côté sur ses parois en se fixant
aux branches ascendantes de l'ischion et descendantes
du pubis. Aussi à ce niveau le canal est réduit à une
fente transverse, et il faut un effort pour la dilater,
et la rétention est de cause toute mécanique et subsiste après la mort. La vessie n'a d'antagoniste volontaire que le sphincter uréthral ou muscle de Wilson
(sur partie membraneuse de l'urèthre), qui se contracte
par réflexe ou volonté. Quand l'urine en excès poussée
par la vessie, vient produire sur la sensible muqueuse
prostatique la sensation cuisante (1) du besoin d'uriner,
les muscles de la paroi antérieure de celle-ci se contractent et arrêtent (et même refoulent l'urine). Dans le
cas d'insensibilité de cette muqueuse, il n'y a pas de
sensation d'où l'incontinence ou émission involontaire
d'urine dite énurésie (incontinence nocturne comme
pour fèces). Si le réflexe du besoin d'uriner se répète
souvent, il diminue d'énergie et alors la volonté fait
contracter le sphincter uréthral et arrête l'urine. De là
les efforts douloureux pour résister longtemps aux

---

(1) Sensation qu'on rapporte (comme sa propart) à l'extrémité du
canal ou fosse naviculaire. Le contact d'une sonde produit le même
effet.

rienne (1) de l'aorte; utérine, de l'hypogastrique, et une petite branche de l'épigastrique qui va à l'utérus et occupe le centre du ligament rond. *Veines* considérables surtout pendant la grossesse.

Lymphatiques nés de la muqueuse (2). *Nerfs* du plexus utéro-ovarien et hypogastrique.

VAGIN ET URÈTHRE

Vagin. — Conduit membraneux de 8 à 9 cm., élastique, courbé de haut en bas et d'arrière en avant, à concavité antérieure; aplati de haut en bas, à parois accolées; entre le rectum en arrière (auquel il est soudé dans ses 2/3 inférieurs pour former la cloison rectovaginale); la vessie et l'urèthre en avant (auxquels il est soudé pour former la cloison vésico et uréthro-vaginale). Sa partie supérieure embrasse le col de l'utérus en formant un cul-de-sac circulaire plus profond en arrière. Sa paroi postérieure est recouverte dans son 1/5 supérieur par le péritoine, qui y forme un cul-de-sac recto-vaginal. Sa surface interne rosée est ridée de saillies transversales (à nombreuses papilles analogues à celles du clitoris) aboutissant, en avant et en arrière, à deux saillies médianes antéro-postérieures ou *colonnes* (antérieure et postérieure du vagin, dues à l'épaississement

---

(1) Aux angles de l'utérus elle donne une branche aux annexes et une branche qui longe l'utérus et s'anastomose avec l'utérus. Cette dernière chemine dans l'épaisseur du ligament large et remonte vers la précédente. Cette anastomose donne de nombreux rameaux en tire-bouchons aux parois de l'organe.

(2) 4 groupes : 2 inférieurs, droit et gauche qui suivent l'artère utérine et vont aux ganglions pelviens latéraux ; deux supérieurs, droit et gauche qui suivent l'artère utéro-ovarienne et vont aux ganglions lombaires.

des saillies transverses) terminées à la vulve par un *tubercule muqueux* très développé à la paroi supérieure au-dessous du méat urinaire (1).

Les bords du vagin sont en rapport de haut en bas avec la partie inférieure du ligament large ; le tissu cellulaire sous-péritonéal très abondant, l'aponévrose périnéale supérieure, les muscles releveurs de l'anus qui s'y fixent un peu ; l'aponévrose périnéale moyenne ou ligament de Carcassonne ; le bulbe du vagin.

Hymen. — Repli de la muqueuse vaginale (2) en forme de croissant à concavité antéro-supérieure ou d'anneau à orifice central variable. Déchiré, ses lambeaux se rétractent en petites saillies ou caroncules myrtiformes. Parfois cette membranne obture complètement l'orifice vulvaire et il faut la déchirer pour l'écoulement du sang menstruel.

Structure du vagin : 3 tuniques ; bulbe, vaisseaux et nerfs. Tunique externe cellulo-fibreuse, mince (unit le vagin aux parties voisines) ; moyenne musculaire, lisse, à fibres superficielles longitudinales, et profondes plexiformes (3) ; interne muqueuse à papilles et saillies. *Bulbe du vagin,* corps érectile occupant la moitié supérieure de l'orifice vaginal entre la muqueuse et le constricteur du vagin ; en forme de besace. Son milieu mince repose sur le méat urinaire, au-dessous du clitoris ; ses 2 extrémités, un peu volumineuses répondent aux

(1) L'extrémité antérieure est entourée d'organes musculeux et érectiles ou anneau vulvaire.

(2) A fibres lamino-musculaires, vaisseaux et nerfs d'où petite hémorragie et douleur à sa rupture.

(3) 2 mm. d'épaisseur ; 3 à 4 à la paroi vaginale.

extrémités du diamètre transverse de l'orifice du vagin. Tissu identique à celui des corps caverneux et partie spongieuse de l'urèthre.

Vaisseaux. — L'artère vaginale née de l'hypogastrique longe les bords du vagin et se ramifie à ses 2 parois. Les lymphatiques vont aux ganglions inguinaux.

URÈTHRE

Creusé dans l'épaisseur de la ligne médiane de la paroi antérieure du vagin, long de 3 cm. sur 7 mm. de large (1), et formé de deux couches : l'externe musculaire, l'interne muqueuse. En rapport supérieurement avec les ligaments antérieurs de la vessie, le constricteur du vagin, et le bulbe.

ORGANES GÉNITAUX EXTERNES DE LA FEMME

Pénil ou mont de Vénus. — Saillie antépubienne arrondie et poilue au-dessus des grandes lèvres.

Clitoris. — Petit corps érectile à la partie supérieure du vestibule de la vulve, à l'extrémité des petites lèvres. En érection il proémine en avant et se découvre en laissant le prépuce à sa base. Formé comme chez l'homme de deux corps caverneux et d'une cloison

---

(1) Admet une sonde de 1 cm. Comme chez l'homme le méat est la partie la moins dilatable.

médiane incomplète, avec 2 racines fixées à la face interne de la branche ascendante de l'ischion.

Vestibule. — Triangle de 2 cm. d'étendue, entre clitoris, méat urinaire et petites lèvres qu'il faut écarter pour l'apercevoir.

Méat urinaire. — Orifice arrondi de 3 à 4 mm. très dilatable entre vestibule et orifice du vagin (à 4 ou 6 mm. au-dessus du tubercule terminal de la colonne antérieure).

ORIFICE DU VAGIN OU VULVE

Fosse naviculaire. — Dépression entre vulve et fourchette.

Petites lèvres ou nymphes. Replis muqueux minces à face interne des grandes lèvres.

Grandes lèvres. — Saillies verticales du pénil à la fourchette de la vulve. Recouvrent toutes les autres parties. Face externe cutanée, poilue en haut; face interne, muqueuse nue, en contact avec son opposée; bord libre parallèle à son opposé; bord adhérent plus épais; extrémité supérieure perdue sur les côtés du clitoris au-dessous du pénil; extrémité inférieure unie à son opposée par un repli à concavité supérieure ou *fourchette* de la vulve, limitant la partie inférieure de la fosse naviculaire.

Glandes vulvo-vaginales en grappes composées (analogues aux salivaires et lacrymales) du volume d'une amende d'abricot, dans l'épaisseur de

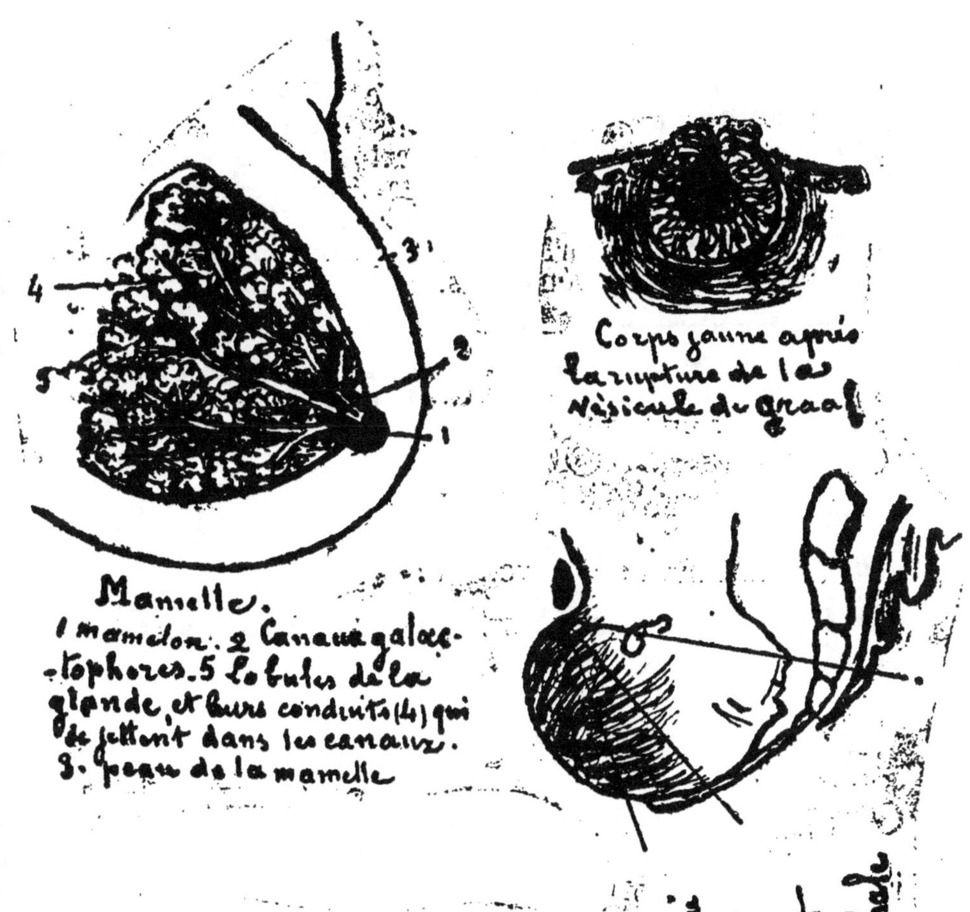

Mamelle.
1 mamelon. 2 Canaux galac-
-tophores. 5 Lobules de la
glande, et leurs conduits (4) qui
se jettent dans les canaux.
3. peau de la mamelle

l'anneau vulvaire de chaque côté de l'orifice du vagin (1). De ses acini naissent de petits canalicules qui se réunissent en un canal excréteur long de 10à 15 mm., ouvert par un seul orifice, à la partie antéro-latérale de l'hymen, son liquide est acide, à odeur pénétrante; il lubrifie le vulve et parfois s'échappe en jets par l'excitation ou les désirs vénériens.

---

(1) On les sent rouler comme un ganglion en introduisant un doigt dans le vagin et pinçant la partie inférieure de la grande lèvre dans l'épaisseur de laquelle elles sont situées.

Pour la PHYSIOLOGIE, voir la :

« PHYSIOLOGIE HUMORISTIQUE DE LA GÉNÉRATION. »

MAMELLE ET LAIT

Faces : 1º **antérieure** : mamelon central ou tubercule mou érectile (comme le corps caverneux) percé au sommet par les orifices (10 à 16) des canaux galactophores et entouré d'une *auréole* rosée de 5 cm. de diam., brune chez la mère ; 2º **postérieure** : plane, sur le grand pectoral.

Structure : au centre du mamelon, les canaux galactophores (de la base au sommet) entourés de fibres musculaires organiques et lamino-élastiques. Surface hérissée de papilles entre lesquelles nombre de glandes sébacées (dermiques).

L'*auréole* repose sur la glande sans intermédiaire de tissu graisseux. Sa couche épidermique est doublée de cellules pigmentaires au-dessous desquelles est le derme à glandes sébacées (sans fibres musculaires) et une couche musculaire sous-jacente à fibres concentriques cessant aux limites de l'auréole.

Le *tissu graisseux* entoure l'auréole d'une épaisse couche sous-cutanée prolongée entre les lobules.

La *glande mammaire* est en grappe, composée entre tissu graisseux et grand pectoral, formée de nombreux lobes très sensibles au toucher, entremêlés de tissu adipeux et terminés par les conduits galactophores.

Le *tissu propre* est formé d'acini ayant de 40 à 50 culs-de-sac tapissés d'épithélium nucléaire ovoïde ; acini dont les canalicules sécréteurs se fusionnent en canaux galactophores excréteurs (1).

Artères : nées des mammaires interne et externe et des intercostales. *Lymphatiques* : les profonds, nés de la glande, vont aux superficiels, nés de la peau, et font un réseau dont les troncs se jettent dans les ganglions axillaires. *Nerfs* : nés des intercostaux.

Lait. — La glande mammaire est formée d'une vingtaine de

(1) Serait, comme la sublinguale et prostrate, formée de glandes en grappes à conduits distincts.

glandes sébacées très grosses (1) s'ouvrant par une vingtaine de canaux *galactophores* et d'orifices distincts, vers le mamelon dont *l'érection* est amenée par la contraction des fibres musculaires lisses circulaires entourant ces orifices.

La sécrétion du lait se fait comme celle des glandes sébacées par fonte globulaire. Les globules du colostrum sont des globules qui après avoir subi la dégénérescence graisseuse ne sont pas entièrement fondus.

La sécrétion lactée est d'environ 1 litre 300 par 24 heures (chiffre de la bile à peu près) dont 10 à 12 pour 100 de solides, savoir pour 100 :

1 gr. *sels* (phosphates de chaux et potasse...) ;

2 gr. *graisse* ou *beurre*, margarine, oléine, d'où l'aspect lactescent (émulsion) ;

3 gr. *caséine* (albuminoïde non coagulable par la chaleur) ;

4 gr. *sucre de lait* (dans le lait de vache ce sont les graisse et caséine qui dominent; le lait d'ânesse ou jument se rapproche plus de celui de la femme).

La sécrétion du lait est intermittente et s'établit dans la grossesse.

La fonte lactée peut se produire même chez l'homme sous l'influence d'excitations.

Enfin nombre de médicaments se retrouvent dans le lait (moyen indirect d'agir sur le nourrisson).

« Les Mexicaines ont en si grande recommandation la grandeur des tétins qu'elles affectent de pouvoir donner la mamelle à leurs enfants par-dessus l'espaule. »

MONTAIGNE.

(1) Les glandes sébacées du scrotum et de l'aine peuvent parfois fournir un produit voisin du lait. Dans l'auréole du mamelon sont d'énormes glandes sébacées dites glandes lactées erratiques suivant l'évolution de la glande mammaire (s'atrophiant et s'hypertrophiant avec elle).

Mamelles supplémentaires. « L'absence de mamelle chez la femme coïncide d'ordinaire avec celle de l'utérus ou des ovaires. D'autres fois on en trouve une ou plusieurs supplémentaires. Nous avons vu à l'hôpital St.-Antoine, dans le service de M. Lorain, une nouvelle accouchée qui portait près des aisselles deux mamelles supplémentaires moins développées que les mamelles normales, mais fournissant du lait comme celles-ci. Les mamelles supplémentaires n'ont pas de siège déterminé, elles peuvent exister dans le dos comme chez certains rongeurs, ou même sur la cuisse, ainsi que l'a observé le Dr Robert (de Marseille). Adrien de Jussieu a publié l'observation d'une femme qui avait une mamelle supplémentaire dans l'aine et c'était celle qui servait d'ordinaire à l'allaitement. La mère d'Alexandre Sévère avait, paraît-il, trois mamelles. Anne de Boleyn, qui était en même temps sex-digitaire présentait aussi cette anomalie ; quelques auteurs pensent que c'est pour avoir caché cette particularité à son mari Henri VIII que celui-ci la fit mettre à mort. Rubens, dans le triomphe de la religion, symbolise la nature par une femme à six mamelles. »

« On a rencontré du lait dans les mamelles de certains hommes et d'animaux mâles. Ainsi le bouc de Lemnos, dit la légende, nourrit Aristote de son lait ; la fille d'Isidore Geoffroy St-Hilaire fut élevée paraît-il de la même façon. Bartholin parle d'un homme dont les glandes mammaires fournissaient une si grande quantité de lait qu'on en fit un fromage. Le laboureur Lazano d'après Humboldt, allaitait lui-même son fils. L'évêque deCork a vu un paysan qui venant de perdre sa femme, essaya de calmer les cris de son nouveau né en lui donnant le sein : le lait apparut en telle abondance que cet enfant ne prit pas d'autre nourriture pendant plusieurs mois. Dimglison cite un homme de couleur âgé de 55 ans qui servait depuis longtemps de nourrice et chez lequel on eut beaucoup de peine à faire passer le lait. On se sert aussi de lait de vache, brebis, ânesse, jument, chamelle (Afrique), lama (Amérique), renne (Laponie). Un seul arbre, le galactodendron utile ou arbre à la vache (Amérique) fournit un liquide blanc analogue au lait des mammifères. En Allemagne, on emploie le lait artificiel de Liebig, composé de lait de vache, farine de Malte et de blé, eau et bicarbonate de potasse. Diverses plantes colorent le lait : la garance en rouge, le sainfoin en bleu, le safran et le coltha palustris en jaune. »

Dr WITKOWSKI.

Le biberon est défendu en Russie; « l'inspection des enfants se fait d'une manière tellement sévère à Moscou que soixante-huit nouveau-nés ayant été trouvés en 1871 élevés au biberon ou mal soignés, les 68 nourrices coupables de ce délit ont été traduites devant la justice. D'après la sentence du juge de paix, trois de ces femmes ont été condamnées à la prison et cinquante-trois à une amende. »

Dr BROCHARD.

EMBRYOLOGIE

(Voir Ovaire, Vésicules de Graaf et Ovule (p. 22 et 23), et Fécondation (p.   ).

Développement de l'œuf avant le 12ᵉ jour.

1° Dès que l'œuf est sorti de l'ovisac (p.   ) et même avant, la *vésicule germinative disparaît*. Si l'ovule est fécondé, le *jaune se segmente* : au centre du vitellus se forme spontanément un *noyau vitellin* sphérique transparent et homogène pendant que la masse du vitellus devient granuleuse. Une heure après le noyau s'allonge et s'étrangle au milieu avec le vitellus : ces deux moitiés se segmentent de même (vitellus et noyau) et ainsi de suite jusqu'à ce que l'ovule soit plein d'un ensemble dit *corps mûriforme* de petits corps qui se changent vite en cellules dites *blastodermiques* ou *embryonnaires*.

2° Ces cellules vont s'aplatir et se juxtaposer contre la membrane vitelline pour former une membrane continue dite *blastoderme* ou *vésicule blastodermique*, tandis que l'ovule s'emplit de liquide.

3° Ce blastoderme offre aussitôt un point obscur et un peu épais dit *tache embryonnaire (area germinativa)*, ronde, puis ovale avec ligne centrale claire (indice de la moelle épinière). Cette tache est formée de cellules embryonnaires n'ayant pas concouru à la formation du blastoderme.

4° Le blastoderme se dédouble en deux vésicules concentriques ou *feuillets blastodermiques* : l'*externe, séreux* ou animal (peau future de l'embryon); l'*interne-muqueux* (futur intestin) séparant l'externe du liquide intérieur. Le tout enveloppé de la membrane vitelline.

5° En même temps, le *blatème* embryonnaire situé entre les deux feuillets du blastoderme augmente et se creuse d'un réseau de vaisseaux dit : *feuillet vasculaire* ou *intermédiaire* du blastoderme ;

6° Chez l'embryon formé par le blastème, la face dorsale répond et adhère au feuillet, externe ou peau, tandis que sa face antérieure ou ombilicale répond au feuillet interne. La tache embryonnaire s'épaissit et s'allonge. En même temps la face dorsale de l'embryon devient saillante, tandis que ses deux extrémités, *céphalique* (plus grosse) et *caudale*, et ses deux bords ou *lames ventrales* s'incurvent vers le centre. L'embryon simule alors une petite nacelle. Le feuillet externe du blastoderme (peau) entraîné par elle s'étale sur sa face dorsale en formant un repli circulaire rétréci insensiblement jusqu'au milieu de cette face. Quand toute cette face est recouverte, les replis se soudent et le feuillet externe est alors dédoublé en deux parties distinctes : l'une, feuillet externe appliqué contre la membrane vitelline ; l'autre, entourant le face dorsale du fœtus pour former l'*amnios* et se réfléchissant sous les extrémités sous le nom de *capuchon céphalique et caudal* (1) ;

7° De son côté, le feuillet interne se dédouble aussi en deux parties : l'une qui sera interne et formera la *muqueuse intestinale*, l'autre, qui sera hors de l'embryon (à l'intérieur de l'œuf) et formera la *vésicule ombilicale*. Le point qui sépare ces deux parties est un grand orifice qui deviendra l'ombilic.

L'œuf après le 12° jour

L'embryon n'a guère que 4 à 5 millimètres de long (2).

L'*amnios* est une membrane recouvrant la face dorsale de l'embryon dont la sépare une couche liquide baignant

---

(1) En somme, il y a un capuchon général.

(2) Les premiers phénomènes jusqu'au 8° jour ont lieu dans la trompe, les autres dans l'utérus ; ce n'est qu'après le 8° jour qu'il contient des vaisseaux.

sa peau et formée par la rencontre des capuchons du feuillet externe du blastoderme. L'amnios dépend donc de ce feuillet. Quand il devient membrane distincte (du 20° au 25° jour), l'œuf est formé par l'enveloppe qui formera le chorion et par deux poches : l'*amnios* à liquide protecteur de l'embryon et la *vésicule ombilicale* à liquide nutritif albumino graisseux (1). Le liquide de l'amnios s'augmentant, distend cette membrane aux dépens de la vésicule ombilicale qui s'atrophie. Cette vésicule qui tient à l'ombilic où elle se continue avec la cavité intestinale, se réduit à un cordon qui suspend l'embryon dans le liquide de l'amnios. Du côté de la face dorsale de l'embryon, l'amnios s'applique à la membrane vitelline. Vers le 3° jour, l'amnios remplit à peu près l'œuf. Ce liquide augmente jusqu'au 5° mois, puis stationne, et à la naissance on en trouve de 500 à 1000 gr. Il est exhalé par cette membrane qui est lamineuse, à couche interne d'épithélium pavimenteur simple (doublé de tissu connectif et fibres musculaires lisses).

DÉPENDANCES DU FEUILLET INTERNE MUQUEUX DU BLASTODERME

Vésicule ombilicale, partie extra-fœtale du feuillet muqueux. Au bout du 1ᵉʳ mois, elle remplit l'œuf, mais l'amnios, croissant, la réduit à un cordon creux ou conduit appelé *omphalomésentérique* (comme ses vaisseaux (2), et allant de l'ombilic de l'embryon à un point de la paroi de l'œuf. Après le premier mois, cette vésicule se sépare de l'embryon et s'atrophie.

Vésicule allantoïde fait saillie vers le quinzième jour

---

(1) Chez les ovipares (oiseaux), la vésicule ombilicale persiste le plus longtemps et contient la masse du jaune nutritif.

(1) Les vaisseaux de sa paroi communiquent avec ceux de l'embryon.

sur la partie du feuillet blastodermique interne comprise dans la cavité abdominale. Elte proémine à travers l'ombilic au-dessous de la vésicule ombilicale, du côté de l'extrémité caudale de l'embryon. Elle s'allonge peu à peu jusqu'à la face interne du chorion et se divise en : *vessie* dans la cavité abdominale, et *allantoïde* dans la cavité de l'œuf ; parties séparées par l'étranglement ombilical. Les vaisseaux allantoïdiens communiquent avec le corps de l'embryon. La vésicule allantoïde croît vite, dans la partie extrafœtale et s'étale entre l'amnios et la vésicule ombilicale. Puis elle s'applique à la face interne du chorion ou mieux du feuillet externe du blastoderme qu'elle recouvre dans toute son étendue, en dehors de l'amnios et de la vésicule ombilicale, entraînant les vaisseaux allantoïdiens qui viennent s'étaler à la face interne du chorion. De ces vaisseaux quelques-uns formeront le placenta, les autres s'atrophieront et la vésicule allantoïde étendue de l'ombilic à la vessie formera l'*ouraque* (1).

Le cordon ombilical (de l'ombilic au placent). — Il suspend le fœtus dans les eaux de l'amnios et donne passage au sang du fœtus. Il est formé par trois vaisseaux (veine et artère ombilicales) enroulés en spirale par le vestige (cordon fibreux) de l'allantoïde, par une gaîne externe, dépendant de l'amnios et par une substance conjonctive ou *gélatine de Warton* réunissant les vaisseaux.

Le placenta. — Disque spongieux (plat), parfois ovale, de 12 à 15 cent. de large sur 2 à 3 d'épaisseur, seul lien vital entre la mère et le fœtus. Il s'insère au fond de la cavité utérine ou parfois sur tous les autres points, même sur le col.

---

(1) Ce sont les vaisseaux allantoïdiens qui forment plus tard les artères et la veine ombilicales. L'une des veines allantoïdiennes s'est atrophiée.

Chorion. — Enveloppe externe de l'œuf. D'abord mince et formée par la membrane vitelline, elle grossit et se double du feuillet du blastoderme auquel se joint bientôt l'épanouissement de la vésicule allantoïde qui s'interpose à la paroi de l'œuf et à la membrane amnios (1). Quand l'œuf entre en la cavité utérine, le chorion se hérisse de petits prolongements ou *villosités*. Au moment où la vésicule allantoïde s'étale à la face interne du chorion (vers le treizième jour) les villosités deviennent vasculaires et plus tard, une partie se met en rapport avec la muqueuse utérine pour former le placenta (le reste s'atrophie). A la naissance, l'œuf a 3 membranes superposées, savoir, de dehors en dedans : 1° *caduque*, 2° *chorion*, 3° *amnios* avec liquide intérieur dans lequel nage le fœtus suspendu par le cordon ombilical, et enfin le placenta ou pédicule vasculaire seule communication entre la mère et l'enfant.

CIRCULATION DU FŒTUS

La 1re *extrafœtale* est liée à la vésicule ombilicale.

La 2° *intrafœtale* ne commence qu'à la disparition de la vésicule ombilicale.

1re circulation. — Les vaisseaux apparaissent vers le quinzième jour après la fécondation sur le feuillet interne du blastoderme, formant autour de la tache embryonnaire un cercle ou *sinus terminal* d'où naissent les artères et veines *omphalomésentériques* qui forment chacun deux troncs. Les artères se répandent à la surface de la vésicule ombilicale et vont en deux troncs (2), par l'ouverture ombili-

---

(1) D'après Coste, ces trois chorions se succèderaient successivement, le premier disparaissant quand le deuxième se forme, etc.

(2) Le sang du cœur va par ces artères, de la cavité fœtale vers le sinus terminal, et revient au cœur par les veines.

cale s'anastomoser avec deux gros vaisseaux ou arcs aortiques partis du cœur; les veines se terminent à la partie inférieure du cœur. Pendant cette première circulaiion, l'embryon ne se nourrit pas par le placenta(mais bien du liquide de la vésicule ombilicale, lequel est apporté à l'embryon par les vaisseaux omphalomésentériques. Après le premier mois, cette première circulation fait place à la deuxième et ses vaisseaux disparaissent sauf une veine qui deviendra la veine porte.

2ᵉ **Circulation.** — Après le premier mois, quand la vésicule allantoïde est développée et vasculaire, les rameaux des artères et veines allantoïdiennes vont aux villosités chóriales, se développent au point d'implantation du placenta et s'atrophient ailleurs. Quand la vésicule a joué son rôle, une veine s'atrophie; les deux artères et la veine restante prennent le nom d'*ombilicales*. La 2ᵉ circulation est établie jusqu'à la naissance. Elle diffère de la suivante par la présence momentanée des vaisseaux ombilicaux et du canal veineux et artériel. Le sang parti du placenta après le contact vivifiant des vaisseaux de la mère passe dans la veine ombilicale qui va au foie, où il se divise en deux courants : l'un entre au foie par une branche reliant les veines porte et ombilicale, et se rend à la veine cave inférieure par le petit *canal veineux* qui termine la veine ombilicale. Dans la veine cave inférieure, le sang rencontre celui qui vient des extrémités inférieures et monte avec lui à l'oreillette droite. De là il entre directement dans l'*oreillette gauche* par une gouttière membraneuse résultant de l'union de la valvule d'Eustache et de l'anneau de Vieussens, puis descend au ventricule gauche. La veine cave supérieure qui a les mêmes sources que chez l'adulte, va aussi à la paroi supérieure de l'oreillette droite, mais son sang tombe dans cette oreillette sans se mêler à celui de la veine cave inférieure, de sorte qu'il y a là deux courants : l'un vertical, de l'oreil-

lette droite au ventricule droit; l'autre oblique, de l'oreillette droite à l'oreillette gauche.

Les ventricules se contractent en même temps : le gauche lance le sang dans l'aorte, le droit dans l'artère pulmo-
naire, d'où il revient par le *canal artériel* à la crosse de
l'aorte (où il se mélange au sang du ventricule gauche) et
suit les divisions de l'aorte, notamment les artères ombilicales qui vont au placenta. Les vaisseaux pulmonaires ne
reçoivent pas de sang. Donc, pas de petite circulation chez
le fœtus.

Le sang artériel et veineux du fœtus a à peu près partout une couleur rouge brun. Les vaisseaux de la mère et
du fœtus ne communiquent pas entre eux.

PHYSIOLOGIE

La muqueuse utérine, excitée par l'ovule non fécondé,
forme de vastes bourgeons. Ces villosités arrêtent l'ovule,
l'entourent et lui forment une enveloppe continue ou *caduque* (1). Par sympathie, l'ovaire présente une hypertrophie
temporaire semblable (corps jaune ou corps jaunes de grossesse, p.   ). La partie musculaire de l'utérus s'hypertrophie aussi, avec formation de nouvelles fibres lisses. La
richesse musculaire est en rapport avec le travail musculaire, la parturition (expulsion du fœtus à terme). L'accouchement, comme tout acte d'expulsion ou d'excrétion, est
un réflexe né de l'utérus. On produit aussi ces contractions
en excitant mécaniquement le mamelon ou le bout central
du pneumogastrique ou des nerfs rachidiens : aussi l'involu-
tion de l'utérus est plus facile chez les femmes qui allaitent.

---

(1) On appelle caduque *utérine* la partie qui tapisse l'utérus; *fœtale*,
celle qui forme à l'œuf une enveloppe complète, et *sérotine*, la surface
par laquelle la fœtale se continue avec la première, c'est-à-dire le
point même où l'œuf est venu s'attacher à l'utérus. C'est au niveau et
aux dépens de la sérotine que se forme le placenta.

Nutrition. — L'assimilation à lieu : 1° d'abord par *imbibition* des liquides albumineux au milieu desquels l'ovule baigne ; 2° par *résorption* du contenu (jaune) de la vésicule ombilicale (ce contenu est apporté à l'embryon par un système circulatoire dit : 1re circulation ou omphalo-mésentérique): 3° par *échange endosmotique* avec le sang maternel au niveau du placenta, au travers des capillaires des villosités : échange par lequel le fœtus emprunte et rejette les matériaux nutritifs. C'est la 2e circulation ou placentaire (1).

La Respiration a lieu au niveau du placenta (placentaire); si la circulation du cordon reliant cet organe au fœtus est gênée, le fœtus meurt non d'inanition, mais d'asphyxie; à la naissance, le cordon ne cesse de battre que quand l'enfant a respiré par le poumon (cette respiration supprimant l'autre). Quant à la nutrition par le sang, le fœtus n'a pas de force ni de chaleur à produire par lui-même, aussi ne prend-il des matériaux alimentaires que pour produire ses tissus et développer ses organes, d'où le peu de différence entre le sang artériel et veineux.

Le faible degré de combustion respiratoire au niveau des tissus fœtaux se continuant encore quelques heures après la naissance, explique la résistance relative du nouveau-né à l'asphyxie. Le foie est très développé chez l'embryon. On suppose qu'il remplace le poumon comme excréteur des

(1) *Placenta*. L'allantoïde a pour but de former au point où ses villosités persistent et s'exagèrent (au niveau de la caduque sérotine) l'organe principal de la nutrition du fœtus, le *placenta*. Dans ce point, en effet, les villosités *chirio-allantoïdiennes* se ramifient (*placenta frondosum*) et plongent dans la caduque sérotine, qui à ce même niveau s'atrophie par des villosités vasculaires et ramifiées. Ces villosités, d'origine opposée, s'avancent, s'enchevêtrent et forment le gâteau placentaire.

déchets organiques, car, chez l'adulte, il rejette de la cholesterine et des produits dus à l'activité des centres nerveux, et chez l'embryon on trouve de l'urée et de l'urine dans la vessie, qui les rejette dans l'amnios, où sont également des produits de desquamation de la peau en fonction.

Système nerveux. — Dès que l'aire germinative forme une tache allongée (en biscuit ou semelle), on voit au centre une *ligne primitive* longitudinale (origine de la moelle et encéphale) ou *gouttière* formée par deux soulèvements longitudinaux du feuillet externe du blastoderme, dits *crêtes médullaires* qui se rejoignent en formant le *canal médullaire* dont le vestige chez l'adulte est le canal central de la moelle, le quatrième ventricule et les ventricules du cerveau (et aqueduc de Sylvius). Dans le quatrième ventricule la gouttière est incomplètement fermée (1).

Le sommet du tube nerveux se renfle en *trois vésicules ou cellules cérébrales* : 1° *antérieure* divisée en cerveau antérieur (qui forme en recouvrant la suivante les hémisphères cérébraux et le corps calleux) et postérieur (cerveau intermédiaire formant les couches optiques avec le troisième ventricule); 2° *moyenne* ou cerveau moyen formant les tubercules quadrijumeaux avec l'aqueduc de Sylvius; 3° *postérieure* divisée en cerveau postérieur (protubérance et cervelet) et arrière-cerveau (bulbe). Les *nerfs* se forment sur place au milieu du feuillet moyen du blastoderme (sauf

(1) Les éléments nerveux viennent de la partie du feuillet externe du blastoderme englobé dans le canal médullaire : les cellules nerveuses auraient donc une origine épithéliale ; cependant on admet que le feuillet externe ne forme que l'épithélium du canal central de la moelle et des ventricules cérébraux, et que les éléments nerveux viennent de la partie du feuillet moyen sous-jacente à cet épithélium car partout ailleurs ils sont formés par le feuillet intermédiaire.

le nerf optique et rétine qui sont un bourgeon de la masse encéphalique). Lesganglions du grand sympathique descendent aussi de ce feuillet

Circulation. — En rapport avec le mode de nutrition (p.   ). Le *cœur* est d'abord un cylindre droit de globules embryonnaires. Les périphériques s'allongent en fibres musculaires, ceux du centre fondent en sang. Puis le cœur se tord en S, et lance le sang dans les vaisseaux formés sur place, savoir : *deux arcs aortiques* (1) détachés de l'extrémité antérieure du tube cardiaque et recourbés au-dessous du capuchon céphalique (artères vertébrales antérieures), pour s'unir en un tronc ou aorte (à partie moyenne du rachis) qui descend et se divise bientôt en deux vertébrales postérieures (futures iliaques) envoyant de nombreux rameaux aux tissus, entre autres les *deux artères omphalomésentériques* qui vont l'une à l'intestin, l'autre à la vésicule ombilicale. Celles-ci forment là un réseau n'occupant qu'une partie de la vésicule (*area vasculosa*). Le sang s'y charge des éléments nutritifs du jaune et après s'être versé dans un *sinus terminal* occupant la périphérie de l'*area vasculosa*, revient par les deux veines omphalomésentériques à l'extrémité postérieure du cylindre cardiaque. Cette première circulation dure peu.

---

(1) L'arc aortique supérieur constitue le tronc brachiocéphalique droit, la carotide et sous-clavière gauches ; le deuxième arc disparaît à droite mais forme à gauche la crosse de l'aorte définitive ; le troisième émet de chaque côté une branche qui va se ramifier dans le poumon correspondant ; et tandis que la partie qui est au delà de ce bourgeon à droite s'atrophie, sa congénère gauche persiste et fait communiquer l'artère pulmonaire avec la partie descendante de la crosse de l'aorte sous le nom de *canal artériel* qui forme une disposition particulière de la circulation placentaire comme le trou de Botal et le canal veineux d'Aranzi.

Système veineux placentaire. — Au placenta, le sang emprunte les principes reconstituants du sang de la mère, et se rend au fœtus par deux veines ombilicales développées sur le pédicule de l'allantoïde et allant à l'embryon par l'ombilic. L'une des deux veines s'atrophie vite. L'autre se jette dans l'extrémité postérieure du cœur en se fusionnant avec le bout central de la veine mésentérique, de sorte que ce bout central qui d'abord représente le tronc de la veine omphalomésentérique, puis de la mésentérique, représente maintenant le tronc commun des veines ombilicale et mésentérique. Ce tronc bourgeonne une glande vasculaire, le foie (partie glycogénique) qui entoure bientôt les veines ombilicale et mésentérique qui s'y ramifient en formant les *veines hépatiques afférentes* (rameaux de la mésentérique) et *efférentes* (rameaux du tronc commun). Ainsi la mésentérique et ses rameaux (hépatiques afférentes) forment le système de la veine-porte ramifié dans le foie pour se constituer par les veines hépatiques efférentes sous le nom de sus-hépatiques et revenir à la partie du tronc commun restée libre au delà du foie, partie formant la partie supérieure de la veine-cave inférieure qui se complète en bas par un tronc résumant la circulation de retour des membres postérieurs en voie d'évolutions. La partie de la veine ombilicale et de la mésentérique intermédiaire, entre les hépatiques afférentes et efférentes, longe la face du foie sous le nom de *canal veineux d'Aranzi* et de *sinus de la veine-porte*. Au foie, la veine ombilicale se jette en partie dans la veine-porte (partie gauche de celle-ci), et communique par le canal d'Aranzi avec la veine-cave inférieure et de là avec le cœur. Là s'abouchent en même temps et de chaque côté les veines ramenant le sang du corps (cardinales antérieures et postérieures et veine-cave inférieure), mais les cardinales postérieures s'atrophient en partie, ne laissant que les veines grande et petite azygos.

entre les cardinales antérieures se forme le tronc brachio-céphalique gauche, en même temps que le canal de Cuvier gauche qui joue un instant le rôle de veine-cave supérieure gauche. Le canal de Cuvier droit persiste sous le nom de veine-cave supérieure. On comprend ainsi la disposition de la grande azygos (ou droite) qui chez l'adulte se rend dans la veine-cave supérieure, car elle représente l'extré-mité centrale de la veine cardinale droite postérieure, et la disposition du tronc brachiocéphalique droit représentant l'extrémité centrale de la cardinale droite supérieure. En ce moment les veines-caves inférieure et supérieure s'ou-vrent dans le cœur par un tronc commun, mais vu le changement de disposition et le développement de l'oreil-lette droite, ce tronc attiré par les parois du sac auriculaire concourt à l'ampliation de cette cavité et peu après, les deux veines-caves s'abouchent dans l'oreillette (comme chez l'adulte) à une certaine distance l'une de l'autre.

Le cœur, d'abord droit puis en S, se rétrécit en trois cavités : auriculaire, ventriculaire et artérielle (ou bulbe aor-tique). Il se recourbe de plus en plus en S, et le ventricule qui était alors en haut, se trouve en bas et en avant, et l'oreillette en haut et en arrière. Lors de la circulation pla-centaire, le ventricule est divisé en deux par une cloison médiane, née de la pointe. De même le bulbe aortique tordu en spirale se divise en deux conduits tordus communi-quant avec le ventricule droit (origine de l'artère pulmo-naire future) ou gauche (origine de l'aorte). L'oreillette se dédouble aussi en droite et gauche par une cloison incom-plète née de la région auriculo-ventriculaire, et offrant durant toute la vie fœtale un *trou de Botal* interauriculaire faisant communiquer les deux oreillettes, et en rapport avec les embouchures des deux veines-caves dans l'oreil-lette droite. Celle de la veine-cave inférieure a une valvule

d'Eustache alors très développée et qui dirige le sang
venant de la veine-cave inférieure vers la cloison interauriculaire où le trou de Botal la verse dans l'oreillette gauche et de là dans le ventricule gauche. Au contraire le
sang venant de la veine-cave supérieure sans valvule
passe de l'oreillette droite dans le ventricule droit par l'orifice auriculo-ventriculaire.

EXPLICATION DE LA PLANCHE

M membrane vitelline (chorion) entourée de ses villosités *v*. — E embryon. — L liquide intérieur. — B blastoderme se dédoublant en 3 feuillets : l'externe ou muqueux (peau) *b'*; l'interne ou séreux (vésicule
ombilicale) *b"* (fig. 2); l'intermédiaire ou vasculaire (blastème embryonnaire) *b'''* (fig. 3). Le feuillet externe se soulève en *cc'* (fig. 2),
pour former les capuchons céphalique et caudal plus visibles (fig. 4). —
Pour les figures 5 et 6 voir le texte p. 423 et 425.

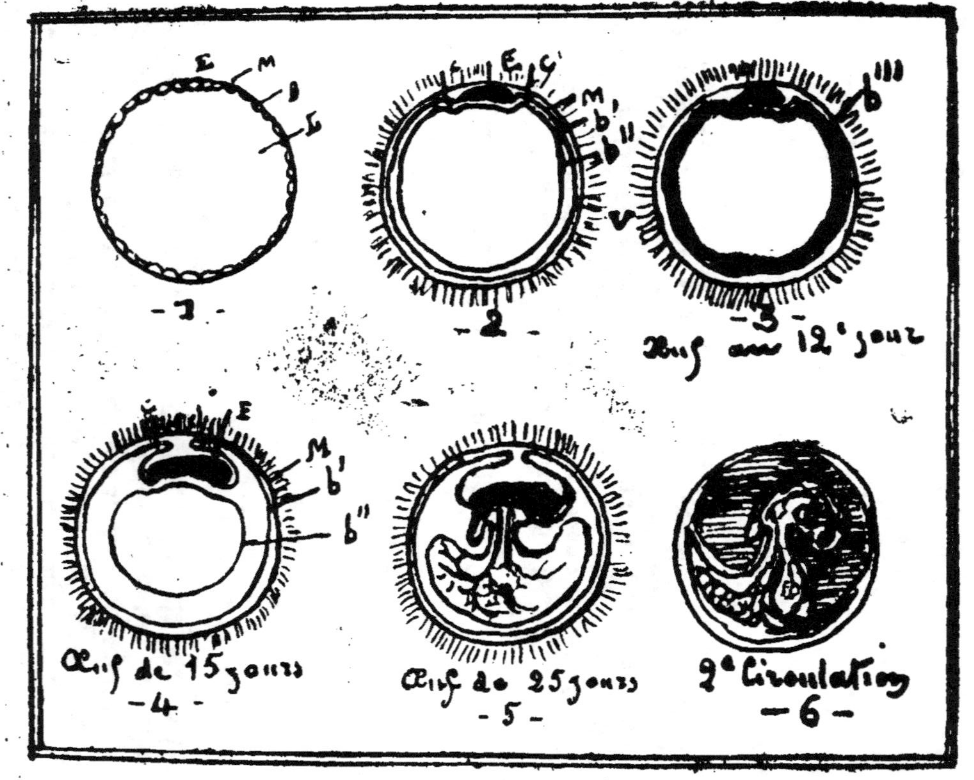

E M
J
L
-1-
E C'
M'
b'
b"
-2-
b'''
V
-3-
Œuf au 12ᵉ jour
E
M'
b'
b"
Œuf de 15 jours
-4-
Œuf de 25 jours
-5-
2ᵉ Circulation
-6-

L'AMOUR

D'APRÈS LES GRANDS MAITRES

« J'ay seulement fait ici un amas
de fleurs étrangères, n'y ayant fourni
du mien que le filet à les lier. »

MONTAIGNE.

« J'avais vingt ans, une folle maîtresse,
De francs amis et l'amour des chansons,
Bravant le monde, et les sots et les sages,
Sans avenir, riche de mon printemps,
Leste et joyeux je montais six étages.
Dans un grenier qu'on est bien à vingt ans. »

BÉRANGER.

I. DÉFINITION

1. Quels sont les mobiles de l'Amour ? (3 phases)

Le Cœur : Amour psychique ou sentimental.
Les Sens : Amour physique ou matériel.
La Famille : Amour physiologique.

2. Qu'est-ce que l'Amour sentimental ?

« L'Amour est un désir
D'être aimé de ce qu'on aime. »

BUSSY RABUTIN.

« C'est une pensée en deux âmes
C'est en deux cœurs un battement. »

HALM.

« ..... L'extase de la lyre ou l'amoureux silence
D'un cœur pressé contre le sien.
. . . .

Aux pieds de la beauté sentir frémir sa lyre ;
Voir d'accord en accord l'harmonieux délire
Couler avec le son et passer dans son sein ;
Faire pleuvoir les pleurs de ces yeux qu'on adore,
Comme au souffle des vents les larmes de l'aurore
Pleuvent d'un calice trop plein.
. . . .

Voir le regard plaintif de la vierge modeste
Se tourner tristement vers la voûte céleste
Comme pour s'envoler avec le son qui fuit ;
Puis retombant sur vous plein d'une chaste flamme,
Sous ses cils abaissés, laisser briller son âme
Comme un feu tremblant dans la nuit ;
. . . .

Voir passer sur son front l'ombre de sa pensée,
La parole manquer à sa bouche oppressée,
Et de ce long silence entendre enfin sortir
Ce mot qui retentit jusque dans le ciel même
Ce mot, le mot des dieux et des hommes : « Je t'aime ! »
Voilà ce qui vaut un soupir.

LAMARTINE.

3. Qu'est-ce que l'Amour matériel ?

« Vous avez voulu veoir Adam et Eve qui sont nos premiers parents ; les vécy, dit madame Catherine. — Lequel des deux est Adam ? feit Francoys en poussant le coude à sa sœur Marguerite. — Ignare, répondit la fille (la petite Margot), pour le scavoir fauldroyt que ils fussent vêtus. »

BALZAC.

« Pour sortir de cet embarras
Et savoir le mystère,
Cherchons l'Amour avec Collas,
Sans rien dire à ma mère.
Et supposé qu'il soit méchant
Nous serons deux contre un enfant,
Quel mal peut-il nous faire ? »

BOUFFLERS.

« Elle le suit ; ils vont à sa cellule,
Mon révérend la jette sur un lit,

Veut la baiser. La pauvrette recule
Un peu la tête ; et l'innocente dit :
« Quoi ! c'est ainsi qu'on donne de l'esprit ?
— Et vraiment oui, » repart sa Révérence ;
Puis il lui met la main sur le teton.
« Encore ainsi ? — Vraiment oui, comment donc ? »
La belle prend le tout en patience.
Il suit sa pointe et d'encor en encor
Toujours l'esprit s'insinue et s'avance,
Tant et si bien qu'il arrive à bon port !
Lise riait du succès de la chose.
Bonaventure à six moment de là
Donne d'esprit une seconde dose.
Ce ne fut tout, une autre succéda ;
La charité du beau père était grande !
« Eh bien ! dit-il, que vous semble du jeu ?
— A nous venir l'esprit tarde bien peu. »
Reprit la belle. Et puis elle demande :
« Mais s'il s'en va ? — S'il s'en va nous verrons,
D'autres secrets se mettent en usage.
— N'en cherchez point, dit Lise, davantage ;
De celui-ci nous nous contenterons. »

LAFONTAINE (*Comment l'esprit vient
aux filles.*)

« L'Amour est la soif de la jouissance en un subjet désiré. »

MONTAIGNE.

4. Qu'est-ce que l'Amour physiologique ?

« Je suis sans enfant et vous sans lignaige ! Est-on dame sans progéniture ? Nenny ! voyez !... Toutes mes voisines en ont ; et ie me suis mariée pour en avoir, comme vous pour m'en donner. Les seigneurs de Touraine sont tous amplement fournys d'enfants, et leurs femmes leur en font par pottées ; vous seul n'en avez point ! On en rira, da ! Que deviendra vostre nom ! et vos fiefs, et vos seigneuries ?... Ung enfant est nostre compaignie naturelle... et ie sens que si en avoys seulement la moitié d'ung, ie le baiseroys, et feroys saulter et rire, tout le iour comme font les dames. »

BALZAC.

« C'est le besoin de se procréer... c'est cette sensation interne qui nous commande aussi impérieusement de satisfaire un vœu de la nature, que la faim nous commande de manger lorsque le corps en a besoin. Autant celle-ci veille à la conservation de l'individu, autant celle-là *veille à la conservation de l'espèce.* »

BRACHET.

« C'est l'appétit de génération. »   SOCRATE.

5. Donnez-nous des exemples de ces trois sortes d'Amour ?

Echelle thermométrique de l'Amour sentimental.

« Un jeune Castillan qui file l'amour parfait ; il veut, par pure galanterie, à l'exemple des amants de l'antiquité, passer la nuit à la porte de sa maîtresse. Il racle de temps en temps une guitare en chantant des romances de sa composition ; mais son infante, couchée au second étage, pleure en l'écoutant l'absence de son rival. »

LE SAGE.

« Lucius Vitellus porta toujours sur soy entre la chemise et la peau un escarpin de Messaline, le baisant le plus souvent qu'il pouvait, adorant ainsi le beau pied de sa dame par l'escarpin. »

BRANTÔME.

« Artémise, femme de Mausolée, roi de Carie, aima si fortement son mari qu'elle avala ses cendres après sa mort. »

PÉTRARQUE.

.... La nature pour moi n'est qu'un désert affreux
Où parmi des débris se traîne un malheureux.
Sur les plus beaux objets ma vue appesantie,
Etend le voile épais dont elle est obscurcie.
Le soleil que toujours je préviens de mes pleurs
Ne trace pour moi seul qu'un cercle de douleurs.
Le silence des bois, le cristal des fontaines,
La verdure, les fleurs et l'émail de nos plaines,
D'un ciel pur et serein le spectacle riant
Ne font que redoubler mon ennui dévorant.....
J'ai cru que la sagesse et surtout que la grâce
Pouvaient de mon esprit en effacer la trace.
Pour vaincre mon amour, j'osai m'ensevelir.
Contre lui par des vœux je croyais m'aguerrir.

Vaine précaution ! Contre sa folle ivresse
Que peuvent la raison, la grâce, la sagesse !
Mais que dis-je ? Héloïse ; et que dois-je penser ?
Entre le ciel et moi pourrais-tu balancer ?
Le ciel triomphe-t-il de mon ardeur jalouse ?
Voudrait-il me ravir le cœur de mon épouse ?
Héloïse, peux-tu rougir de mes transports ;
Ta passion n'a point consumé tes remords ?
Tes remords ! qu'ai-je dit ? Est-ce à toi d'en connaître ?
A la voix de l'Amour, ils doivent disparaître ;
Qu'ils ne flétrissent point tes innocents attraits.
Mets-tu donc ta faiblesse au nombre des forfaits ?
Va, notre Dieu n'est pas un tyran formidable.
Un feu qu'il alluma peut-il être coupable ?
Pourrait-il s'offenser d'un impuissant désir,
Lui dont le souffle pur enfanta le plaisir ?
Ce doux frémissement, ce trouble, cette ivresse,
Que l'amant fait passer au sein de sa maîtresse,
Est un tribut tacite, un hommage enchanteur
Que l'homme anéanti rend à son créateur......
A de vains préjugés cesse d'être soumise,
Qu'Abailard soit ton Dieu, le mien est Héloïse. »
. . . .

A 100°. — « Evadné, fille de Mars et de Thébé, femme de
Campanée, l'ayma si ardemment, que luy estant mort, aussitost
son corps fut jetté dans le feu, elle s'y jetta après toute
et se brusla et se consuma avec lui. »

BRANTÔME.

losion. — « Un amant qui de tristesse
La tête en quatre se fendit.

Un autre qui se pendit
A la porte de sa maîtresse. »

LAFONTAINE.

Déclin. — « Non, jamais tourterelle
N'aima plus tendrement ;
Comme elle était fidèle
A son dernier amant !...
Dieu ! faut-il lui survivre ?
Me faut-il la pleurer ?
Non, non ; je veux la suivre...
Pour la voir enterrer. »

BÉRANGER.

Fi d'un amant toujours rêvant
Toujours de larmes s'abreuvant,
Romance, en arrière !
Chanson, en avant ! »

DESAUGIERS.

6. Echelle manométrique de l'Amour matériel.

« ... La recherche et la possession immédiate d'un individu du sexe opposé devient le seul et unique but de la vie. Pour l'atteindre, les animaux en rut se livrent des combats épouvantables, s'exposent à tous les dangers. Le jeune homme, même éclairé, n'a quelquefois plus le moindre sens commun ; il compromet son avenir, sa santé, sa fortune, son honneur et

va jusqu'à sacrifier sa vie, comme pour montrer par le suicide
que l'individu n'est rien s'il ne peut obéir à la voix de l'espèce.»

FARABEUF.

Lutte. — «Ah! mon Dieu que je l'échappe belle!
Dit le saint tremblant,
Tout en sortant
De sa ruelle,
Ah! mon Dieu! que je l'échappe belle!
Un moment plus tard,
Je faisais le diable cornard.»

J. SEDAINE.

«Quand on tient l'anguille,
Il faut la manger.
Qand on tient les filles,
Faut les embrasser.»

Élan. — «Un marquis qui tente l'escalade pour se couler
dans la chambre d'une fille qui veut cesser de l'être.»

LE SAGE.

«Pour nos fille' ah queu trouvaille
Dans c' siècle de vertus
Si pour boucher z'une entaille
N' fallait qu' souffler d'sus.»

DESAUGIERS.

Action. — « Le lieu leur plaît, l'eau leur vient à la bouche.
Et le galant qui sur l'herbe la couche
Crie en voyant je ne sais quel appas :
« O Dieu ! que vois-je, et que ne vois-je pas ! »
Sans dire quoi, car c'était lettres closes.
Lors le manant les arrêtant tout coi :
« Homme de bien qui voyez tant de choses,
Voyez-vous point mon veau, dites-le moi ? »

LAFONTAINE.

Mouvement. — « Même beauté tant soit exquise
Rassasie et saoûle à la fin,
Il me faut d'un et d'autre pain,
Diversité c'est ma devise. »

LAFONTAINE.

» Vivent les fillettes,
Mais pour un seul jour ;
J'ai des amourettes
Et je n'ai pas d'amour. »

« On entre au bocage,
Le plaisir vous suit.
On rentre au village...
Eh bien ! tout est dit.

BERQUIN.

Déclin. — « La nuit vient, son amour avide
Ne trouve, hélas! qu'un invalide...
Le lendemain elle disait :
« Un mari, s'il vous plaît ! »

CABASSOL.

7. Echelle dynamométrique de la procréation.

Monsieur l'docteur, dit l'autre jour Nicette,
J'ons un abcès qui sembl' vouloir crever,
Qu'm'arriv'ra-t-il? » Hélas! pauvre fillette,
On ne sait pas ce qui peut arriver. »

A.-M. COUPART.

« L'espèce se multiplie dans un pays où l'abondance fournit aux enfants sans rien diminuer de la subsistance des pères... Si un homme est mal à son aise, et qu'il sente qu'il fera des enfants plus pauvres que lui, il ne se mariera pas; ou, s'il se marie, il craindra d'avoir un trop grand nombre d'enfants, qui pourraient achever de déranger sa fortune et qui descendraient de la condition de leur père. J'avoue que le rustique ou paysan, étant une fois marié, peuplera indifféremment, soit qu'il soit riche, soit qu'il soit pauvre; cette considération ne le touche pas, il a toujours un héritage sûr à laisser à ses enfants, qui est son hoyau; et rien ne l'empêche de suivre aveuglément l'instinct de la nature.

« Mais à quoi sert dans un État ce nombre d'enfants qui languissent dans la misère? Ils périssent presque tous à mesure qu'ils naissent ; ils ne prospèrent jamais : faibles et débiles, ils meurent en détail de mille manières, tandis qu'ils sont emportés en gros par les fréquentes maladies populaires que la misère et la mauvaise nourriture produisent toujours. Ceux qui en échappent atteignent l'âge viril sans en avoir la force, et languissent tout le reste de leur vie. »

Montesquieu. (Lettres persannes).

« Aussi qu'arriverait-il si nous nous avisions de faire le double d'enfants de ce que nous faisons : Qu'il faudrait que la terre rendit le double de ce qu'elle rend, ou qu'il y aurait le double de pauvres, ou qu'il faudrait avoir le double d'industrie et gagner le double sur l'étranger, ou envoyer la moitié de la nation en Amérique, ou que la moitié de la nation mangeât l'autre. »

Voltaire.

8. L'Amour peut-il se réduire à l'un des 3 mobiles cités ?

Aime-t-on pour aimer et non pour autre chose ?
N'est-ce qu'à l'esprit seul que vont tous ces transports ?

« Il n'est rien de plus beau....
Que ces vœux épurés qui ne vont qu'à l'esprit,
Ces unions de cœur et ces tendres pensées,
Du commerce des sens si bien débarrassées ;
Mais ces Amours pour moi sont trop subtilisés ;
Je suis un peu grossier, comme vous m'accusez ;
J'aime avec tout moi-même, et l'Amour qu'on me donne
En veut, je le confesse, à toute la personne.
Car j'ai, ne vous déplaise, un corps tout comme une âme :

Il est aux bords déserts où l'objet adoré
Seul vu, seul entendu, seul craint, seul désiré,
Remplit chaque pensée ou de joie ou de peine,
Enflamme chaque sens et bat dans chaque veine ;
Il est dans la retraite où le cœur amoureux
Verse sur le papier le torrent de ses feux ;
Il veille à cette porte, où seul, dans l'ombre humide,
L'amant en palpitant prête une oreille avide,
Heureux lorsque d'un pied posé timidement
Le bruit vient l'avertir du fortuné moment
Et promettre à sa flamme une plus douce veille ;
Il est dans le réduit où la beauté sommeille,
Où de loin l'adorant et n'osant qu'admirer
Il écoute son souffle et craint de respirer..... »

Delille (L'Imagination, ch. II.)

10. Aime-t-on seulement pour le plaisir de créer
« quelque petit savant qui veut venir au monde ? »

« Dans l'Amour, la femme voit l'amour, son amant, son mari.
L'enfant paraîtra plus tard. C'est l'homme qui s'inquiète plutôt
de la perpétuité de race. »

Michelet (L'Amour, ch. VI.)

11. Qu'est-ce donc que l'Amour ?

« En réalité, l'Amour étant la résultante de ces trois mobiles:
affection, jouissance, procréation, nous définirons l'Amour :
« *Un état de malaise caractérisé par le besoin d'épanchement
physique et moral, qui attire l'un vers l'autre deux êtres de
sexe opposé dans le but d'assurer la perpétuité de l'espèce.* »

Pangloss.

LES CONTRE-TEMPS DE L'AMOUR

En panier. — « Une dame gauloise établie à Rome voulait se venger d'Hippocrate. Sous prétexte que certaine surveillance l'empêchait de disposer de ses heures, elle pria le médecin de se rendre la nuit au bas de sa fenêtre, promettant de lui jeter une corde munie d'un panier à l'aide duquel il serait hissé jusqu'à son balcon. Le grave Hippocrate prend facilement à l'amorce : il arrive sous la fenêtre, fait le signe convenu, se blottit dans la corbeille et la sent s'élever... Arrivé à moitié chemin de cette ascension amoureuse, la corbeille s'arrête, ne bouge plus, et le malheureux reste exposé jusque bien avant dans la matinée sur ce pilori aérien, aux regards de la foule qui se rend au marché et salue l'homme suspendu de ses huées et de ses éclats de rire. » (LEGRAND, t. I, p. 252.)

Sur la trappe. — « Un jour, ainsi que le mari estoit dehors, sa femme, pensant qu'il ne revinst si tost, envoya quérir monsieur le curé qui la vint confesser. Et ainsi qu'ils faisoient bonne chère ensemble, son mari arriva si soudainement qu'il n'eut loisir de se retirer de la maison, mais, regardant le moyen de se cacher, monta par le conseil de sa femme dedans un grenier et couvrit la trappe par où il monta d'un van à vanner. Le mari entra en la maison, et elle, de peur qu'il eust quelque soupson, le festoya si bien à son dîner qu'elle n'épargna point le boire dont il prit si bonne quantité avec la lassette qu'il avoit du labour des champs, qu'il lui prit envie de dormir, estant assis en une chaise devant son feu. Le curé qui s'ennuyoit d'être si longuement en ce grenier, n'oyant point de bruit en la chambre, s'avança sur la trappe et, en élongeant le col le plus qu'il lui fut possible, advisa que le bonhomme dormoit ; et en le regardant s'appuya par mégarde sur le van si lourdement que van et homme trébuchèrent à bas auprès du bonhomme qui dormoit, lequel se réveilla à ce bruit; et le curé qui fut plustôt levé que l'autre ne l'eust aperçu lui dit : « Mon compère, voilà votre van, et grand merci. » Et ce disant, s'enfuit. Et le pauvre laboureur tout étonné demanda à sa femme : « Qu'est cela? » Elle lui répondit : « Mon ami, c'est votre van que le curé avoit emprunté, lequel il vous est venu rendre. » Et lui, tout en grondant, lui dit : « C'est bien rudement rendre ce qu'on a emprunté, car je pensois que la maison tombât par terre. » (21ᵉ *Nouvelle de la reine de Navarre*.)

Sous un arbre

« Un villageois ayant perdu son veau,
L'alla chercher dans la forêt prochaine.
Il se plaça sur l'arbre le plus beau,
Pour mieux entendre, et pour voir dans la plaine.
Vient une dame avec un jouvenceau.
Le lieu leur plaît, l'eau leur vient à la bouche ;
Et le galant, qui sur l'herbe la couche,
Crie en voyant je ne sais quels appas :
« O dieux ! que vois-je, et que ne vois-je pas! »
Sans dire quoi, car c'était lettres closes.
Lors le manant les arrêtant tout coi :
« Homme de bien qui voyez tant de choses,
Voyez-vous point mon veau, dites-le-moi. »

(*XIᵉ Conte* de LAFONTAINE.)

Dans la ruelle d'un lit. — « Le mari ne fut pas plustôt parti, que madame Isabeau envoya chercher son cher Lionnet pour qu'il vinst lui faire compagnie... D'un autre côté, Lambertini n'eut pas plutôt appris que le mari étoit absent qu'il monta à cheval pour aller visiter la belle Isabeau... Elle auroit bien voulu le renvoyer, mais elle le craignoit comme la foudre. Elle prit donc le parti d'engager son véritable amant à se cacher dans la ruelle du lit, jusqu'à ce qu'elle eust pu se défaire du chevalier. Lionnet, craintif de son naturel, suivit très volontiers le conseil d'Isabeau. Après quoi, la servante alla ouvrir à Lambertini qui mit pied à terre, et attacha son cheval dans la cour, à un anneau de fer qui tenoit à la muraille. Le chevalier qui n'étoit pas homme à perdre le temps, ferme la porte, et force la dame à satisfaire ses désirs. Nouveau contre-temps. Le mari qu'on n'attendoit pas sitôt arrive sur ces entrefaites. La servante qui le voit venir de la fenêtre court à la chambre de sa maîtresse : Madame, voici votre mari. Isabeau se voyant deux hommes sur les bras, et sentant qu'il ne lui étoit pas possible de faire cacher le chevalier, à cause de son cheval que son mari avoit peut-être déjà vu, faillit se trouver mal de frayeur à cette nouvelle. Elle ne savoit quel parti prendre pour sortir de ce mauvais pas, lorsque son esprit, vivement aiguillonné par la crainte, lui fournit tout à coup un expédient. Si vous m'aimez, Lambertini, dit-elle, et que vous soyez bien aise de me sauver l'honneur et la vie, faites ce que je vais vous dire. Mettez votre épée nue à la main, paraissez être en colère et furieux, descendez et dites, en vous en allant, *je saurai bien le trouver ailleurs.* Si mon mari veut vous retenir ou qu'il demande contre qui vous en avez, ne lui répondez autre chose que le mot que je viens de vous dire. S'il insiste, quand vous serez monté à cheval, partez sans faire semblant de l'entendre et ne lui répondez absolument rien, sous quelque prétexte que ce soit. Lambertini promit de suivre à la lettre ce qu'elle venoit de lui prescrire. Le mari, voyant un cheval dans la cour, commençoit à tirer des conjectures et alloit monter dans l'appartement de sa femme pour savoir qui était arrivé, quand il rencontra, au bas de l'escalier, messire Lambertini tout en feu, soit de fatigue, soit de dépit de son arrivée. Qu'avez-vous donc, chevalier? lui dit-il, tout effrayé de son air? Le chevalier répond : Par la vie, par la mort, je cer. — Vraiment répondit Pierre, je n'y voulais pas une telle queue, et vous l'attachiez beaucoup trop bas; et, s'il en fallait une absolument, pourquoi ne me disiez-vous pas de la mettre moi-même? »

La jeune femme, qui avait pris goût à cette dernière opération de la cérémonie : « Bête que tu es, dit-elle à son bonhomme de mari, pourquoi as-tu gâté tes affaires et les miennes? Où as-tu jamais vu de jument ssns queue? »

BOCACE.

Tromperie. — Figaro embrasse sa femme croyant embrasser sa servante. Ici, le mari embrasse la servante croyant embrasser sa maîtresse. « Finalement, quand le mari fut gelé, les flambeaux éteints, la meschine cria tout bas dans les rideaux, à la mie du roi, que le seigneur étoit là ; puis elle se mit au lit et la belle fille sortit, comme si elle eût été la chambrière. L'avocat issit de sa froide cachette et se fourra congrument entre les toiles, en pourpensant en luy-même : « Ah! que c'est bon ! » De fait, la chambrière lui en donna pour plus de cent mille écus. Et le bonhomme connut bien la différence qui est entre les profusions des maisons royales et la petite dépense des bourgeoises. La meschine, qui riait comme une pantoufle, se tira de son rôle à merveille, régalant le chicanous de cris passablement gentils, torsions, sursauts convulsifs, comme une carpe sur la paille, et faisant des ah! ah! qui la dispensoient d'autres paroles. Et tant par elle leut adressé de requêtes et tant furent-elles amplement répondues par l'avocat, qu'il s'endormit comme une poche vide ; mais, paravant de finir, cet amant qui vouloit conserver le souvenir de cette bonne nuitée d'amour, épila sa femme à la faveur d'un soubresaut, je ne sais où, veu que je n'y étois point, et tint en sa main ce précieux gage de la chaude vertu de la belle fille. Vers le matin, quand le coq chanta, la belle fille se glissa près de son bon mari et feignit de dormir. Puis la chambrière vint frapper légèrement au front du bienheureux, en lui disant à l'oreille : — Il est temps. Pouillez vos chausses et tirez d'ici ! Vécy le jour. Le bonhomme, grièvement marry de laisser ce sien trésor, voulut voir la source de son bonheur évanoui. — Oh ! oh ! fit-il, en procédant au racolement des pièces, j'ai du blond et vécy qui est noir. —. Qu'avez-vous fait? lui dit la meschine. Madame verra qu'elle n'a point son compte. — Oui, mais voyez. — Mais, fit-elle, d'un air de mépris, ne savez-vous point, vous qui savez tout, que ce qui est déplanté meurt et se décolore ? Et là-dessus elle le jeta dehors en s'éclatant de rire avec la bonne gouge. » (BALZAC.)

Guérison dans le Bahut. — « Le mécanicien voulut de prime saut assaillir la teinturière, lorsque maître Taschereau frappa de grands coups à la porte de la rue. — Ha! fit la portillonne... mettez-vous dans le bahut. Et tost elle boute le bossu dedans le bahut, en prend la clef et va vite à son bon mari. Lors le teinturier fut baisé chaudement su les deux yeux, sur les deux oreilles ; et lui de même accola sa bonne femme par de gros baisers de nourrice qui claquoient tant et plus. Puis les deux époux se mirent à table, joquetèrent, finirent par se coucher, et le mécanicien entendit tout, contraint d'être debout. de ne point faire de tousserie ni mouvement aucun. Il étoit parmi des linges, serré comme une sardine dans un poinçon, et n'avoit de l'air que comme les barbeaux ont du soleil au fond de l'eau; mais il eut pour soi divertir les musiques de l'amour, les soupirs du teinturier et les jolis propos de la tacherette. Enfin quand il crut son compère endormi, le compère fit mine de crocheter le bahut. — Qui est là? dit le teinturier. — Qu'as-tu, mon mignon? reprint sa femme en levant le nez au-dessus de la courte-pointe. — J'entends gratter, dit le bonhomme. — Nous aurons de l'eau demain, c'est la chatte, répondit la femme. Là! mon fils, vous avez le somme bien léger; il ne faudroit point s'aviser de vouloir faire de vous un mari de haute futaye. Là, tiens-toi sage. Oh! oh! mon papa, ton bonnet est de travers. Allons, recoiffe-toi, mon petit bouchon, car il faut être beau, même en dormant. Là es-tu bien? — Oui. — Dors-tu? fit-elle, en le baisant. — Oui. — Au matin, la belle teinturière vint, de pied coy, ouvrir au mécanicien qui étoit plus pâle qu'un trépassé. — Oh! de l'aër, de l'aër, fit-il. Et il se sauva, guarry de son amour, emportant autant de haine en son cœur qu'une poche peut contenir de bled noir. » (Balzac, *Contes drôlatiques.*)

Remède. — Un jour que madame dormait,
Monsieur baisait la chambrière.
Mais elle qui la danse aimait,
Remuait fort bien le derrière.
La galante enfin, toute fière,
Lui dit : — Monsieur, par votre foi,
Qui le sait mieux, de madame ou de moi?
— C'est toi, dit-il, sans contredit.
— Vraiment, dit-elle, je le croi,
Car tout le monde me le dit.

Le Joujou des Demoiselles.)

Après la pluie, le beau temps : « J'ay ouy conter que le roy François, ayant en main une fort belle dame qui luy a long-temps duré, allant un jour inopiné à ladite dame et en heure inopinée coucher avec elle, vint à frapper à la porte rudement, ainsi qu'il devoit et avoit pouvoir, car il estoit maistre. Elle qui estoit pour lors accompagnée du sieur de Bonnivet, n'osa pas dire le mot des courtisanes de Rome : *Non si parla, la signora è accompagnata* (1). Ce fut à s'adviser là où son galand se cacheroit pour plus grande seureté. Par cas c'estoit en esté, où l'on avoit mis des branches et feuilles dans la cheminée, ainsi qu'est la coustume de France. Parquoy elle luy conseille et l'advisa aussitost de se jeter dans la cheminée, et se cacher dans ces feuillages tout en chemise, que bien luy servit de quoy ce n'estoit en hyver. Après que le Roy eut fait sa besogne avec la dame, il voulut faire de l'eau ; et se levant, la vint faire dans la cheminée, par faute d'autre commodité ; dont il en eust si grande envie, qu'il en arrosa le pauvre amoureux plus que si l'on luy eust jetté un sceau d'eau, car il l'en arrousa, en forme de chantepleure de jardin, de tous costez, voire et sur le visage, par les yeux, par le nez, la bouche, et par tout ; possible en eschappa-t-il quelque goutte dans la bouche. Je vous laisse à penser en quelle peine estoit ce gentilhomme, car il n'osoit se remuer, et quelle patience et constance tout ensemble ! Le Roy, ayant fait, s'en alla, prit congé de la dame et sortit de la chambre. La dame fit fermer par derrière, et appela son serviteur dans son lict, l'eschauffa de son feu, et lui fit prendre chemise blanche : ce ne fust pas sans rire après la grande appréhension ; car s'il eust esté descouvert, et luy et elle estoient en très-grand danger.

BRANTOME.

(1) On ne parle point, madame est en compagnie.

Bien des gens coquets sont venus
Qui m'offraient pour me plaire
Des fleurettes au lieu d'écus;
   Je les envoyais faire...
      Vois-tu,
  Je les envoyais faire...

(Air de *La Boulangère*.)

Contretemps pécuniaire. — « Un soir que le Roy (Louis XI) se trouvait chez la Beaupertuis, en belle humeur, ayant bu du meilleur, dit des drôleries... etc.; il fit apporter 6,000 ecus d'or, et manda de Tours trois gens avaricieux notés.

— Ores ça, mes amys, leur dit Loys, regardez les escuz qui sont dessus cette table... Et les trois bourgeois les grignotèrent de l'œil.

— Ceci est à vous, adiouxta le Roy.

Sur ce, ils ne mirèrent plus les escuz, mais commencèrent à se toiser entre eulx, et les convives cogneurent bien que les vieulx cinges sont plus experts en grimaces que tous aultres, pour ce que les physionomies devindrent passablement curieuses, comme celles des chats beuvant du laict ou de filles chatouillées de mariaige.

— Da! feit le Roy, ce sera tout à celuy de vous qui dira trois foys aux deux aultres : — « *Baise mon cul!* » en boutant la main dans l'or ; mais, s'il n'est pas sérieux comme une mousche qui ha violé sa voisine, et s'il vient à soubrire en disant cette gogue, il payera dix escuz à Madame. Néantmoins, il pourra recommencer trois foys.

— Ce sera tost gaigné! feit Cornelius, lequel, en sa qualité de Hollandoys, avoyt la bouche aussy souvent close et sérieuse que le caz de Madame estoyt souvent ouvert et riant. Aussy mit-il bravement la main sur les escuz, pour veoir s'ils estoyent de bonne forge, et les empoigna gravement ; mais, comme il resguardoyt les aultres pour leur dire civilement : « Baisez mon cul!... » les deux avares, redoublant sa gravité hollandoyse, luy respondirent : « A vos souhaits! » comme s'il avoyt esternué. Ce qui feit rire tous les convives et Cornelius lui-mesme. Lorsque le vigneron voulut prendre les escuz, il sentit telles démangeaisons dans ses badigoinces, que son vieulx visaige d'escumoire laissa passer le rire par toutes les crevasses, si bien que vous eussiez dict une fumée sortant par les rides d'une cheminée, et ne put rien dire. Lors, ce feut le tour du dorelotier, lequel estoyt ung petit bout d'homme goguenard et qui avoyt les lèvres serrées comme le col d'ung pendu. Il se saisit d'une poignée d'escuz, resguarda les aultres, voire le Roy, et dit avecques un grand air raillard : — Baisez mon cul !

— Est-il breneux ? demanda le vigneron.

— Il vous sera loysible de le veoir, respondit gravement le dorelotier.

Là-dessus, le Roy eut paour pour ses escuz, veu que le dict Peccard recommença sans rire, et pour la troisième foys alloyt dire le mot sacramentel, lorsque la Beaupertuys luy feit un signe de consentement, ce qui luy feit perdre contenance, et sa bouche se fendit en esclats comme ung vray pucelaige.

— Comment as-tu faict, demanda Dunois, pour tenir ta face grave devant six mille escuz ?

— Oh ! monseigneur, i'ay pensé en premier à ung de mes procez qui se iuge demain ; et, en second, à ma femme, qui est une brosse bien chagrinante.

L'envie de gaigner ceste notable somme les feit essayer encores, et le Roy s'amusa, pendant environ une heure, des chiabrenas de ces figures, des préparations, mines, grimaces et aultres patenostres de cinge qu'ils feirent ; mais il se frottoyent le ventre d'ung panier ; et, pour gens qui aymoyent mieulx la manche que le bras, ce feut une douleur bien cramoisie que d'avoir à compter chacun cent escuz à Madame.

Quand ils feurent partis, Nicole dit bravement au Roy : — Sire, voulez-vous que i'essaye, moy ?

— Pasques Dieu ! respartit Loys unze, non ! Ie vous le baiseray bien pour moins d'argent. »

BALZAC.

DU MARIAGE

Jadis Adam, dégoûté
De vivre seul sur la terre,
Se maria sans notaire
Ni municipalité.

« Le grand ouvrier créa seulement un homme et une femme. — Eurent-ils des enfants ? Assurément. — Supposons que ces deux premiers parents n'aient eu que des filles et que leur mère soit morte la première, ou qu'ils n'aient eu que des garçons et que la femme ait perdu son mari. — Tu m'embarrasses ; mais tu as beau dire, l'inceste est une chose abominable et parlons d'autre chose. »

« A Otaïti, au moment où le mâle a pris toute sa force, où les symptômes virils ont de la continuité, et où l'effusion fréquente et la qualité de la liqueur séminale nous rassurent ; au moment où la jeune fille se fane, s'ennuie, est d'une maturité propre à concevoir des désirs, à en inspirer et à les satisfaire avec utilité, le père détache la chaîne à son fils et lui coupe l'ongle du doigt du milieu de la main droite. La mère relève le voile de sa fille... C'est une grande fête que le jour de l'émancipation d'une fille ou d'un garçon. Ce jour elle est conduite par son père et par sa mère dans une enceinte où l'on danse et où l'on fait l'exercice du saut, de la lutte et de la course. On déploie l'homme nu devant elle sous toutes les faces et dans toutes les attitudes. Si c'est un garçon, ce sont les jeunes filles qui font en sa présence les frais et les honneurs de la fête, et exposent à ses regards la femme nue sans réserve et sans secret. Le reste de la cérémonie s'achève sur un lit de feuilles. A la chute du jour, la fille rentre dans la cabane de ses parents ou passe dans la cabane de celui dont elle a fait choix, et y reste tant qu'elle s'y plaît.

« Ici tout est à tous : nos filles et nos femmes nous sont communes. Le mariage est donc le consentement d'habiter une même cabane et de coucher dans le même lit, tant que nous nous y trouvons bien. »   DIDEROT.

Mais

L'homme trahit sa foi, d'où vinrent les notaires
Pour attacher au joug les humeurs volontaires.

Aussi, « à peine l'ingénu était arrivé, qu'ayant demandé à une vieille servante où était la porte de sa maîtresse, il avait poussé fortement la porte mal fermée, et s'était élancé vers le lit. Mademoiselle de Saint-Yves, se réveillant en sursaut, s'était écriée : « Quoi, c'est vous ! ah ! c'est vous ! arrêtez-vous, que faites-vous ? » Il avait répondu : « Je vous épouse. » Et, en effet, il l'épousait, si elle ne s'était pas débattue avec toute l'honnêteté d'une personne qui a de l'éducation. L'ingénu n'entendait pas raillerie ; il trouvait toutes ces façons-là extrêmement impertinentes. « Ce n'était pas ainsi qu'en usait ma première maîtresse... » Aux cris perçants de la demoiselle accourut le sage abbé de Saint-Yves. On emmena l'ingénu dans un autre appartement ; l'abbé lui démontra l'énormité du procédé. « Il faut, lui disait-il, des notaires, des prêtres, des témoins, des contrats, des dispenses... »   VOLTAIRE.

En France, aujourd'hui « l'homme avant 18 ans révolus, la femme avant 15 ans révolus ne peuvent contracter mariage ». Code, titre V, chap. Ier, § 144.

(Si la demoiselle n'a pas 15 ans, on la fait courir, elle est en nage.)

§ 148. — « Le fils avant 25 ans accomplis et la fille avant 21 ans accomplis ne peuvent contracter mariage sans le consentement de leurs père et mère. En cas de dissentiment, e consentement du père suffit. — Si l'un des deux est mort, ou s'il est dans l'impossibilité de manifester sa volonté, le consentement de l'autre suffit. — S'ils sont morts tous deux, les aïeuls et aïeules les remplacent. — Au cas de refus des parents on peut leur faire des actes respectueux. Depuis la majorité fixée (§ 148 précédent) jusqu'à l'âge de 30 ans (garçons) et 25 ans (filles) accomplis, l'acte respectueux (à moins de consentement) sera renouvelé deux autres fois, de mois en mois, et un mois après le 3e acte, il pourra être passé outre à la célébration du mariage. — Passé 30 ans, il pourra être, sur un acte respectueux, passé outre un mois après à la célébration du mariage. » Voir plus loin : *Théorie et Code du mariage.*

A Gonesse, un jour, dans ses lacs
L'Amour prit Thérèse et Colas :
Colas n' pouvait voir sa Thérèse
    Sans se pâmer d'aise,
    Et la p'tite n aise
Trouvait son grand Colas charmant :
    V'là c' que c'est que l' sentiment.

Ça leur coupa pendant un mois
L'appétit, l' sommeil et l voix ;
Quand ils s' voyaient, n'osant se dire
    L' sujet d' leur martyre,
    Ils s' mettaient à rire,
Puis r'tournaient moudre le froment :
    V'là c' que c'est que l' sentiment.

Mais, comm' l'amour nous étouff'rait.
Si quelqu' jour il ne transpirait ;
Colas d' sa belle un soir s'approche,
    Lui lâche un' taloc e ;
    Thérès' lui décoche
Un grand soufflet... bien tendrement :
    V'l c' que c'est que l' sentiment.

Ap ès un aveu si flatteur,
On sent qu' la gout e est de rigueur.
Thérès', dont l'œil d'amour pétille,
    Ac epte du drille
    Roquill' sur roquille ;
Puis tout d' son long tomb' sans mouv'ment :
    V'là c' que c'est que l' sentiment.

Les bras pendants, sur c' coup, Colas
Reste droit comme un échalas ;
Mais, quand on a bu plus d'un verre,
    Qu' sa belle est terre,
    Et qu'on n'y voit guère,
On n' peut répondre au moment :
    V'là c' que c'est que l' sentiment.

On s'apeçoit au bout d' queuqu' mois
Que l' corset n' va plus comme aut'fois ;
Frère. oncle, tante, père et mère
    Ecument n' colère.
    Et d' la téméraire
Veul nt s' venger en l'assommant :
    V'là c' que c'est que l' sentiment.

Thérèse, enfin, p'ussée à bout,
Et préférant Colas à tout,
Dit tout haut : « Je m' moque d' mon père,
   Je m' moque d' ma mère,
   D' ma famille ent'ère ;
Je n'aime et n'aim'r'i que mon amant. »
   V'là c' que c'est que l' sentiment.

À ces mots, on la met sous clé,
Et l' pauvre Colas d'solé,
Pour adoucir un coup si traître, .
   La nuit, sans paraître,
   S'en vient sous sa f'nètre
Crier, jurer comme un All'mand :
   V'là c' que c'est que l' sentiment.

Thérèse, aux cris d' l'infortuné,
Saut' par la f'nètr' et tomb' sur l' né,
Son sa'g jail it comm' d'un' fontaine,
   Elle y pense à peine ;
   Gn'y a pas d' nez qui tienne,
Quand il s'agit d'un enlèv'ment :
   V'là c' que c'est que l' sentiment.

Vite, ils s'en vont chez m'sieur l' curé ;
Colas lui dit tout effaré :
« Mam'selle et moi, v'nons côte à côte
   Vous dir' qu' par ma faute,
   Par ma très-grand' faute,
All' s'ra mère avant l' sacrement. »
   V'là c' que c'est que l' sentiment.

L' curé leur fait un beau sermon
Au sujet d' l'œuvre du démon.
« Tout ça, dit Thérèse est d' l'eau claire ;
   Dans l'instant, mon père,
   Il s'agit de faire
Not' mariage ou notre enterr'ment... »
   V'là c' que c'est que l' sentiment.

L' curé dit qu'il n' peut les unir,
Si leurs parents n' vienn'nt les bénir.
L' bouillant Colas, qu' ce r'fus poignarde,
   Du suiss' prend l'hall'barde ;
   On crie : *À la garde !*. .
Thérèse accouche d' saississ'ment :
   V'là c' que c'est que l'sentiment.

Chez m'sieur l' maire on a bientôt m'né
Colas, Thérèse et l' nouveau-né.
Thérès' lui cont' sa peine amère,
 Lui dit : « Vous êt' maire,
 N'ach'vez pas un' mère
Qu'à fait ce qu'on fait en aimant »
 V'là c' que c'est que l' sentiment.

A c'te voix, l'cœur du maire s' fend,
Il dit : « Faut un père à c'te enfant...
Puisqu' vous avez fait la sottise,
 Qu' voulez-vous que j' dise ?
 Dimanche, à l'église,
Vous s'rez mariés conjugal'ment. »
 V'là c' que c'est que l' sentiment.

De plaisir, tous deux, à ces mots,
Se mett'nt à pleurer comm' des veaux ;
Et moi-même qui vous l' raconte,
 Je l' dis à ma honte,
 Je m' sens pour mon compte
Prêt à pleurer d'attendriss'ment ·
 V'là c' que c'est que l' sentiment.

Air : *V'là c' que c'est qu' d'aller au bois.*

Desaugiers.

Un témoin nocturne.

Dans sa douleur amère
Quand au gendre béni
La mère
Livre la clef du nid,
Le pied dans sa pantoufle,
Voilà l'époux tout prêt
Qui sonffle
Le bougeoir indiscret.
Au pudique hyménée
La vierge qui se croit
Menée
Grelotte en son lit froid,
Mais monsieur tout en flamme
Commence à rudoyer
Madame
Qui commence à crier.
« Ouf, dit-il, je travaille
Ma bonne, et ne fais rien
Qui vaille ;
Tu ne te tiens pas bien. »
Et vite il se dépêche,
Mais quel démon caché
L'empêche
De commettre un péché ?
« Ah ! dit-il, prenons garde
Quel témoin curieux
Regarde
Avec ces deux grand yeux ?
Et c'est dans la nuit brune
Sur son clocher jauni,
La lune
Comme un point sur un i.

A. DE MUSSET.

Cornes artificielles, « Une femme enceinte de 7 mois, reçut par derrière un coup de corne de vache qui déchira la grande et la petite lèvre d'un côté, en coupant l'anneau vaginal jusqu'à l'anus. Elle guérit et accoucha. »

— « Le mari frise la soixantaine : il fait partie depuis long-temps de la catégorie des vieux barbons.

La femme n'a plus d'âge. Tous deux se posent en jeunes ma-riés. Illusion de l'amour ! Il en est ainsi, cependant ! et leur comparution en police correctionnelle n'est que l'épilogue de leur voyage de noces.

Le Président (au prévenu) : Vous vous nommez V...

Le Prévenu : Oui, monsieur, Hippolyte. (Rires). Le prévenu parle avec beaucoup de volubilité. On jurerait qu'il appelle M. le président, Hippolyte.

Le Président : Et vous, madame, vous vous nommez B... Vous êtes mariée à M. V...

La prévenue (poussant son mari du coude.) Répond pour moi.

Le prévenu : Oui, monsieur, Eulalie B., femme V., cinquante trois ans, nouvellement mariée. (Rires).

Le prévenu, qui ne paraît pas d'humeur facile, se retourne du côté des rieurs et reprend : Je suis marié... y a pas de déshon-neur... Je ne comprends pas que ça fasse rire... j'ai ici l'acte de mariage. C'est pas ma faute si j'ai cinquante-neuf ans et ma femme cinquante-trois... Ça ne m'empêche pas d'aimer Eulalie.

Le président. — C'est bien : calmez-vous. Vous savez pourquoi vous êtes assigné, vous avez appelé le plaignant, voleur, propre à rien, détrousseur de femmes, et vous lui avez donné des coups de poing, qu'avez-vous à dire ?

Le prévenu.—Je ne dis pas non. C'est possible... Je crois même que c'est très-possible... Je vais vous expliquer mon cas. Je suis marié avec Eulalie depuis six semaines...

Le président (impatienté). Allez donc au fait.

Le prévenu. — Depuis six semaines, monsieur .. Commerçants retirés tons deux... Moi ancien épicier... elle fruitière. Nous avions fait nos affaires, moi, dans le chocolat, elle, dans les pommes de terre. Je lui faisais la cour. Elle m'avait toujours répondu : Après .. quand nous aurons fermé boutique, nous aurons plus de temps pour nous aimer. Enfin, le mariage... Une noce à faire tomber les vitres. Après le festin, je dis à Eulalie : C'est l'heure... l'heure du train. Il s'agit de faire le voyage de noces.

Le président. Je ne vois pas.

Le prévenu. Vous allez voir... Nous prenons le train de Lonjumeau. Il y avait un tas de wagons libres... Nous en choisissons un... (d'un ton solennel) il y a des heures où l'on aime à être seul... (rires dans l'auditoire).

Voilà monsieur qui nous suit et s'installe dans notre compartiment.

Il faut vous dire que monsieur est un de nos voisins, un marchand de vins, le luostic du quertier, qui, avant notre mariage, a fait courir sur Eulalie un tas de faux bruits...

Le président. C'était bien son droit... de monter dans votre compartiment.

Le prévenu. Oui, mais attendez. Ça me gênait de le voir là. Je descends, il descend. Nous montons dans un autre wagon... il monte avec nous. Nous redescendons, il redescend... Nous remontons, il remonte !

Le président. C'est donc un verbe que veus déclinez... (rires) Enfin vous êtes installés, c'est heureux... et après...

Le prévenu : J'étais forcé de subir sa présence. je dis à ma femme : Que veux-tu?... et le train se met en marche... Oui, mais je vois monsieur qui déplie un grand foulard et qui le met en marmotte sur sa tête.

Le président. C'était encore son droit, il me semble.

Le prévenu. Je n'aime pas les plaisanteries, surtout le soir des noces... Or, monsieur avait noué son mouchoir, en relevant les deux coins sur le devant de la tête de façon... de façon que...

j'oserais jamais vous le dire... Mais vous me comprenez. (Rires). Le Tribunal a peine lui-même à contenir son hilarité.)

J'ai eu des malheurs autrefois dans mon premier ménage. Ce monsieur les connaît. Ce n'était pas le moment de les rappeler. En se coiffant ainsi, c'était une allusion d'autant plus qu'il me regardait d'un air goguenard qui me disait bien des choses.

Le président : Est-ce tout?

Le prévenu : pas encore... Avec cela monsieur fredonnait entre les dents une chanson... Enfin, Dieu merci!... en voyant ma patience, monsieur finit par s'endormir. Je le croyais, du moins...Je m'approche de plus près d'Eulalie... Nouveau marié... Je lui murmure quelques mots à l'oreille... Tout à coup, je crois entendre comme un bruit de sifflet... Je me retourne. Monsieur était dans un coin, toujours dormant, en apparence... J'achève ma phrase interrompue. Le sifflet redouble. Cette fois, il n'y avait pas à s'y tromper. Monsieur ne dormait pas. Il avait apporté avec lui un de ces petits instruments en bois avec lesquels on imite le cri de certains oiseaux... L'allusion était sanglante? Le rouge me monte au front. Je me fâche... le train s'arrête... il descend... je descends...

Le président (à mi-voix). Les verbes qui recommencent.

Le prévenu. Je le suis... Je lui dis son fait... L'ai-je traité de voleur, de propre à rien?... lui ai je donné un coup de poing? C'est possible... C'est très possible même, comme j'avais l'honneur de vous le dire en commençant. Mais, un soir de noces, dans un voyage... en présence d'Eulalie... Cette plaisanterie... le foulard en coin... le sifflet... J'ai appris depuis qu'il avait annoncé à l'avance aux habitués de son café le tour qu'il se proposait de me jouer. A mon retour, vous entendez d'où vous êtes les quolibets dont j'ai été assailli. J'ai été forcé de changer de quartier. Quant à Eulalle...

Le président En voilà assez...

V. s'assied. On entend deux témoins. Eulalie est acquittée, V. est condamné à 25 francs d'amende.

Espérons que cette aventure, qui est venue troubler le premier jour de noces de V. ne l'empêchera pas d'être heureux en ménage

L'AMOUR EN JUSTICE.

Pendant son voyage à Baseora, les prêtres des étoiles avaient résolu de le punir. Les pierreries et les ornements des jeunes veuves qu'ils envoyaient au bûcher leur appartenaient de droit ; c'était bien le moins qu'ils fissent brûler Zadig pour le mauvais tour qu'il leur avait joué. Ils accusèrent donc Zadig d'avoir des sentiments erronés sur l'armée céleste ; ils déposèrent contre lui et jurèrent qu'ils lui avaient entendu dire que les étoiles ne se couchaient pas dans la mer. Ce blasphème effroyable fit fremir les juges ; ils furent près de déchirer leurs vêtements quand ils ouïrent ces paroles impies, et ils l'auraient fait sans doute si Zadig avait eu de quoi les payer ; mais, dans l'excès de leur douleur, ils le condamnèrent à être brûlé à petit feu Sétoc, désespéré, employa en vain son crédit pour sauver son ami : il fut bientôt obligé de se taire. La jeune veuve Almona. qui avait pris beaucoup de goût à la vie, et qui en avait obligation à Zadig, résolut de le tirer du bûcher.

Elle se parfuma, elle releva sa beauté par l'ajustement le plus riche et le plus galant, et alla demander une audience secrète au chef des prêtres des étoiles. Quand elle fut devant ce vieillard vénérable, elle lui parla en ces termes : » Fils aîné de la grande Ourse, frère du Taureau, cousin du grand Chien (c'étaient les titres de ce pontife), je viens vous confier mes scrupules. J'ai bien peur d'avoir commis un péché énorme en ne me brûlant pas dans le bûcher de mon cher mari : en effet, qu'avais-je à conserver ? une chair périssable et qui est déjà toute flétrie. » En disant ces paroles, elle tira de ses longues manches de soie ses bras nus d'une forme admirable et d'une blancheur éblouissante. « Vous voyez, dit-elle, le peu que cela vaut. » Le pontife trouva dans son cœur que cela valait beaucoup : ses yeux le dirent et sa bouche le confirma. Il jura qu'il n'avait vu de sa vie de si beaux bras. « Hélas ! lui dit la veuve, les bras peuvent être un peu moins mal que le reste ; mais vous m'avouerez que la gorge n'est pas digne de mes attentions. » Alors elle laissa voir le sein le plus charmant que la nature ait jamais formé : un bouton de rose sur une

pomme d'ivoire n'eût paru auprès que de la garance sur du buis,
et les agneaux sortant du lavoir auraient semblé d'un jaune brun.
Cette gorge, ses grands yeux noirs qui languissaient en brillant
doucement d'un feu tendre, ses joues animées de la plus belle
pourpre mêlée au blanc de lait le plus pur, ses lèvres, qui étaient
comme deux bordures de corail renfermant les plus belles perles
de la mer d'Arabie ; tout cela ensemble fit croire au vieillard
qu'il avait vingt ans. Il fit, en bégayant, une déclaration tendre.
Almona, le voyant enflammé, lui demanda la grâce de Zadig.
« Hélas ! dit-il, ma belle dame, quand je vous accorderais sa grâce,
mon indulgence ne serviarit à rien ; il faut qu'elle soit signee de
trois autres de mes confrères. — Signez toujours, dit Almona.
— Volontiers, dit le prêtre, à condition que vos faveurs seront el
prix de ma facilité. — Vous me faites trop d'honneur, dit Almona.
Ayez seulement pour agréable de venir dans ma chambre après
que le soleil sera couché, et dès que la brillante étoile Sheat sera
sur l'horizon, vour me trouverez sur un sopha couleur de rose,
et vous en userez comme vous pourrez avec votre servante »
Elle sortit alors emportant la signature, et laissa le vieillard
plein d'amour et de défiance de ses forces. Il employa le reste du
jour à se baigner : il but une liqueur composée de la cannelle de
Ceylan et des précieuses épices de Tidor et de Ternate, et attendit
avec impatience que l'étoile Sheat vînt à paraître.

Cependant la belle Almona alla trouver le second pontife.
Celui-ci l'assura que le soleil, la lune et tous les feux du firmament, n'étaient que des feux follets en comparaison de ses
charmes. Elle lui demanda la même grâce, et on lui proposa d'en
donner le prix. Elle se laissa vaincre, et donna rendez-vous au
second pontife au lever de l'étoile Algenib. De là elle passa chez
le troisième et chez le quatrième prêtre, prenant toujours une
signature et donnant un rendez-vous d'étoile en étoile. Alors elle
fit avertir les juges de venir chez elle pour une affaire importante. Ils s'y rendirent : elle leur montra les quatre noms, et leur
dit à quel prix les prêtre avaient vendu la grâce de Zadig. Chacun d'eux arriva à l'heure prescrite ; chacun fut bien étonné d'y
trouver ses confrères et plus encore d'y trouver les juges, devant
qui leur honte fut manifestée. Zadig fut sauvé. Sétoc fut si
charmé de l'habileté d'Almona, qu'il en fit sa femme. »

VOLTAIRE.

L'AMOUR EN POLITIQUE

« ... — Possédez-vous aucune relique en laquelle réside votre bonheur ? fît le Vénitien. — Un talisman baillé par ma bonne mère, fît le Tourangeau, avec lequel se bâtissent et démolissent aussi les châteaux et cités, un martel à battre monnaies, un remède à guérir tous maux, un bâton de voyage qui se met en gage et vaut moult au prest, un maître outil qui opère des merveilleuses cizelures et toutes forges sans y faire aucun bruit... » Et soudain, en se levant de table, Gautier montra le plus bel outil à faire la joie que le Vénitien eût oncques vu : « Ceci, dit-il, alors que tous deux se couchèrent dedans le lit suivant les coutumes de cettuy temps, aplanit tous obstacles en se rendant maître des cœurs féminins, et vu que les dames sont reines en cette cour, votre ami Gautier y régnera tôt » — O mon amy ! dis-tu, es-tu seur de ne point bronchier, d'y aller dru, de bien servir la Royne et luy donner de telles festes en son chasteau de Gallardin, que elle s'accroche à iamais à cettuy maistre baston, comme naufragiez à leurs planches ?

— Ores çà, ne crains rien, chier Pezare, pour ce que i'ay les arrérages de voyaige, et ie la quenouilleray à chiens renfermez, comme simple servante, en luy monstrant tous les usaiges des dames de Touraine, qui sçavent l'amour mieulx que toutes aultres, pour ce que elles le font, le refont et le deffont pour le refaire, et, l'ayant refaict, le font tousiours, et n'ont aultre chouse à faire que ceste chouse, qui veut tousiours estre faicte. Ores, accordons-nous.

Vécy comme nous aurons le gouvernement de ceste isle. Ie tiendray la Royne, et toy le Roy ; nous iouerons la comédie d'estre grans ennemys aux yeulx des courtizans, à ceste fin de les diviser en deux parts soubz nostre commandement, et à l'insceu de tous, nous demourerons amys ; par ainsy nous sçaurons leurs trames, et les désiouerons, toy en prestant l'aureille à mes ennemys, et moy aux tiens. Doncques, à quelques iours d'huy, nous simulerons une noise pour nous bender l'ung contre l'aultre. Cette castille aura pour cause la faveur en laquelle ie te bouteray

PHYSIOLOGIE HUMORISTIQUE

DE LA

GÉNÉRATION

> « L'amour n'est que le roman du cœur
> c'est le plaisir qui en est l'histoire. »
> BEAUMARCHAIS.

> « Qu'est-ce que l'amour ? l'échange de
> deux fantaisies et le contact de deux
> épidermes. » CHAMFORT.

> « S'aller nicher entre la vessie et l'in-
> testin rectum, entre de l'urine et quel-
> que chose de pis. » VOLTAIRE.

ACTE GÉNÉRATEUR

Préliminaires. — Le coït ou accouplement est l'introduction du pénis en érection dans le vagin, avec éjection de
sperme, dont les spermatozoïdes féoondants remontent dans
l'utérus et les trompes, où leur ascension vers l'ovaire est
aidée par le mouvement des cils vibratiles.

L'Érection des organes sexuels est un état de turgescence et de raideur assurant leur contact et exaltant leur sensibilité et la sensation voluptueuse qui en résulte ; sensation qui a surtout pour but d'assurer la reproduction de l'espèce. — Chez l'homme, l'appareil de l'érection, ou tissu spongieux érectile, est formé : 1° par les deux *corps caverneux* de la verge (lesquels, fixés en arrière aux branches ascendantes de l'ischion et descendantes du pubis, s'adossent l'un à l'autre, et ne sont plus séparés en avant que par une cloison incomplète) ; 2° par la *partie spongieuse*, ou corps caverneux *de l'urèthre*, tissu érectile à mailles plus fines que le précédent, formant une gaine complète autour de l'urèthre, placé comme lui au-dessous des corps caverneux auxquels elle adhère, et renflé en arrière (bulbe) et en avant (gland).

Ce tissu érectile est formé de lamelles entrecroisées de tissus fibreux à fibres musculaires lisses, circonscrivant des espaces ou cellules irrégulières qui communiquent largement entre elles et avec les veines, et reçoivent le sang artériel par les extrémités en entonnoir des capillaires ramifiés sur leurs parois. — Ce tissu érectile forme ainsi, entre les artères et les veines, un réservoir susceptible d'être gonflé de sang à certains moments, ce qui a lieu chaque fois que le retour du sang par les veines est suspendu ou ralenti, alors que les artères l'y déversent toujours. Tel est le mécanisme de l'érection.

Les corps caverneux et le tissu caverneux de l'urèthre sont entourés et isolés entre eux par des gaines fibreuses élastiques permettant les changements de volume de l'organe. Ils reçoivent des vaisseaux distincts ; aussi leur érection n'est pas toujours simultanée. Cependant il y a entre eux des communications sanguines.

Les causes de l'érection, activées par la continence, sont le contact de la femme, l'excitation mécanique du pénis, la vue ou le souvenir du coït, les lectures érotiques, le décubitus dorsal, la réplétion de la vessie par l'urine, la présence d'un calcul dans la vessie. — L'érection dépend de l'accumulation du sang dans les mailles du tissu érectile de la verge. On peut l'amener sur le cadavre en injectant une masse solidifiable dans les vaisseaux du pénis, ou en fixant un long tube vertical plein d'eau dans une ouverture pratiquée à l'un des corps caverneux de la verge, et s'opposant par pression sur le bassin au retour de l'eau par les veines ; quand le liquide infiltré supporte une colonne d'eau de 2 mètres, l'érection est complète. La tension du sang accumulé dans le pénis en érection est donc celle du sang artériel (15 centim. de mercure). L'obstacle au retour du sang veineux dans l'érection est dû à la contraction musculaire des fibres lisses des lamelles (1) et à celle de certains muscles du périnée (ischio et bulbo-caverneux).

L'appareil érectile de la femme comprend le *clitoris* (analogue au corps caverneux de l'homme) et le *bulbe du vagin* (analogue au bulbe de l'urèthre chez l'homme). Ils communiquent aussi entre eux. On tient, par une plaisante tradition, que l'érection après la mort arrive à ceux qui ont joui d'une religieuse :

> *Qui monachâ potitur*
> *Virgâ tendente moritur.*

Coït ou acte générateur. — « Un père prit son fils par une main et la nore par une autre, et les mena tous deux en une chambre, et leur dit : « Or je vous veux donc monstrer « comme il faut faire. » Et fit coucher sa nore sur un bout du lit, et lui fit bien eslargir les jambes ; et puis dit à son fils : « Or voy comment je fais ; » et dit à sa nore : « Ne bougez ; non importe, il n'y a point de mal. » Et en mettant

(1) Comme le démontre l'électricité sur le pénis d'un animal récemment tué. Il est lent à se produire et lent à s'éteindre.

son membre bien arboré dedans, dit : « Advise bien comme
« je fais, et comme je dis : *Dentro fuero, dentro fuero;* »
et répliqua souvent ces deux mots en s'advançant dedans
et reculant, non pourtant tout dehors. Et ainsi, après ces
fréquentes agitations et paroles, *dentro* et *fuero*, quand ce
vint à la consommation, il se mit à dire brusquement et
viste : *Dentro, dentro, dentro, dentro,* jusqu'à ce qu'il eust
fait. Au diable le mot de *fuero*. Et par ainsi, pensant faire
du magister, il fut tout à plat adultère de sa nore, laquelle,
ou quelle fist de la niaise, ou, pour mieux dire, de la fine,
s'en trouva très-bien pour ce coup, voire pour d'autres que
luy donna le fils et le père et tout, possible pour luy mieux
apprendre sa leçon, laquelle il ne luy voulut pas apprendre
à demy ni à moitié, mais à perfection. Aussi toute leçon ne
vaut rien autrement. »   BRANTÔME.

Le glissement du membre est favorisé par les mucosités
du vagin et surtout par la sécrétion des glandes vulvova-
ginales ou de Bertholin (p. 42), dont le liquide filant, visqueux et d'odeur caractéristique, est excrété pendant l'érection. L'érection et le frottement du pénis contre les colonnes
et les rides du vagin exaltent la sensation voluptueuse des
organes, et il survient dans tout l'organisme une sensation
indéfinissable accompagnée d'un sentiment de chaleur le
long de l'axe cérébrospinal, de l'accélération du pouls et
d'efforts convulsifs d'expiration. Cette sensation n'est pas
indispensable à la fécondation. Elle est très-vive chez les
animaux, car certains insectes accouplés, ou des grenouilles,
ne se séparent pas quand on les transperce d'outre en outre,
ou qu'on les mutile.

Le premier coït de la femme a souvent lieu avec douleur
et effusion de sang, par suite de la déchirure de la membrane hymen (p. 39), de ses nerfs et de ses vaisseaux, car
« il faut que tu saches ceci, Daphnis, c'est que, comme

'étais déjà femme, tu ne m'as point fait mal à ce coup, car un autre homme, il y a déjà quelque temps, m'enseigna cela que je viens d'apprendre, et en eut mon pucelage pour son loyer. Mais Chloé, lorsqu'elle luttera cette lutte avec toi la première fois, elle criera, elle pleurera, et si saignera comme qui l'aurait tuée, mais n'ai point de peur. »

LONGUS.

D'ailleurs, « c'est bien raison que vous soyez martyr, puisque je suis vierge ; mais d'autant que je prends patience, vous la pouvez bien prendre aussi ».

BRANTÔME.

Normalement, l'hymen est de forme et de dimensions très variables. Son existence est une probabilité, mais non une preuve de virginité ; car il peut être assez élastique pour prêter tout sans se rompre, et exister encore au moment de l'accouchement. Par suite, son absence n'est pas une preuve de viol comme pourrait l'être la présence des spermatozoïdes.

Siége de l'amour. — Il est tout entier dans les organes génitaux. L'absence naturelle ou pathologique du cerveau, cervelet ou mœlle, n'empêche l'ardeur du coït, non plus que les diverses paralysies : Qui ne sait avec quel acharnement les grenouilles se livrent à la copulation ? Lorsque le mâle est en train de s'accoupler, rien ne peut l'arrêter ; si on lui coupe les pattes de devant, il se cramponne avec celles de derrière, *et vice versâ*. Spallanzani a poussé plus loin ces mutilations : il a vu l'animal, réduit à un simple tronçon, chercher encore à couvrir sa femelle. Nous avons vu des animaux paralysés du train de derrière, du rectum et de la vessie, par la section de la mœlle spinale, sécréter le sperme et l'éjaculer, lorsque les organes étaient sollicités, seulement il fallait plus de temps. La sécrétion et l'excrétion du sperme sont donc indépendantes du système nerveux cérébral. D'où il est rigoureux de conclure que, puisque le système nerveux ganglionnaire reste seul intact, c'est lui qui doit influencer la sécrétion. Cette conséquence se trouve d'ailleurs en harmonie avec ce qui a lieu dans toutes les sécrétions en genéral. » L'influence de l'encéphale n'est que secondaire ou sympathique. Elle ressemble à celle qui fait sécréter une plus grande quantité de salive à la vue d'un mets délicieux. De l'encéphale elle se communique à l'organe sécréteur par l'intermédiaire des nerfs ganglionnaires. Elle ne prouve pas la dépendance de la fonction, mais seulement l'influence indirecte qu'elle en reçoit, et qui tient à cet enchaînement harmonique qui unit et lie les organes et les fonctions, pour en faire cet ensemble admirable qui compose l'homme. Les faits rares d'érection dans les affections *cérébelleuses* (du cervelet) ne sont pas plus communs que ceux qu'on observe dans les affections des autres parties de l'encéphale ou de quelque autre organe. On a beaucoup parlé de l'atrophie du cervelet chez les eunuques. D'abord on a beaucoup exagéré cette atrophie et lorsqu'on l'a trouvée elle était une simple coïncidence, car autrement elle aurait prouvé l'influence des testicules sur le cervelet bien plus que l'influence de celui-ci sur les testicules. Les oiseaux ont un cervelet excessivement volumineux, aussi bien ceux qui ne pondent qu'une fois par

an un bien petit nombre d'œufs que ceux qui multiplient beaucoup. Les poissons ont un cerveau si bouleversé qu'on ne sait pas
trop si l'on peut leur reconnaître un cervelet. Il est vrai qu'ils ne
s'accouplent pas, mais ils frayent et répandent leur semence
prolifique avec abondance. Alors seulement on leur trouve des
organes génitaux. » D'autre part, Ségalas a produit chez des
cabiais l'éjaculation en irritant la mœlle épinière, après l'ablation
du cerveau. Cette expérience prouverait que l'éjaculation est sous
la dépendance directe du système cérébral aussi bien que du système
ganglionnaire.

DE LA VIRGINITÉ

> « .... Un mari plus sensé
> « Eût pu connaître à la coquille
> « Que l'œuf était déjà cassé. »
>
> BÉRANGER.

Le pucelage (virginité) n'est que relatif, car dès la naissance l'enfant   sert déjà de cible aux parents et amateurs, qui, au besoin, font un brin de cour à la nourrice

D'autres fois ils servent de joujoux. Ainsi : « Déjà Gargantua commençait exercer sa braguette. Ses gouvernantes passaient leur temps à la faire revenir entre leurs mains comme un magdaléon d'entr'act (1). Puis s'esclaffaient de rire quand elle levait les aureilles, comme si le jeu leur en eust plu. L'une la nommait ma petite dille, l'autre ma pine (2), l'aultre ma branche de coural, l'aultre mon bondon, mon bouchon, mon vibrequin, mon poussouer, ma tetière, ma pendilloche, mon rude esbat, roide et bas, mon dressoir, ma petite andouille vermeille, ma petite couille bredouille. »

RABELAIS.

(1) Sorte d'onguent qu'on pétrit pour lui donner la forme de cylindre. Entract, d'intractum, parce qu'on le tire pour l'étendre et pour l'arrondir en long.

(2) *Pine*. Le *Roman de la Rose* (feuillet 43, éd. de 1531) emploie ce mot dans la signification de testicule :

> Je voy souvent que ces nourrices,
> Dont maintes sont baudes et nices,
> Quand leur enfant tiennent et baignent
> Et les manient et applancent.
> Les couilles nomment autrement.
> Vous savez bien, or si je ment.
>
> . . . .
>
> Chacune qui les va nommant
> Les appelle ne scay comment,
> Bourses, harnois, piches et pines
> Comme si ce fussent espines.
> Mais quand ils les sentent joignants
> Pas ne les tiennent pour poignants.

Pine, au titre 59 de la loi des Alemans, semble être pris pour une sonde : *Pinna, instrumentum chirurgicum quo vulnere tentantur*.

« A quoi peut-on voir qu'une puce est pucelle ? demanda la curieuse novice.— D'abord, reprit la sœur Ovide, elle est triste et mélancolique, ne rit pas comme les autres, ne mord pas si dru, a la gueule moins ouverte, et rougit quand on la touche vous savez où...— En ce cas, répartit la novice, j'ai été mordue par des mâles. »
BALZAC.

Épreuve du fil. *(Origine des colliers.)* — « C'était une coutume autrefois de laisser les filles entre les mains de leurs nourrices jusqu'au temps de leur mariage. Quand elles commençaient à grandir, ces nourrices leur mesuraient le tour du cou tous les matins avec un fil, leur faisant accroire qu'elles connaissaient par là si elles avaient été sages pendant la nuit. Si le cou, disait-on, n'était pas gros, c'était une marque que la nuit s'était passée dans l'ordre ; si au contraire le fil devenait trop court, on supposait que les petites filles avaient fait quelque sottise. Pour les convaincre encore davantage que cette preuve était infaillible, on avait soin, lorsqu'on en mariait quelqu'une, de diminuer la longueur du fil le lendemain de ses noces, afin qu'il ne pût plus faire le tour du cou. Ce stratagème réussissait, et la crainte du fil en retenait plusieurs dans le devoir. Peu à peu elles s'accoutumèrent à porter à leur cou, comme une marque de vertu, ce fil ou quelque autre chose qui le représentait. C'est ainsi qu'insensiblement les choses destinées à éprouver la vertu des filles sont devenues pour elles un ornement et une parure. »

Épreuve des bottes. — Page XXX.

Épreuve du sang. — (p.   ) — « J'ay ouy dire à un empirique qu'il faut avoir des sangsues et les mettre à la nature, et faire par là tirer et succer le sang : lesquelles sangsues en suçant, laissent et engendrent de petites ampoules et fistules pleines de sang, si bien que le galant mary, qui vient le soir des noces les assaillir, leur crève ces ampoules d'où le sang en sort, et luy et elle s'ensanglantent, qui est une grande joie à l'un et à l'autre ; et par ainsi l'honneur de la citadelle est sauvé. »
BRANTOME.

« ... Les femmes montrent, le lendemain de leurs noces, leur linge teint de gouttes de sang qu'épandent ces pauvres filles à la charge de leur dépucellement, ainsi que l'on fait en Espagne, qui en montrent publiquement par la fenêtre ledit linge, en criant tout haut : Virgen la tenemos. — Dans Viterbe, ces vierges teignent ce linge de gouttes de sang de pigeon. »

Brantome.

Étroitesse du vagin. — « L'hymen peut n'être qu'à l'état rudimentaire on est assez relâché pour se laisser refouler sur les bords de la vulve sans se déchirer. Certaines femmes déflorées avant leur mariage profitent de ces exceptions assez communes pour donner le change à un mari trop confiant, et elles ont recours aux *lotions astringentes* dans l'espoir de rétrécir l'anneau vulvaire et de se « refaire une virginité. » Elles augmentent en outre l'étroitesse de cet orifice en contractant énergiquement le muscle constricteur du vagin au moment de l'accouplement. Montesquieu, dans ses *Lettres persannes*, écrit que des femmes adroites font de la virginité une fleur qui périt et renaît tous les jours et se cueille la centième fois plus douloureusement que la première. »

Witkoswski.

« O mademoiselle Cunégonde, la perle des filles, faut-il qu'on vous ait fendu le ventre ! » Car il y a de ces filles trop dépucelées « qui sont fendues jusques au cul, même les plus petites femmes, que l'on devrait faire scrupule de les toucher pour beaucoup d'ordes et sales raisons que je n'oserais dire, car on dirait que les deux rivières s'assemblent et se touchent quasi ensemble ; il est en danger de laisser l'une et naviguer à l'autre, ce qui est par trop vilain. »

Brantome.

En ce cas, elles ont d'ordinaire des labies (lèvres) longues et pendantes plus qu'une crête de coq d'Inde en colère, appelées tablier chez les Hottentotes. (p. 75⁶ .)

Lors a belle fille raconta naïvement comment elle rangeait les fraizes dedans le bahut de monseigneur, alors que il avoyt ioué avec sa iuppe à elle et que elle se estoyt retournée, disant : — Finez, Monseigneur ! — Tout est dict, feit le iuge, veu que par ceste parole il ha cuydé que tu lui bailloys congé de finer vifvement. Ha ! ha ! La belle fille dit que elle se estoyt deffendue en plourant et criant, ce qui faisoyt le viol. — Chiabrenas de pucelle pour inciter ! feit le iuge. En fin de tout, la Portillonne dit que, maulgré son vouloir, elle se estoyt sentue prinse par la ceincteure, et acculée au lict, après que elle avoyt moult saulté, moult crié, ains que, ne voyant nul secours advenir, elle avoit perdu couraige. — Bon ! bon ! feit le iuge, avez-vous eu plaisir ? — Non, feit-elle. Mon dommaige ne sçauroyt se payer que par mille escuz d'or. — Ma mye, feit le iuge, ie ne reçois point vostre plaincte, veu que ie cuyde nulle fille ne estre violée que de grand cueur. — Ha ! ha ! monsieur, feit-elle en plourant, interroguez vostre servante, et oyez ce que elle vous en dira. La servante affera que il y avoyt des viols plaisans et des viols trez maulvais ; que si la Portillonne n'avoyt perceu ny deniers ny plaisir, il lui estoyt deu plaisir ou deniers. Ce saige advis gecta le iuge en trez grande perplexité. — Iacqueline ! feit-il, paravant que ie soupe, ie veux grabeler cecy. Ores çà, va querir mon ferret avecques un fil rouge à lier les sacs à procez. Iacqueline vint avec ung ferret troué d'ung ioly chaz en toute perfection et ung gros fil rouge comme en usent gens de iustice. Puis, la servante demoura en pieds, à voir iuger la requeste, trez esmeue, ainsy que la belle fille, de ces préparatoires mystigoricques. — Ma mye, feit le iuge, ie vais tenir le passe-filet, dont le chaz est grant assez pour y enfiler sans poine ce bout. — Si vous l'y boutez, ie me charge de vostre cause et feray cracher Monseigneur au bassinet par ung compromis. — Que est de cecy ? feit-elle. Ie ne veulx point le promettre. — Ce est ung mot de iustice pour signifier ung accord. — Ung compromis est doncques les accordailles de la iustice ? dit la Portillonne. — Ma mye, le viol vous ha aussy ouvert l'esperit. Y estes-vous ? — Oui, feit-elle. Le malicieux iuge feit beau ieu à la violée en luy tendant bellement le trou : ains, quand elle voulut y bouter le

fil que elle avoyt tordu pour le faire droict, le iuge bougea ung
petit et la fille en feut pour son prime coup. Elle soupçonna l'ar-
gument que luy poulsoyt le iuge, mouilla le fil, le tendit et revint.
Bon iuge de bougier, vetiller et fretinfretailler comme pucelle
qui n'ose. Adoncques le damné fil n'entroyt point. Belle fille de
s'appliquer au trou, et bon iuge de barguigner. La nopce du fil
ne se parfaisoyt point ; le chaz demouroyt vierge, et la servante
de rire, disant à la Portillonne que elle sçavoyt mieulx estre violée que violer. Puis, bon iuge de rire, et la belle Portillonne de
plourer ses escuz d'or. — Si vous ne restez point en place, luy
dit la belle fille perdant patience, et que vous bougiez tousiours,
ie ne sçauroyts enfiler ce destroict. — Doncques, ma fille, si tu
avoyts faict ainsy, Monseigneur ne te auroyt point deffaicte.
Encores considère combien est facile ceste entrée et combien
doibt estre close une pucelle ! La belle fille, qui se iactoyt d'estre
forcée, demoura songeuse et chercha à faire le iuge quinauld en
lui remonstrant comment elle avoyt esté contraincte à céder, veu
que il s'en alloyt de l'honneur de toutes les paouvres filles idoynes
à estre violées. — Monseigneur, pour que la chouse soit iuste,
besoing est que ie fasse comme ha faict Monseigneur. Si ie n'avoys
eu qu'à bougier, ie bougeroys encores, ains il ha faict aultres
cérémonies. — Oyons, respondit le iuge. Vécy doncques la Portillonne qui arreste le fil et le froste en la cire de la chandelle, à
ceste fin que il demoure ferme et droict. Puis, le fil aressé, picque sur le chaz que lui tendoyt le iuge en vetillant tousiours à
dextre, à senestre. Ores la belle fille luy disoyt mille gaudisseries
comme : « Ha ! le ioly chaz ! Quel mignon but de fischerie ! Oncques n'ay veu tel biiou ! Quel bel entre-deux ! Laissez-moi bouter
ce fil persuasif ! Ha ! ha ! ha ! vous allez blesser mon paouvre fil,
mon mignon fil ! tenez-vous coy ! Allons, mon amour de iuge,
iuge de mon amour ! Hein ! le fil ne ira-t-il pas bien dedans ceste
porte de fer qui usera bien du fil, veu que le fil en sort bien des-
biffé. » Et de rire, veu que elle en sçavoy ià plus long à ce ieu
que le iuge, qui rioyt, tant elle estoyt fallotte, cingesse et
mignarde à tendre et retirer le fil. Elle tint mon dict sieur iuge,
le caz au poing, iusques à ceste heures, tousiours vétillant, frétil-

lant comme marmotte deschaisnée; ains, veu que la Portillonne se bendoyt tousiours à faire entrer le fil, il n'en pouvoyt mais, d'autant que son rost brusloyt, et eut le poing tant fatigué, que il feut contrainct soy reposer ung petit au bord de la table; lors bien dextrement la belle fille de Portillon fourra le fil, disant : — Vécy comme ha eu lieu la chouse. — Ains mon rost brusloyt, eit-il. — Et aussy le mien, feit-elle.

BALZAC.

Les taches de la lune. — « Oui, fit-elle, j'ai deux lentilles violettes, une à l'épaule et l'autre dans le dos, un peu bas ; mais elle est cachée dans la raie... — Comment l'avez-vous vue ? demanda la sœur Perpétue. — Je n'en sais rien, c'est Monsieur de Montrézor qui l'a découverte. — Ha! ha! firent les sœurs, et n'a-t-il vu que cela ? — Il a vu tout, fit-elle. Lui avait quelque chose de plus que neuf ans, et nous nous amusions à jouer... »

BALZAC.

L'ignorance du contenu des braguettes (ancien pont-levis des pantalons pour soulager la vessie). « Madame l'abbesse ayant advisé les sœurs d'un prétieux message du bon archevêque, elles vinrent en hâte, curieuses et affairées comme fourmis en la république desquelles tombe une bague de chastaigne. Lors au despacqueter de la braguette qui s'entrebailla très horrifiquement, elles s'exclamèrent, se voilant les yeux d'une main, en appréhension de voir yssir le diable, » l'abbesse ayant dit : « Mussez-vous, mes filles : cecy est la demeure du péché mortel. »

La mère des novices, coulant ung resguard entre ses doigts, raffermit le couraige du sainct clappier en iurant par ung avé que aulcune beste vivante n'estoyt logiée en ceste braguette. Lors, toutes rougirent à leur aise en considérant cet Habitavit, songiant que peut-estre la voulenté du prélat estoyt que elles y descouvrissent quelque saige admonition ou parabole évangélicque. Ores, encores que ceste veue feist certains ravaiges au cueur de ces trez-vertueuses filles, elles ne tinrent aulcun compte des tresmoussemens de leurs fressures, et gectant ung peu d'eaue benoite au fund de cet abysme, une y touchant, l'aultre y passant le doigt en ung trou, toutes s'enhardirent à le veoir. Mesmes, ha-t-on prétendu, l'abbesse treuva, la prime estouffade dissipée, une voix non esmeue pour dire : — Qu'y ha-t-il au fund de cela? En quelle intention nostre père nous envoye-t-il ce qui consomme la ruyne des femmes?

— Vécy quinze ans, ma mère, que ie ne avoys eu licence de de veoir la bougette au démon.

— Taisez-vous, ma fille, vous m'empeschez de songier raisonnablement à ce qu'il est prudent de faire. »

BALZAC.

L'ŒIL ET LE PUCELAGE

Certain borgne ayant épousé
Lise qu'il croyait toute neuve,
La nuit dès la 1re épreuve
Fut sûr qu'il s'était abusé.
Dieu sait comment il fit tapage
« Eh quoi ! dit Lise, en mariage
Ne faut-il pas l'égalité?
Un œil vous manque et tout compté
Un œil vaut mieux qu'un pucelage
« Ah ! dit l'époux outré de rage
Si d'un œil je me vois privé,
Avec gloire il fut enlevé.
Les ennemis en sont la cause
« Quoi, dit Lise, les ennemis
Eh mais, messieurs, c'est bien pis
Moi si j'ai perdu quelque chose
Du moins c'est avec mes amis

(L'œil et le pucelage) MIRABEAU

Ignorance de la « chose » et de ses conséquences.

> Père Macaire en un coin instruisait
> En l'embrassant fille souple et gentille
> Mais cependant qu'il la catéchisait
> Ce que savz, croissait sous sa mantille
> Que sens je là, père, lui dit la fille
> Après avoir son pater acnevé
> Je ne sais quoi là dessous s'est levé,
> Qui me repousse, oh ! dit père Macaire
> Serrez le bien. et dites votre *Ave*
> De St. François c'est le saint reliquaire

« Une pucelle croit que marmots sont issus d'un *chou frizé*. Un qui lui dirait « Voulez-vous faire la joie? Elle répondrait « En dà par où? rant elle semble novice et peu ouverte aux compréhensions de la chose. »
BALZAC.

> « Deux gars étaient sur un même paillier
> (L'un franc Picard, et l'autre de Provence)
> Qui d'une Agnès leur commun atelier
> Endoctrinaient tour à tour l'innocence.
> Le papier but. Ça de qui le poupon
>   Demanda le juge à la mère?
> — Hélas ! monsieur, dit-elle, c'est selon ;
> Moi même en fus en peine la première :
> Si toutefois j'accouche par devant
> C'est au Picard qu'appartiendra l'enfant ;
> Au Provençal s'il me vient par derrière. »

« En Touraine on appelle cocquelin. les jeunes gars vierges non mariés ou estimés tels, afin de les distinguer emmy les espoux ou les veufs ; mais les garces savent bien le deviner sans le nom parce qu'ils sent légers et joyeux plus que tous les autres saupoudrez de mariage. »

« Chez certaines nations le prêtre ouvre le pas à l'épousée le jour des noces pour ôter au marié le doute et la curiosité de chercher en ce premier essai, si elle vient à lui vierge ou blessée d'une amour étrangère. »

En Russie, le valet ouvre le pas au maître pour lui éviter la douleur du « déchirement d'un dépucelage.

> Un auteur espagnol qui n'est pas des plus sages
> Et dont j'ai lu quelques lambeaux
> Disait que les pucelages
> Ressemblaient à des perdreaux.
> Et les oiseleurs conviennent
> Quelque part qu'on puisse aller
> Dès que les plumes leur viennent
> Qu'on les voit tous s'envoler.

Vessir d'émotion et avoir la *pipi*. Mais ce signe n'est pas infaillible, car

> « Une vieille un jour confessait
> Ses offenses à frère Jean,
> Et cette vieille ne cessait
> De vessir de crainte et d'ahan.
> Le pauvre frère disait : Bran !
> Vertu-sang-bien, voici merveille.
> Conseillez-moi, mon père en Dieu.
> Parbleu, dit-il, je te conseille
> D'aller vessir en d'autre lieu. »

L'Enfer. — « Alibech a 14 ans. Exaltée par l'amour divin et le désir de servir Dieu, elle quitte un beau matin sa famille et se rend seule aux déserts de la Thébaïde où elle entre chez un pieux ermite. Celui-ci commence par lui dire que le diable est le plus grand ennemi du salut des hommes, et que l'œuvre la plus méritoire que des chrétiens puissent faire, est de le mettre et le remettre en enfer lieu pour lequel il est destiné. « Et comment cela se fait-il ? dit la jeune néophyte. — Tu le sauras tout à l'heure, ma chère fille, reprit père Rustique ; fais seulement tout ce que tu me verras faire. L'ermite se déshabilla aussitôt, et le petit ange d'en faire autant. Quand ils sont tout nus l'un et l'autre, Rustique se met à genoux, et fait placer la pauvre innocente vis-à-vis de lui, dans la même situation. Là, les mains jointes, il promène ses regards sur ce corps d'albâtre, qu'on eût dit qu'il adorait, et il a toutes les peines du monde à retenir les mouvements de son impatiente ardeur. Alibech, de son côté, le regarde tout étonnée de cette manière de servir Dieu, et apercevant au bas de son ventre une grosse chose qui remuait : Qu'est-ce que je vois-là, dit-elle, qui avance et qui remue si fort, et que je n'a pas, moi ? — Ce que tu aperçois là, ma chère fille, c'est le diable dont je t'ai parlé. Vois comme il me tourmente, comme il s'agite. J'ai toutes les peines du monde à supporter le mal qu'il me fait. — Loué soit Dieu, reprit-elle, de ce que je n'ai pas un pareil diable, puisqu'il vous tourmente ainsi ! — Mais en revanche, tu as autre chose que je n'ai point. — Et quoi, s'il vous plaît ? — Tu as l'enfer, et je pense que Dieu t'a envoyé ici exprès pour le salut de mon âme ; parce que si le diable continue de me tourmenter, et que tu veuilles souffrir que je le mette dans l'enfer, tu me soulageras, et feras l'œuvre la plus méritoire possible pour gagner le ciel. Puisque cela est ainsi mon père, vous êtes le maître de faire tout ce qu'il vous plaira. J'aime tant le Seigneur, que je ne demande pas mieux que de vous laisser mettre le diable dans l'enfer. — Eh bien! je vais l'y mettre, pour qu'il me laisse en paix ; sois assurée. ma chère fille, que Dieu te tiendra compte de ta complaisance, et qu'il te bénira. Il la conduit ensuite sur l'un des deux lits, et lui enseigne l'attitude qu'elle doit prendre pour laisser emprisonner ce maudit diable. La jeune Alibech, qui n'avait jamais mis aucun diable en enfer, éprouva une grande douleur aux approches de celui-la. C'est ce qui lui fit dire : « Certes, il faut que ce diable soit bien méchant, puisque dans l'enfer même il fait encore du mal. — Cela est vrai ; mais soit tranquille, ma chère enfant, il n'en sera pas toujours de même ; il n'y a que le premier jour qu'on l'y met qu'il tourmente ainsi. « L'ermite. qui ne soffrait pas, et qui dans ce moment s'inquiétait fort peu sans doute de faire souffrir cette charmante enfant, remit par six fois différentes le diable en prison, avant de descendre du lit ; après quoi il la laissa reposer et reposa lui-même.

« Le solitaire était trop zélé pour se lasser sitôt de faire la guerre au diable. Il la recommença, pas plus tard que le lendemain. La fille, toujours obéissante, ne tarda pas à éprouver du plaisir. « Je vois, à présent, dit-elle à Rustique, que ces honnêtes gens de Caspe avaient bien raison de dire que rien n'est plus doux que de servir Dieu dévotement ; car je ne me souviens pas d'avoir eu de ma vie un plaisir pareil à celui que j'éprouve aujourd'hui à mettre et à remettre le diable dans le trou ; d'où je conclus que ceux qui ne s'occupent pas du service de Dieu, sont de grands imbéciles. » Enfin ce jeu lui plut si fort, que lorsque le père passait trop de temps sans le répéter, elle l'en faisait resouvenir. « Est-ce que votre zèle se ralentit ? lui disait-elle. Songez que je suis venue ici pour servir Dieu, et non pour demeuer oisive : allons remettre le diable en enfer. » Et ils y allaient. La bonne fille se plaignait quelquefois de ce qu'il en sortait trop tôt, elle était si zélée, qu'elle eût voulu l'y retenir les jours entiers. Mais si sa ferveur augmentait, celle de Rustique diminuait chaque jour. Elle en était fo t chagrine, et en bonne chrétienne elle cherchait à le ranimer par les caresses et les invitations ; il lui arrivait même quelquefois de retrousser l'ermite pour voir si le diable restait tranquille ; et quand elle le trouvait humble et silencieux, elle lui faisait de petites agaceries pour le réveiller et l'exciter au combat. Rustique laissait faire ; mais voyant qu'elle y revenait trop souvent, il lui dit alors, qu'il ne fallait châtier le diable que lorsqu'il levait orgueilleusement la tête. « Laissons-le tranquille ; nous l'avons si fort puni qu'il n'a plus de force. Attendons qu'elles lui reviennent pour mater son orgueil. » Ce discours ne plut aucunement à la jeune Alibech ; mais il fallait bien obéir. Lassée néanmoins de voir que l'ermite ne la requérait plus de remettre le diable en prison, elle ne put s'empêcher de lui dire un jour : Si votre diable se trouve assez châtié et ne vous tourmente plus, mon père, il n'en est pas de même de mon enfer. J'y sens des démangeaisons terribles, et vous me feriez grand plaisir si vous vouliez adoucir cette rage, comme j'ai calmé celle de votre diable. Le pauvre ermite, qui ne vivait que de fruits et de racines, et ne buvait que de l'eau, choses peu propres à rétablir une vigueur éteinte, ne se sentant pas en état de contenter l'appétit de la jeune Caspienne, lui répondit, qu'un seul diable ne pouvait suffire pour éteindre le feu de son enfer ; mais qu'il ferait pourtant de son mieux pour la soulager. Il remettait donc de temps en temps le diable en enfer ; mais les lacunes étaient si longues, et le séjour qu'il y faisait si court, qu'au lieu d'apaiser les démangeaisons. il les irritait davantage. Son peu de zèle affligeait singulièrement la jeune fille ; elle tremblait pour le salut du solitaire et pour le sien propre, croyant que Dieu ne pouvait voir leur inaction qu'avec des yeux irrités.

Pendant qu'ils s'affligeaient tous deux, l'un de son impuissance, l'autre de son tropgrand désir, il arriva que le feu prit à la maison du père d'Alibech, qui y périt avec sa femme et tous ses enfants. Alibech, seul reste de cette famillle malheureuse, se trouva par cet accident, l'unique héritière du bien immense dont son père jouissait. Un jeune Caspien, nommé Neherdal, qui avait diverti tout le sien en dépenses folles, et qui épiait le moyent de rétablir sa fortune, se ressouvint alors de la jeune Alibech, qui, depuis six mois, avait disparue de chez ses parents, et se mit à la chercher, dans l'espoir de l'épouser. Il parvint à force de démarches, à découvrir la route qu'elle avait tenue lors de sa fuite, et fit si bien qu'il la trouva. Il eut beaucoup de peine à la ramener à Caspe ; mais enfin il y réussit, et l'épousa en arrivant. Quoique l'ermite n'en pût plus d'épuisement, il la vit néanmoins partir avec regret, parce qu'il se flattait de rétablir ses forces et de finir ses jours avec elle.

«Les dames que Neherbal avait invitées à la noce ne manquèrent pas de questionner Alibech sur le genre de vie qu'elle avait mené dans la Thébaïde. Elle leur répondit : avec la franchise et la naïveté qui formaient son caractère, qu'elle y avait passé tout le temps à servir Dieu, et que Neherbal avait grand tort de l'en avoir retirée. « Mais que faisiez-vous pour le servir? — Je le servais en mettant et en remettant le plus souvent que je pouvais le diable en enfer.» Cette réponse avait besoin d'explication, et les dames la lui ayant demandée, elle leur fit voir, par ses gestes et par ses paroles, comment cela se faisait ; ce qui fit beaucoup rire toute l'assemblée. » Si ce n'est que cela, lui répliquèrent-elles, n'ayez aucun regret à la Thébaïde ; on en fait autant ici. Soyez assurée que Neherbal servira Dieu avec vous, tout aussi bien que le plus zélé des pères du désert.»

BOCCACE, X.

Le Purgatoire. — Après l'enfer, vient le purgatoire.

« Le mari était en train de râcler sa cuve lorsque la femme, comme si elle eût voulu voir la façon dont il s'y prenait, mit la tête à la gueule du vaisseau, qui était beaucoup plus étroite que le ventre, et ayant passé nn de ses bras jusqu'à l'épaule, lui disait : «Râclez ici, râclez là ; voilà un endroit que vous laissez.» Pendant que la belle était dans cette posture, et qu'elle indiquait à son mari les endroits qui avaient besoin d'être nettoyés, le galant, qui avait pu achever à son aise la besogne qu'il avait commencée lorsque le mari était survenu, résolut de s'y remettre et de la finir. Il s'approche de Perronnelle qui bouchait l'ouverture du tonneau, et, plein d'ardeur, il là saisit de la manière que les chevaux sauvages, animés par le feu de l'amour, assaillent les juments parthes et fourbit ainsi son vaisseau, pendant que le mari fourbissait l'autre. Les deux travailleurs achevèrent leur besogne presque en même temps. Perronnelle retira sa tête et son bras du tonneau pour laisser sortir son mari, et donnant la chandelle à Jeannet : « Voyez, lui dit-elle, s'il est assez nettoyé.» Jeanne l'examina, le trouva tel qu'il désirait, le pya, et le fit porter chez lui.» (BOCCACE.)

FÉCONDATION

> « Et faisoient eulx deux souvent la beste à deux dos, joyeusement se frottant leur lard, tant qu'elle en engrossa d'un beau fils. »   RABELAIS.

1. La FÉCONDATION ou GÉNÉRATION est le résultat de la *combinaison d'un* OVULE *et d'un* SPERMATOZOÏDE ; — éléments essentiels du *sperme* et des *ovisacs ou vésicules de De Graaf* — et produits par des glandes génitales ovoïdes, paires et symétriques : les TESTI-

CULES situés dans les *bourses* (1); les OVAIRES dans l'aileron postérieur du *ligament large.*

(1) D'autres disent les cloches : « Monseigneur, si vous y êtes, comme je pense, donnez, s'il vous plaist, ung peu plus de volée à vos cloches. »

(BALZAC.)

2. Elle a lieu aux périodes d'OVULATION, c'est-à-dire de mise en liberté d'un ovule *(ponte)* par la rupture d'un ovisac (sac à œuf) à maturité — *périodes mensuelles* (environ tous les 28 jours ou mois lunaires) — coïncidant (1) avec une *perte de sang* (2), *règles* (200 à 350 gr.) ou MENSTRUATION (rut) qui dure de 3 à 4 jours et plus.

(1) Coïncidence non absolue, car il peut y avoir conception malgré l'absence totale de menstrues, et menstrues malgré l'absence d'ovulation (ovariotomie).

(2) « La régularité des règles est pour le sexe le thermomètre de la santé et le pronostic de l'aptitude à la génération. » — Accidentellement ce flux périodique peut s'opérer par le nez ou par la bouche (epistaxis, hématémèses ; vomissements aqueux) ou donner lieu à des congestions du cerveau, de la moelle épinière (paraplégies), à des érysipèles, etc.

« Hippocrate recommandait aux femmes qui voulaient avoir des enfants, de cohabiter au commencement ou à la fin de la purgation menstruelle, mais plutôt quand elle dure encore que lorsqu'elle est complétement passée. »

3. La *menstruation*, signe d'ovulation, s'établit de 12 à 16 ans pour disparaître à l'âge critique ou *ménopause* (de 40 à 50 ans).

Aussi « estant âgées et venues sur les cinquante ans, n'ont plus de crainte d'engrosser, et lors ont pleinière et toute ample liberté de se jouer et recueillir les arrérages des plaisirs que, possible, aucunes n'ont osé prendre de peur de l'enflure de leur traistre ventre. »

(BRANTOME).

En revanche « sous les tropiques, les filles sont nubiles et deviennent quelque fois mères dès l'âge de 8 à 9 ans. »

4. L'homme possède toute sa vie le pouvoir prolifique ou fécondant (depuis la puberté).

Néanmois, le fruit d'un mariage trop précoce, trop vieux, ou trop disproportionné, n'est le plus souvent qu'un frêle ou défectueux sujet, car « un vieillard ne peut pas donner plus de vie qu'il n'en possède lui-même, et dans l'adolescence les forces ne répondent pas à la passion. »

« On rencontre fréquemment, dans la pratique, des enfants rachitiques, scrofuleux, phthisiques, imbéciles, épileptiques ou idiots, dont l'état fâcheux, après enquête médicale sévère, ne peut être attribué qu'à la disproportion d'âge de leurs auteurs. En général, plus l'homme se marie tardivement, et plus il recherche une femme jeune. Aucune compensation ne s'établit, et la descendance est exposée à des tares. »

(Legrand du Saule.)

5. La fécondation s'opère « depuis le 1/3 externe de la trompe de Fallope » jusque sur l'ovaire même, suivant le lieu de rencontre des ovules, — et, suivant leur nombre, peut donner lieu à 1, 2, et plus rarement 3 fœtus.

« Une jument ayant pondu par hasard deux ovules fut couverte le même jour par un cheval et un âne ; elle fit un poulain et un mulet bien caractérisés, et non pas deux êtres mixtes. »

« Je m'ébahis, comme au bout du royaume
S'en est allé le compère Guillaume
Sans achever l'enfant que vous portez ;
Car je vois bien qu'il lui manque une oreille.....
— Que dites-vous ? quoi ! d'un enfant monaut
J'accoucherai ! N'y savez-vous remède ?
— Si da, fit-il, je vous puis donner aide.....
— Souvenez-vous de les rendre pareilles,
Reprit la femme. — Allez, n'ayez souci....
— Si cet enfant avait plusieurs oreilles,
Ce ne serait à vous bien besogné !
— Rien, rien, dit-il, à cela j'ai soigné.

(Lafontaine).

L'âge limite de la fécondité serait environ 50 ans pour la femme et 60 pour l'homme. (Voir pp. 67¹ et 98⁴.)

> « Peut-être un jour une femme charmante
> Vous rendra père aussi vite qu'époux,
> Tâchez c' te fois qu' personne ne vous démente
> Quand vous direz que l'enfant est à vous ; »

Car on est toujours l'enfant de quelqu'un. Ainsi :

> Monsieur Desmarets,
> Rentier du Marais,
> Etait sexagénaire.
> Il épouse Agnès,
> Et six mois après
> Le hasard le rend père.

Aussi, « afin que le monde n'entra en doute que son fruit fut apposté, Constance, reine de Sicile, qui, dès sa jeunesse et toute sa vie, n'avait bougé vestale du cul d'un cloistre en chasteté, s'étant émancipée au monde, et ayant engrossé d'un enfant à cinquante-deux ans, enfanta publiquement dans les prairies de Palerme, y ayant fait dresser une tente et un pavillon exprès ».

BRANTOME.

« Selon Thévenot, d'ailleurs, les femmes Mongoles sont assez fécondes quoique très chastes ; elles accouchent aussi fort aisément, et on en voit quelquefois marcher par la ville dès le lendemain qu'elles sont accouchées. Il ajoute qu'au royaume de Décan on marie les enfants extrêmement jeunes : dès que le mari a dix ans et la femme huit, les parents les laissent coucher ensemble, et il y en a qui ont des enfants à cet âge, mais les femmes qui ont des enfants de si bonne heure cessent ordinairement d'en avoir après l'âge de 30 ans et deviennent extrêmement ridées ».

BUFFON.

« Et voyez-vous de jeunes femmes avec aussi vieux époux que l'est Monseigneur? — Rarement, fit-il. — Mais celles-là ont-elles obtenu lignage? — Toujours, repartit le prêtre en souriant. — Et les autres qui ont moins vieux compagnons? — Quelquefois... — Oh ! oh ! fit-elle. Il y a donc plus de sécurité avec un comme le sénéchal? — Certes, dit le prêtre. — Pourquoi, dit-elle? — Madame, répondit gravement le prêtre, avant cet âge Dieu seul s'en mêle ; après ce sont les hommes. »

BALZAC.

L'âge de la puberté (générateur) commencerait de huit à neuf ans chez la fille (p. 64 et 67) et de douze à treize chez le garçon.

« Le vieux Bruyn l'interrogeant sur son souci. — Je pense, fit-elle, que vous avez dû faire des armes en amour de bon matin, pour être ainsi piéça ruiné... — Oh! répondit-il en souriant, comme tous vieux questionnaires sur leurs remenbrances amoureuses, à l'âge de treize ans et demi j'avais engrossé la chambrière de ma mère. »

BALZAC.

« Courty admet comme certain que l'âge de l'instauration menstruelle (puberté) est en raison directe de la latitude géographique et il croit aussi que dans les pays chauds les femmes perdent plus à chaque époque que dans ls pays froids. Linné a même vu en Laponie des femmes qui n'avaient jamais été menstruées. »

6. La conception dure 9 mois en moyenne (1). — Elle est marquée généralement par la disparition des règles, le gonflement des seins, des nausées et vomissements, des changements de goût et d'habitude, etc. (2).

(1) « Et vogue la galée, puisque la panse est pleine......; mais les bestes sus leurs ventrées n'endurent jamais le masle masculant..... »

(RABELAIS.)

Mais on fera bien de s'abstenir pendant la gestation, surtout dans les premiers et les derniers mois, car « ce qu'amour peut faire, amour peut le défaire : aussi est-il probable que beaucoup de fausses couches ont pour cause ces excès....... » En tous cas, pour ne pas meurtrir l'enfant, on fera bien de s'y prendre *a retro (more canino)*, qui est la méthode naturelle...

(2) « La grossesse fait quelquefois faire aux femmes des choses singulières ; il est prudent de ne pas trop s'opposer à leurs désirs. »

7. L'ŒUF A TERME se compose d'une coque trimembraneuse *(caduque, chorion, amnios)* — pleine d'un liquide albumineux *(eaux de l'amnios, 1/2 à 1 litre)* (1) — dans lequel nage un fœtus long de 50 cent. et d'un poids de 3 kil. 1/2 en moyenne (diam. antéropost^r de la tête : 12 cent. environ), — fœtus rattaché au *placenta* (gâteau) de *l'utérus* (matrice) par un *cordon* en tire-bouchon, dit *ombilical* (délivre).

(1) « Je suis peu crédule à l'endroit des jeunes filles hydropiques...... Je trouvai une jeune fille de 16 ans qui se tordait dans son lit en proie à de vives douleurs. Je ne m'étais pas trompé dans ma supposition. Après examen, je reconnus une hydropisie.... âgée de 9 mois.... et à terme. »

(Causeries du Dr Joulin).

8. Le fœtus est généralement l'image physique et morale de ses auteurs. Mais son avenir peut dépendre des conditions dans lesquelles il a été conçu.

Ainsi «...... Les enfants conçus pendant un accès aigu d'ébriété, en dehors, bien entendu, des altérations permanentes que détermine l'alcoolisme chronique, sont souvent épileptiques ou idiots. Ces faits avaient été pressentis depuis bien longtemps. Une loi de Carthagène défendait toute autre boisson que l'eau le jour de la cohabitation maritale ; et Amyot dit dans un langage pittoresque et fort expressif, que « l'ivrogne n'engendre rien qui vaille. » .... Ainsi, tandis que l'ivresse n'est chez l'ascendant qu'un accident tout à fait fugitif, elle peut néanmoins fixer par transmission héréditaire une névrose grave, définitive, permanente. »

Legrand du Saule.

Baptême intrautérin. — D'après la décision de Benoît XIV, les théologiens veulent que l'enfant soit baptisé dans le sein de sa mère au début des manœuvres tentées pour son extraction dans les accouchements laborieux ou impossibles. Pour cela « on introduit de l'eau tiède avec la main, une seringue ou un siphon, de manière qu'elle touche l'enfant ou du moins son enveloppe, n'importe en quel endroit, et l'on prononce en même temps les paroles de la forme. Si l'enfant vient à naître vivant, on doit le rebaptiser sous condition. » Quant aux monstres, « quelque ressemblance qu'ils puissent avoir avec les brutes, » dit le cardinal Jousset, dans sa Théolbgie morale, il faut aussi les baptiser. — Dans le doute, professe le R. P. Vauverts à l'Université catholique de Lille, si un monstre est composé d'une ou plusieurs personnes, on doit s'attacher à ces paroles du rituel : Peut-on discerner si le monstre a une ou plusieurs têtes, une ou plusieurs poitrines, il y aura alors autant de cœurs, d'âmes et d'individualités distincts, et dans ce cas chacun des êtres devra être baptisé. S'il y a péril de mort et que le temps manque pour que chaque être soit baptisé séparément, on pourra en versant l'eau sur chacune des têtes les baptiser en même temps en disant : *Ego vos baptizo* quand il n'est pas bien certain que deux personnes soient réunies dans le même monstre, il faut en baptiser une d'abord absolument et l'autre ensuite sous condition, de cette manière : *Si non es baptizatus*, si tu n'es pas baptisé. » Quant aux mort-nés ou avortés, on fourre le paquet dans un bocal d'eau bénite.

La fécondation est liée à la menstruation chez la femme et à la secrétion du sperme chez l'homme (p. 64). « La fille d'un pâtissier se trouvait malade. Son père en ayant porté de l'urine au médecin, ledit médecin dit aussitôt qu'elle n'avait d'autre maladie sinon qu'elle était grosse. « Comment, respondit le père, monsieur, ma fille n'a que neuf ans ! » Qui fut esbahy ? Ce fut le médecin. « C'est tout un, dit-il, pour le seur, elle est grosse. » (BRANTOME).
(Voir pages 53, 79 et 80, et l'*Embryologie*)

Théories anciennes de la fécondation. — « Le R. P. Sanchez, dans son excellent livre *De Matrimonio*, est entièrement de l'avis d'Hippocrate. Il croit, comme un article de foi, que les deux vésicules fluides de l'homme et de la femme s'élancent et s'unissent ensemble, et que, dans le moment, l'enfant est conçu par cette union, et il examine, chapitre 21 du livre II⁰, *Utrum virgo Maria semen emiserit in copulatione cum Spiritu sancto...* Le célèbre Harvey qui, le premier, démontra la circulation du sang, et qui était digne de découvrir le secret de la nature, crut l'avoir trouvé dans les poules : elles pondent des œufs ; il jugea que les femmes devaient pondre aussi. Les mauvais plaisants dirent que c'est pour cela que les bourgeois et même quelques gens de cour appellent leur femme ou leur maîtresse *ma poule.* et qu'on dit que toutes les femmes sont coquettes, parce qu'elles voudraient que les coqs les trouvassent belles ; malgré ces railleries, Harvey ne changea point d'avis, et il fut établi dans toute l'Europe que nous venons d'un œuf.

Elles ne pondent point en dehors, mais elles pondent en dedans ; elles ont des ovaires, comme tous les oiseaux ; les juments, les anguilles en ont aussi ; un œuf se détache de l'ovaire, il est couvé dans la matrice. Voyez tous les poissons écaillés, les grenouilles, ils jettent des œufs que le mâle féconde ; les baleines et les autres animaux marins de cette espèce font éclore leurs œufs dans leur matrice ; les mites, les teignes, les plus vils insectes sont visiblement formés d'un œuf; tout vient d'un œuf, et notre globe est un grand œuf qui contient tous les autres.

On s'est lassé à la longue de ce système; on a fait des enfants d'une autre façon.

Deux Hollandais s'avisèrent d'examiner la liqueur séminale au microscope, celle de l'homme, celle de plusieurs animaux; et ils crurent y apercevoir des animaux déjà tout formés, qui couraient avec une vitesse inconcevable : ils en virent même dans le fluide séminal du coq. Alors on jugea que les mâles faisaient tout, et les femelles rien; elles ne servirent plus qu'à porter le trésor que le mâle leur avait confié.

Ces deux Hollandais et M. Andry, à force de tomber dans le péché d'Onan et de voir les choses au microscope, réduisirent l'homme à être chenille. Nous sommes d'abord un ver comme elles; de là, dans notre enveloppe, nous devenons comme elles pendant neuf mois une vraie chrysalide, que les paysans appellent *fève*; ensuite, si la chenille devient papillon, nous devenons hommes : voilà nos métamorphoses.

On s'est dégoûté d'être chenille. Un philosophe extrêmement plaisant a découvert dans une Vénus physique « que l'attraction faisait des enfants; et voici comment la chose s'opère : le sperme étant tombé dans la matrice, l'œil droit attire l'œil gauche qui arrive pour s'unir à lui en qualité d'œil; mais il en est empêché par le nez qu'il rencontre en chemin, et qui l'oblige de se placer à gauche; il en est de même des bras, des cuisses, et des jambes qui tiennent aux cuisses : il est difficile d'expliquer, dans cette hypothèse, la situation des mamelles et des fesses. Ce grand philosophe n'admet aucun dessein de l'Être créateur dans la formation des animaux: il est loin de croire que le cœur soit fait pour recevoir le sang et pour le chasser, l'estomac pour digérer, les yeux pour voir, les oreilles pour entendre, cela lui paraît trop vulgaire : tout se fait par attraction.

On en rit beaucoup; mais ce qu'il y eut de triste, c'est que cet insensé ressemblait aux théologiens, qui persécutent autant qu'ils le peuvent ceux qu'ils font rire. D'autres philosophes ont imaginé d'autres manières, qui n'ont pas fait une plus grande fortune : ce n'est plus le bras qui court après le bras, ce n'est plus la cuisse qui court après la cuisse; ce sont de petites molécules, de petites particules de bras et de cuisse qui se placent les unes sur les autres. On sera peut-être enfin obligé d'en revenir aux œufs, après avoir perdu bien du temps.

Si la question avait été débattue entre les théologaux, il y aurait eu des excommunications et du sang répandu; mais entre des physiciens, la paix est bientôt faite : chacun a couché avec sa femme, sans penser le moins du monde à son ovaire, ni à ses trompes de Fallope; les femmes sont devenues grosses ou enceintes, sans demander seulement comment ce mystère s'opère : c'est ainsi que vous semez du blé, et que vous ignorez comment le blé germe en terre. VOLTAIRE.

Aura seminalis. — « Une jeune fille attribuait sa grossesse aux vapeurs (aura seminalis d'Harvey) du sperme de son père qui avait eu en rêve une pollution nocturne dans le même lit. Nombre de nobles dames déclarèrent même avoir conçu des enfants qui provenaient de certaines conjonctions imaginaires avec leurs maris absents. »

Génération spontanée. — «... Il n'y a pas à dire, il me faut un « clou ». Coûte que coûte, il me faut un « clou » C'est en nourrissant cette pensée que le directeur du Prytanée dramatique arriva à l'entrée du labyrinthe; Trubert s'y assit. Il y était depuis un instant lorsque des cris se firent entendre près de lui. Il se leva et aperçut dans la direction du labyrinthe un gros bonhomme qui descendait ou plutôt qui se laissait descendre le long de la côte. « Ah! monsieur dit le gros bonhomme, en courant à lui tout essoufflé ... je vous en prie... du secours ! venez à mon secours... — Qu'y a-t-il ? fit Trubert effrayé. — Un événement inouï... c'est ma fille... elle a voulu monter quand même jusqu'au labyrinthe, et puis tout à coup... — Parlez! — On le lui avait bien dit... mais vous savez, les femmes, quand elles ont une idée... Ah! la malheureuse! — Elle est morte? — Non, monsieur, non..., Dieu merci! Pas encore!... Je vous en prie... un médecin !... cherchez un médecin... — Mais où est-elle ?... — Là, monsieur..., là.., dans le massif. »

Trubert se précipita vers le massif, et aperçut une jeune femme qui se tordait dans les douleurs de l'enfantement. Rendons-lui cette justice : sa première pensée fut une pensée de compassion. « Restez près d'elle, cria-t-il au pauvre père... Je vais appeler...» Et, rapide comme l'éclair, il s'élança à la recherche du médecin. Telle fut la première pensée de Trubert.

Mais quelques minutes après, en revenant avec la femme d'un des gardiens et un médecin que celle-ci avait arrêté au passage, le directeur du Prytanée dramatique eut une seconde pensée... — Un accouchement imprévu ! quel effet en scène !... quel « clou ! » Et pendant que l'accoucheur prodiguait ses soins à la jeune femme, Trubert « creusait » l'idée étonnante qui venait

d'éclore dans son cerveau. Voilà le « clou » que Chaudfroi
n'avait pas trouvé. On remplacerait la scène de l'aveu par un
effet autrement saisissant... le comte de Lauriac surprendrait sa
fille dans la situation critique que lui, Trubert, avait sous les
yeux. C'était un « clou » vraiment neuf, un « clou naturaliste, »
un « clou » qu'on n'avait jamais mis au théâtre et qui attirerait
tout Paris au Prytanée dramatique... c'était la fortune, c'était
le rêve... Le père de la jeune femme allait et venait en proie à
une inquiétude extrême ; il interrogeait Trubert. "Croyez-vous
qu'elle est en danger, Monsieur... le médecin n'est-il pas arrivé
trop tard?... J'ai si peur...! C'est la première fois que je vois
accoucher... et vous ? » Mais Trubert, tout à son idée, l'écoutait
à peine. « Oui, monsieur..., oui, disait-il... c'est très curieux...
On cherche des effets... en voilà un ! — Et c'est ma fille!...
Pauvre enfant! quand elle est venue au monde, je n'y étais pas...
J'ai eu trop peur, quel affreux spectacle ! — Oh ! pas si affreux...
On peut tout mettre au théâtre... Voyez la fameuse scène de
« l'Assommoir »! — Hein? Vous dites? — Je dis qu'on peut
« tricher ». L'accouchement a lieu au fond... — Ah ! mon Dieu !
— Ça se passe sensément derrière les comparses.,. — Où cela,
monsieur... où cela? — Et l'on montre l'enfant au public! — Un
enfant... ma fille... Ah !...» Et, en poussant ce cri, le pauvre père
allait s'évanouir dans les bras de Trubert... lorsqu'un autre cri
sortant du massif le rappela au sentiment de la réalité. Il courut
vers le massif et revint presque aussitôt. « Ah ! monsieur...
s'écria-t-il en embrassant Trubert... Vous aviez raison... Un
enfant!... un superbe enfant!... » Trubert le regardait ahuri.
« Vous prenez part à mon émotion... reprit le brave homme...
Merci... merci de tout cœur... mais je vous en prie... rendez
moi un nouveau service... Je ne peux pas quitter ma fille...
courez au télégraphe pour prévenir mon gendre... M. Florent
Gibalier, à Saint-Sornin (Charente). Il ne se doute de rien... Il
va être bien heureux... Voulez-vous, monsieur, dites?. . — Oui,»
répondit machinalement Trubert. Et il s'en alla au télégraphe
en poursuivant toujours son idée. Au fait, pensa-t-il, si j'envoyais aussi une dépêche à Chaudfroid ? Il viendrait me voir tout

de suite et nous arrangerions l'affaire... voyons, où demeure-t-il ?
Il prit une feuille de papier et écrivit : « Monsieur Chaudfroid,
rue de la Tour-d'Auvergne, 57, Paris. » Puis, comme il avait
peur d'oublier l'adresse qu'on lui avait donnée, il écrivit sur une
seconde feuille : « Monsieur Florent Gibalier, à Saint-Sornin
(Charente). » Après quoi il rédigea ses deux dépêches. Mais cet
événement avait troublé l'intelligent directeur, il se trompa de
feuille... Et voilà comment Chaudfroid, qui était marié depuis
six mois, reçut le lendemain une dépêche ainsi libellée : « Femme
accouchée à l'improviste. Père vous embrasse. » Tandis que
M. Florent Gibalier, de Saint-Sornin, recevait celle-ci : « Affaire
dans le sac. Venez immédiatement, clou énorme. »

ABRAHAM DREYFUS.

Nous ne sommes plus aux temps où Junon peut faire croire à
Jupiter qu'elle est devenue enceinte par la vertu d'une plante.
Les cavales d'Egypte ne deviennent plus enceintes par le transport dans les airs des hennissements des chevaux de Babylone, et
les rois d'Angleterre ne trouveraient plus de facultés de médecine
assez complaisantes pour décider que leurs filles peuvent devenir
enceintes en se promenant sur une montagne, parce que l'*aura
seminalis* serait apportée par les vents d'une autre montagne où un
jeune homme se serait livré à une coupable éjaculation.

Quand et comment se font les enfants. — « Tantôt disoyt que les seigneurs ne se comportoient point comme les petites gens ; que les enfants des comtes ne se semoient qu'en certaines conjunctions célestes déduites par de savants astrologues, tantost que l'on debvoyt s'abstenir de faire des enfants aux iours de feste pour ce que c'estoyt un grant travail, et il observoyt les femmes en homme qui vouloyt entrer en paradis sans conteste. Aulcunes foys pretendoyt que si par hazard les parents n'estoyent en estat de grâce, les enfants commencez le jour de sainte Claire estoyent aveuglés ; de sainct Genou, avoyent la goutte ; de sainct Aignan, la teisgne ; de sainct Roch, la peste ; tantost que ceulx pondus en febvrier estoyent frileux ; en mars trop remuans ; en apvril ne valoyent rien du tout et que les gentils garçons estoyent issus en mai. » BALZAC.

« Et maintenant à Dieu rien n'est impossiblé. Bacchus ne fut-il pas engendré par la cuisse de Jupiter? Rocquetaillade nacquit-il pas du talon de sa mère? Croquemouche de la pantoufle de sa nourrice? Minerve nacquit-elle pas du cerveau par l'oreille de Jupiter? Adonis par l'écorce d'un arbre de mirrhe? Castor et Pollux de la coque d'un œufpont et esclos par Léda ? » RABELAIS.

Conceptions merveilleuses. — « Gargamelle engrossa d'un beau fils et le porta jusqu'à l'unzième mois. Mais aultant, voire d'advantage peuvent les femmes ventre porter, mesmement quand c'est quelque chef-d'œuvre et personnage qui doibve en son temps faire grandes prouesses. Comme dict Homère que l'enfant, duquel Neptune engrossa la nymphe, nasquit l'an après révolu, ce fut le douzième mois. Car, comme dict A. Gel, lib. 3, ce long temps convenoit à la majesté de Neptune afin que en icellui l'enfant fust formé à perfection. Apareille raison Jupiter fait durer quarante-huict heures la nuict qu'il coucha avec Alcmène ; car en moins de temps n'eust-il pu forger Herculès, qui nettoya le monde de monstres et tyrans.

« Messieurs les anciens pantagruélistes ont confirmé ce que je di, et ont déclairé non-seulement possible, mais aussi légitime, l'enfant né de femme l'unzième mois après la mort de son mari. Et vogue la galée puisque la panse est pleine. Julie, fille de l'empereur Octavian, ne s'abandonnoît à ses taboureurs sinon quand elle se sentoit grosse, à la forme que la navire ne reçoit son pilote que premièrement ne soit calefatée et chargée. Et si personne les blasme de soi faire ratacouniculer ainsi sus leur grosse, vu que les bestes sus leurs ventrées n'endurent jamais le masle masculant, elles respondront que ce sont bestes, mais elles sont femmes bien entendantes les beaulx et joyeux menus droicts de superfétation : comme jadis respondit Populie selon le rapport de Macrobe, lib. 2. Saturnal. Si le diavol ne veut qu'elles engrossent, il faudra tordre le bouzil et bouche close. » RABELAIS.

« Certaines nations, et entre autres la mahométane abominent la conjonction avec les femmes enceintes. » MONTAIGNE.

Effets singuliers de la conception. — « Le bon et savant Camérius disait souvent : « La grossesse fait quelquefois faire aux femmes des choses singulières; il est prudent de ne pas trop s'opposer à leurs désirs... » Forte de cet aveu, sa femme, revenant un jour du marché avec un panier rempli d'œufs, entra dans le cabinet où il travaillait et se mit à sangloter. Le mari s'empresse de lui demander la cause de ses pleurs. Après quelques instances, l'épouse lui répond que depuis quelques jours elle est dominée et violemment tourmentée par l'envie de lui casser des œufs sur le visage. Camérius, qui aimait tendrement sa femme, prit tranquillement plusieurs serviettes et s'en enveloppa la tête. Heureuse d'être écoutée, la femme lui lança au visage les uns après les autres tous les œufs du panier. Le pauvre mari, barbouillé de jaunes d'œufs de la tête aux pieds, en efut

quitte pour aller se laver, et sa femme, guérie de son envie.
redoubla d'attachement pour lui. Borelli a vu des femmes
grosses manger des viandes pourries, des excréments,
boire l'eau putride découlant du fumier, etc. Goulard parle
d'une femme qui, prise de l'envie de manger de la chair
humaine, tua son mari, en dévora une partie et fit saler
le reste. » Dr CLÉMENT.

Nombre des enfants. — « Ceste villaine savatte de fredon confesse soi n'estre jamais plus embrené en paillardise, qu'en la saison de quaresme : aussi pour les évidentes raisons produictes de touts bons et sçavants médicins, affermants en tout le décours de l'année n'estre viendes mangées plus excitantes la personne à lubricité qu'en cestui temps : febves, pois, phaséols, chiches, oignons, noix, huistres, harens, salures, garon, salades toutes composées d'herbes vénéréiques, comme éruce, nasitord, targon, cresson, berle, response, pavot, cornu, houbelon, figues, riz, raisins. — Vous, dist Pantagruel, serez bien esbahi, si, voyant le bon pape, instituteur du sainct quaresme, estre lors la saison quand la chaleur naturelle sort du centre du corps, auquel s'estoit conte-nue durant les froidures de l'hyver, et se dispert par la circonfé-rence des membres, comme la séve faict és arbres, auroit ces viendes qu'avez dictes ordonnées pour aider à la multiplication de l'humain lignage. Ce que me l'ha faict penser est que, au papier baptistère de Thouars, plus grand est le nombre des enfants en octobre et novembre nés, qu'és dix aultres mois de l'année, lesquels selon la supputation rétrograde, touts estoient faitcs, conceus et engendrés en quaresme. — Je, dist frère Jean des Entommeures, escoute vos propos, et y prend plaisir non petit : mais le curé de Jambert attribuoit ce copieux engraissement de femmes, non aulx viendes de quaresme, mais aulx petits questeurs voultés, aulx petits prescheurs bottés, aulx petits confesseurs crottés, lesquels damnent, par cestui temps de leur empire, les ribaulx mariés trois toises au dessus des gryphes de Lucifer. A leur terreur. les mariés plus ne biscotent leurs chambrières, se retirent à leurs femmes. J'ai dict. — Interprétez, dist Epistemon, l'insti-tution de quaresme à vostre fantaisie, chascun abunde en son sens; mais à la suppression d'icellui, laquelle me semble estre impen-dente. s'opposeront touts les médicins, je le sçai, je leur ai ouï dire. Car le quaresme seroit leur art en mespris, rien ne gagne-roient. personne ne seroit malade. En quaresme sont touta maladies semées : c'est la vraie pépinière, la naïve couche et pro-moconde de touts maulx : encores ne considérez que si quaresme faict touts les corps pourris, aussi faict-il les âmes enrager. Diables alors font leurs offices. Caphards alors sortent en place. Cagots tiennent leurs grands jours. force sessions, stations, perdonnances, syndérèses, confessions, fouettements, anathématizations. Je ne veulx pourtant inférer que les Arismaspiens soient en cela meilleurs que nous, mais je parle à propos. — Or ça, dist Panurge couillon culetant et fredonnant, que vous semble de cestui-ci, est-il pas hérétique? »

RABELAIS.

Sexe des enfants. « Suivant les calculs que l'on fait en divers endroits de l'Europe, il y naît plus de garçons que de filles : au contraire, les relations de l'Asie et de l'Afrique nous disent qu'il y naît beaucoup plus de filles que de garçons. La loi d'une seule femme en Europe et celle qui en permet plusieurs en Asie et en Afrique ont donc un certain rapport au climat. Dans les climats froids de l'Asie, il naît, comme en Europe, plus de garçons que de filles. C'est, disent les Lamas, la raison de la loi qui chez eux permet à une femme d'avoir plusieurs maris. »

MONTESQUIEU.

« On a remarqué que les mariages d'inclination (les plus heureux et les plus naturels) donnaient plus de filles que de garçons, et qu'il naissait plus de mâles des unions tourmentées, forcées, illégitimes. »

TOUSSENEL.

MONSTRUOSITÉS

Hémitéries. — Demi-monstruosités n'ayant rien de compromettant pour la vie du sujet; quatre classes :

Anomalies de volume. — 1° Géants et nains : « On peut voir au musée Orfila les os d'un Kalmouck nommé Margrath dont la taille avait atteint 2^m533; celle du Finlandais Caianus était de 2^m833. Fabrice de Hilden fait mention d'un nain qui n'avait que 1^m082 et Bauhin d'un autre qui ne mesurait que 0^m974. Le célèbre Bébé, qui amusa la cour de Stanislas, roi de Pologue, par l'exiguïté et la gentillesse de ses proportions et dont on voit le mannequin au musée Orfila, ne dépassait pas 0^m893. Il avait été fiancé à une naine dont la taille égalait la sienne. Barwiloski, gentilhomme polonais doué d'une remarquable intelligence et régulièrement conformé, mesurait seulement 0^m756; et Jeffery Hudson, que la duchesse de Buckingham, vers la fin d'un repas, fit présenter dans un pâté à la reine Henriette-Marie de France, était plus petit encore ; à vingt ans, il n'avait que 0^m56. » SAPPEY.

L'union d'un géant avec une géante, ou d'un nain avec une naine, est toujours stérile. Cependant il peut y avoir fecondation, témoin cette naine qu'on fit accoucher par l'opération césarienne.

Les anomalies de volume proprement dit ont lieu par hypertrophie d'un système (polysarcie), ou d'un organe (microcéphalie; hypertrophie du corps thyroïde, des mamelles); par atrophie d'un système (système musculaire) ou d'un organe (mamelle).

« Un homme du comté de Lincoln, présenté au roi d'Angleterre en 1724 et mort à 29 ans, offrait au niveau de l'ombilic une circonférence de 1ᵐ92 qui dépassait sa stature très-élevée cependant, puisqu'elle égalait 1ᵐ86. Le diamètre de son bras était de 0ᵐ23 et celui de sa jambe de 0ᵐ29. Un autre Anglais, Edouard Bright, qui mourut en 1750, dans le comté d'Essex, à l'âge de 29 ans aussi, avait une telle ampleur que sept personnes d'un volume ordinaire pouvaient tenir ensemble dans son habit boutonné. Un homme plus gros encore, mort à 59 ans, se promenait dans une charrette attelée d'un fort cheval. La largeur de ses épaules était de 1ᵐ29.

« Françoise Clay avait 1ᵐ65 de taille; la circonférence du tronc au niveau de l'abdomen était de 1ᵐ69. Le cou ayant en quelque sorte disparu, la tête reposait immobile entre deux énormes épaules; les mamelles, énormes aussi, retombaient sur le ventre qu'elles couvraient en partie; les masses de graisse accumulées sous les aisselles tenaient les bras soulevés et écartés du tronc. Les hanches, recouvertes également de larges masses adipeuses, remontaient jusque sur les côtés de la poitrine qu'elles semblaient soutenir comme les épaules soutenaient la tête. Frédérique Ahrens, âgée de 20 ans, avait 1ᵐ76 de hauteur et de circonférence au niveau du bassin. En Afrique, une femme de 40 ans était tellement obèse qu'elle était hors d'état de marcher : le feu ayant pris à la maison qu'elle habitait, il fut impossible de la faire passer par les portes, et elle périt misérablement au milieu des flammes.

« Au contraire, Seurat, l'homme-squelette, était tellement maigre qu'on voyait les saillies osseuses se profiler sous la peau, et le squelette apparaître à la vue, couvert seulement d'un léger voile. » SAPPEY.

Anomalies de forme. — Les déformations du rachis, de l'abdomen et surtout des membres sont nombreuses, telles sont les pieds-bots.

Anomalies de structure. — Par défaut (albinisme) ou excès de coloration (mélanisme). Par défaut d'assimilation (état cartilagineux des os); par excès d'assimilation (ossifications anormales); par perversion d'assimilation (état gras des organes glandulaires, ichtyose, cornes).

Anomalies de disposition des organes. — Déplacement (exstrophie de la vessie, pneumatocèle); changement de connexion (anomalies artérielles ou veineuses, ouverture du rectum dans le vagin ou la vessie); contiguïté de parties ordinairement disjointes (imperforation de l'anus ou du rectum et de la vulve ou du vagin); adhérence des doigts entre eux ou du pénis à l'abdomen; fusion des deux reins en un seul; cloisonnement (de la vessie, vagin, utérus) par disjonction de parties ordinairement réunies (persistance du trou de Botal, de l'ouraque et du canal artériel, ou bec-de-lièvre, spina-bifida...). Anomalies par rapport au nombre ou absence des parties (absence de pénis, d'utérus, de mâchoire inférieure; doigts surnuméraires, testicules multiples, vessie double).

Hétérotaxies ou inversion (rare) des viscères (le poumon gauche occupe la place du droit, l'aorte est à droite, le foie à gauche...).

Hermaphrodisme. — L'individu bisexué ne peut se féconder lui-même; il ne peut pas successivement féconder un autre individu et être fécondé à son tour. Il est donc exclusivement mâle ou femelle.

Monstres unitaires (simples) ou composés (doubles). — Les unitaires sont autosites (pouvant vivre par eux-mêmes), omphalosites (ne pouvant vivre que par leurs connexions avec la mère, par le cordon ombilical), ou parasites (masses organiques informes, à vie purement végétative et ne subsistant que par la mère).

Dans les monstres autosites, il y a déformation :

1° Des membres : ectroméliens (1) (phocomèles, hémimèles, ectromèles) ; syméliens (1) (symèles, uromèles, syrénomèles) ;

2° Du tronc : célosomiens.

3° Du crâne : exsencéphales, pseudencéphales, anencéphales ;

4° De la face : cyclocéphaliens, otocéphaliens.

Ainsi les membres peuvent être absents ou fusionnés, par exemple, être réduits à leur moitié supérieure (hémimèle), à la main ou au pied, qui sont alors implantés directement sur le tronc ; ou enfin manquer totalement (ectromèle), comme dans le cas d'A. Paré :

« On a vu depuis quelque temps en çà à Paris un homme sans bras, aagé de quarante ans ou environ, fort et robuste, lequel faisoit presque toutes les actions qu'un autre pouvoit faire de ses mains, à sçavoir : avec son moignon d'espaule et la teste ruoit une coignée contre une pièce de bois, aussi ferme qu'un autre homme eust sceu faire avec ses bras. Pareillement faisoit cliquetter un fouet de chartier et faisoit plusieurs autres actions : et avec ses pieds, mangeoit, beuvoit et jouoit aux cartes et aux dez ; à la fin, fut larron, voleur et meurtrier, etc. »

Tantôt les membres inférieurs qui semblent avoir subi une rotation complète autour de leur axe, sont complètement réunis ensemble et terminés en ligne droite par un uromèle ou deux pieds réunis ensemble, la face plantaire en avant et les petits orteils au milieu ; tantôt le membre inférieur

____

(1) Du grec *melos.* membre, et *ectroô*, je fais avorter, ou *sun* avec.

est rudimentaire et méconnaissable (syrénomèle). C'est en quelque sorte la réalisation du mot d'Horace : *desinit in piscem*, le tronc étant terminé en pointe.

Enfin, dans les anomalies de la face, on trouve la fusion des yeux ou des oreilles sur la ligne médiane avec atrophie du reste.

Monstres composés. — En général inviables et réunis par la région fessière (pygopages) ou par une partie de l'abdomen et du thorax (xyphopages). Tantôt ils ont des membres supplémentaires au dos (notomèles), ou à la fesse (polygomèles), ou deux têtes ou deux cols avec un seul corps ayant signe de duplicité (dérodymes). Tels furent les frères Siamois unis par l'abdomen; les sœurs Judith-Hélène réunies par les fesses et le bas du dos. Ce corps mourut au couvent à 22 ans; Judith succomba la première à une affection encéphalique et Hélène quelques jours après.

Monstres inclus ou inclusion d'un petit individu dans un individu du reste bien constitué : inclusion abdominale, viscérale ou cutanée.

Dupuytren cite un enfant mort à 13 ans qui contenait dans son abdomen un fœtus acéphale et atteint de spina-bifida. Les inclusions viscérales sont testiculaires (dans le testicule lui-même ou entre le testicule et la tunique vaginale). Tel est ce jeune homme de 27 ans qu'on opéra d'une tumeur indolente, grosse comme le poing, au côté droit du scrotum et d'où sortait une mèche de poils : elle contenait des tissus humains et des os. Les monstres cutanés (une quinzaine de cas) sont toujours logés dans la région sacro-lombaire ou périnéale.

Après les frères Siamois, les frères Tocci, nés en 1877 à Locona, dans la province de Turin, ont deux têtes, deux paires de bras et deux thorax pourvus de tous leurs organes internes. Mais, à partir de la sixième côte, tout leur est commun. C'est ainsi qu'ils n'ont qu'un abdomen, un ombilic et un anus, une jambe droite et une jambe gauche. Leurs organes génitaux se composent d'un pénis avec le scrotum correspondant ; mais par derrière l'on aperçoit les rudiments d'un autre organe génital mâle, par lequel on voit s'échapper quelquefois un peu d'urine.

Vus par derrière, ces enfants présentent deux colonnes vertébrales, deux sacrums et trois fesses. Celle du milieu est évidemment le résultat de la fusion de deux fesses, et l'on y aperçoit un anus rudimentaire. L'anus vrai sert pour les deux enfants. La jambe droite obéit à la volonté du jumeau du côté droit, qui s'appelle Baptiste, tandis que la jambe gauche, terminée par un pied-équin, appartient au jumeau du côté gauche qui s'appelle Jacob. Il en résulte que les deux enfants, sains et forts cependant, se trouvent dans l'impossibilité de marcher.

Chaque enfant jouit d'une personnalité morale distincte. Parfois l'un pleure quand l'autre rit ; l'un peut dormir, l'autre restant éveillé. D'ordinaire, ils ont la tête et la face fortement inclinées de côté, l'une à droite, l'autre à gauche, mais chacun d'eux peut prendre une position à peu près perpendiculaire; l'autre prend une attitude presque horizontale.

(Press. médic. belge.)

Anomalies de couleur par défaut (*albinisme*), altération ou **excès** (*mélanisme*) de coloration (de pigment) — L'*albinisme*, ou décoloration des poils et de la peau, s'observe partout, mais surtout dans les pays chauds et sous l'équateur, chez l'animal comme chez l'homme. Telles sont les souris blanches, les lapins blancs, les merles blancs. L'albinisme envahit tout ou moitié ou partie du corps. L'iris et la choroïde sont décolorés et le sang donne à ces parties, à la pupille surtout, une couleur rouge manifeste. Le grand jour fatigue les albinos. Tous les alb.nos ont les cheveux lisses, surtout les *albinos* incomplets provenant de nègres. Chez eux les cheveux sont crépus dans la partie de la tête qui a conservé son état naturel, et ils sont blancs dans dans les points frappés d'albini-me. De l'alliance croisée des albinos avec les noirs résultent des métis appelés pies (l'enfant teint exclusivement du père ou de la mère, ou de tous deux à la fois mais par une couleur uniforme non tachetée). L'albinisme parti.l pourrait se développer à tout âge. *Mélanisme* (excès de coloration), également géneral, partiel ou de la moitié du corps. On l'observe aussi chez l'animal (le daim, p. ex.) Hippocrate nous conte qu'une femme mit au monde un enfant noir pour pour avoir eu sous les yeux pendant sa grossesse le portrait d'un Ethiopien...(adultère sans doute .Albrecht en cite une autre qui, ayant été ensevelie enceinte sous les décombres d'une maison in· cendiée, enfanta un poupon charbonné (tout noir).On a invoqué toutes sortes de bourdes plus ou moins drolatique= pour sauver l'honneur de la mère. Le mélanisme partiel (*envies, taches, sigma, lentilles, rousseurs*) est très fréquent, d'étendue, de nombre et de siége variables, tantôt rouges (du rose pâle au rouge ponceau et même au violet et au bleuâtre : ce sont les taches de sang, ; tantôt brun (du café au lait, au brun et même au noir).

ORIGINE DES ORGANES GÉNITAUX

« Le Seigneur Dieu ayant torné la teste pour resguarder ung asne, lequel brayoyt pour la prime foys en son paradiz, durant que il fabricquoyt Eve, le diable print ce temps pour bouter son doigt en ceste trop parfaicte créature et feit une chaulde blessure que le Seigneur eut cure de bouchier par ung poynct : d'où les pucelles. Au moyen de ceste bride, la femme debvoyt demourer close et les enfans se fabricquer à la manière dont le Seigneur avoyt faict les anges, par ung plaisir autant au-dessus du charnel que le ciel estoyt au-dessus de la terre. Advisant ceste closture, le diable, marry d'estre quinauld, tira par la peau le sieur Adam, qui dormoyt, et l'estendit en imitation de sa queue diabolicque ; ains, pour ce que le père des hommes estoyt sur le dos, cet appendice se trouva devant. Par ainsy, ces deux diableries eurent la passion de soy réunir par la loi des similaires que Dieu avoyt faicte pour le train de ses mondes. De là vint le prime peché, et les douleurs du genre humain, pour ce que Dieu, voyant l'ouvraige du diable, se complut à sçavoir ce qui en adviendroyt. »

BALZAC.

ORIGINE DES ÊTRES

« Omne vivum ex ovo. » HARVEY
Tout vient d'un œuf.

« Les Phéniciens et les Egyptiens regardaient l'œuf comme le principe de toutes choses et le représentaient comme sortant de la bouche d'un serpent. »

« Là vîmes les coques des deux œufs jadis pondus et éclos par Léda, desquels nacquirent Castor et Pollux, frères d'Hélène la belle. »

« Le prince de Brunswick Oels étant à Paris, et ayant par manière de conversation demandé à un enfant s'il n'était pas venu dans un œuf, l'écolier malin lui adressa le quatrain suivant :

> Ma naissance n'eut rien de neuf,
> J'ai suivi la commune règle ;
> C'est vous qui vîntes dans un œuf
> Car vous êtes un aigle »

« Platon dict l'humaine nature avoir été à son commencement mystic, un corps humain ayant deux têtes, l'une virée vers l'autre, quatre bras, quatre pieds et deux culs. » RABELAIS.

« Le grand ouvrier sans tête, sans mains et sans outils fit il toute l'espèce humaine à la fois? Non. Il créa seulement un homme et une femme. Eurent-ils des enfants? Assurément. Supposons que ces deux premiers parents n'aient eu que des filles et que leur mère soit morte la première ou qu'ils n'aient eu que des garçons et que la femme ait perdu son mari.—Tu m'embarrasses; mais tu as beau dire, l'inceste est un crime abominable et parlons d'autre chose. »   DIDEROT.

DE L'ORIGINE DE L'AME

> *Onne vivum ex ovo.*
> « Oui, oui, allez, celui qui crie :
> *Vécy la mort aux Rats !* est plus
> advancé que ceulx occupez à trousser
> la Nature, veu que c'est une fière
> « dame » bien capricieuse et qui ne
> se laisse voir qu'à ses heures. En-
> tendez-vous ! »
>
> BALZAC.

La femme est, comme l'homme, un individu (individualité signifiant unité et identité de l'âme). Or, comment, par son dédoublement lorsqu'elle se « despesche d'un enfant, » peut-elle mettre au jour à la fois et un *atome,* et une *âme.*
De trois chose l'une :
1° *Ou bien l'âme est en germe dans l'œuf de la femme (ovule) ;*
2° *Ou bien dans le pollen de l'homme « sperma » ; (1)*
3° *Ou enfin, ni chez l'un ni chez l'autre, et elle se développe spontanément chez le fœtus avant ou après la naissance.*

I. — L'âme est en germe dans l'œuf de la Femme
(OVULE)

Puisque l'âme est indivisible, elle ne peut résulter du contact des deux sexes, c'est évident ! il faut donc qu'elle soit chez l'un ou chez l'autre. Mais :
1° *Comment y expliquer sa présence ?*
2° *Pourquoi ne suffit-elle pas au développement fœtal ?*
   Est-ce transmission ? La mère du genre humain devait

---

(1) En botanique, le pollen est la poussière fécondante de l'étamine ou organe mâle. Il est composé de grains polliniques. L'ovule est la future graine, contenue dans l'ovaire du pistil ou organe femelle.

en avoir alors une fameuse fourmilière ! car de nos jours,
à l'âge de dix-huit à vingt ans, lorsque l'ovaire est exempt
de toute trace d'altération, le nombre des ovisacs et des
ovules s'élève, » d'après Sappey, « à plus de 300,000 pour
chaque glande, à près de 700,000 pour chaque femme (1). »
En sorte que chaque virginité porte ensevelies dans ses
greniers ovariques environ 700,000 graines de popula-
tion !... Voilà un beau coup de filet pour le vieux Caron !...
Et dire que sur tant d'âmes, l'avide Satan n'en peut accrocher qu'une !...

Mais ferons-nous le dénombrement de tous les cotylé-
dons humains ? Non ce serait se noyer dans un abîme de
calculs : car si sur un millimètre carré ces graines sont
« plus nombreuses que les étoiles du firmament, » nous
aurions plutôt fait de compter les grains de sable de l'Océan.
— Faisons mieux encore :

      « Comptons plutôt, ma belle,
      Sur ta bouche rebelle
      Tant de baisers donnés....,
      Ou pardonnés » (2).

Et admettons que la mère Ève devait peser environ 999
mille milliards de tonnes !

Car, pour expliquer la *transmission*, force nous est de bâtir
sur cette hypothèse. — Ainsi, chaque ovule ayant $0^{mm}01$ de
diamètre, il faut imaginer dans chacun de ces ovules 700,000
autres pareils un peu plus petits ; encore autant dans chacun de ceux-ci, et ainsi de suite, de façon à embrasser au
moins une centaine de générations ! Nous nous arrêterons
là pour ne pas « épuiser nos forces et nos conceptions »,

---

(1) Sappey (*Traité d'anatomie* — t. IV, 1873).
(2) A. de Musset, 1828.

et ne pas anéantir tout à fait l'âme de ces petits êtres !
Malheureusement, la science, qui n'aime pas à discuter
sur des pointes d'aiguilles, et qui veut des faits, et des faits
nombreux, va d'un « croc-en-jambe » nous précipiter dans
les ténèbres du doute ! Car, s'il est vrai que « à l'état embryonnaire la femme possède déjà tous les ovisacs qu'elle
doit posséder (1) ; » il n'est pas moins vrai qu' « à l'époque
où cesse la menstruation,... les vésicules ovariennes, dont
le nombre avait déjà beaucoup diminué, *s'atrophient* et ne
tardent pas à disparaître sans laisser dans la couche ovigène
aucune trace de leur existence. A cinquante ans, et souvent
plus tôt, on les chercherait en vain (2). »

Ainsi donc, voici la grenouillère à sec ! — On comprend
bien que les atomes s'évanouissent ; mais les *âmes !*... Les
âmes ?... Ici l'observation est en défaut. Diogène et sa
lanterne courent toujours... Aussi, tandis que la science est
muette, contentons-nous, pour l'heure, d'imaginer, à
l'exemple de Nicolas Malebranche, que les esprits s'échappent par *transpiration !*... C'est ainsi qu'un bon philosophe
doit sabrer les épineuses objections qui encombrent le chemin de la vérité ;... à moins de tourner ses batteries en
fresisomorum, ou à la mode *baroco* d'un *Darii* jouant du
baralypton contre un *Barbaro !*... Mais continuons :

Pourquoi le nombre des ovules est-il si inégal chez les
femmes ? car les unes en ont près d'un million ou plus, et
les autres point du tout, ayant même oublié leur sac ova-
rien en route !... Évidemment, c'est qu'ici il y a eu distraction ! En tous cas, « le *Deus ex machinâ* » va nous tirer
d'embarras, car il est écrit dans la Bible « Prédictions de

(1) Sappey (*Traité d'anatomie*, t. IV. 1873).
(2) (*Id.*).

David, ps. CXXXIX » : « *Dinumerabo eos, et super arenam multiplicabuntur* » — « *Imperfectum meum viderunt oculi tui;* » *supple (ovarium).*

Mais l'idée de *transmission* suppose une décroissance continue dans la grande pépinière humaine et un arrêt définitif quand l'édition des âmes (ovules) sera épuisée ! — Or que nous dit l'histoire ?

La grande Arachnide humaine, balayée du Ciel par Jupiter, tomba ce jour dans quelque soupirail volcanique, s'y carbonisa une patte, s'en roussit une autre, s'en jaunit encore une, se blanchit le reste, et vint tomber d'épuisement à cheval sur le mont Ararat ! Ce que voyant, Jupin, qui avait le cœur bon, lui lança une douche pendant quarante jours à l'effet de la rafraîchir ; puis, comme il jouait aux boules avec ses amis, il prit une de ces boules, l'embrasa, et la jeta dans l'espace, afin de dessécher la terre inondée !... Dès lors cette araignée, rendue à la vie, étendit peu à peu ses pattes multicolores sur l'Asie, l'Afrique, l'Europe, l'Amérique, l'Océanie, et de nos jours elle envahit toute la terre ! C'est une singulière décroissance que celle-là ! Enfin, passons-la sous silence et perdons-nous dans le détail des atomes !... Hélas ce pourrait bien être pour tout de bon : car, si de son temps Jonas fit la grenouille dans le ventre d'une baleine, on voit de nos jours la graine de Chinois servir de gland « aux pourceaux » !...

2° *Est-ce spontanéité ?* — Puisque nous considérons l'ovule comme un être distinct, on ne peut localiser l'âme ailleurs: car on ne peut la mêler à celle de la mère, ou segmenter celle-ci (ce qui est la même chose), sans tomber dans le domaine des atomes atomiques !...

3° Enfin, *si cette âme ne suffit pas au développement fœtal de l'ovule,* c'est évidemment qu'elle n'en est pas l'essence, ou qu'elle doit être logée plutôt chez le spermatozoïde.

II. — L'âme est en germe dans le pollen de l'homme
(SPERMA)

Nous savons que la femme est impuissante sans le secours de l'homme. Il y a bien des femelles qui pondent des œufs (la femme et la guenon ne font pas autre chose à l'époque de leurs règles), mais ces œufs ne fructiflent pas sans le contact du pollen (poules, poissons, grenouilles, etc.).

Examinons donc une goutte de ce liquide !...

Une goutte !... y pensez-vous ! mais c'est tout un **vivier !** *omnia piscis erant !* car il y grouille des pléiades de poissons (1) ! oh mais, des myriades d'anguilles monstrueuses de 0^{mm} 05 de long sur 0^{mm} 001 d'épaisseur !... Doux Jésus !... c'est le cas de faire des miracles ! — Baptiste... vite une ligne ! un filet ! des poëles ! des plats ! des bateaux !...... je veux dès cette heure faire éclater tous les ichthyophages ! inonder de marées les tables de Vatel ! peupler de dieux les temples égyptiens ! couler dans des manchons tout le peuple Lapon ! dépêcher mille Amphithrites aux grandes Indes ! empoissonner tout le Zodiaque ! rompre sous le poids les filets de Simon, couler ses deux barques ! et finalement... métamorphoser ces grenouilles en Lyciens ! Miséricorde ! j'en tiens une par la tête ! Ah !... si je lui avais percé l'âme !... Comme elle s'agite, se démène, se tortille !... Crac ! elle me lance à la face un bloc cellulaire ! Ma foi ! c'est pis qu'un fourmi-lion ! quelle vivacité ! quelle force ! On voit bien que ce sont des *spirifères*, et qu'ils ont haute

---

(1) Découverts en 1677 par un étudiant de Leyden : L. Hamm (Leuwenoek.)

et prompte mission à remplir! — Interrogeons la science.

Et d'abord, quel est leur nom? — La science les a éti-
quetés du nom de *grains polliniques* (1), ou avec Robin, du
nom d'*ovules mâles*, pour rappeler leur analogie avec l'ovule
femelle : car, « considérés dans leur développement, les
ovules femelles et les ovules mâles offrent une remarquable analogie. Les uns et les autres naissent dans des
tubes glandulaires anastomosés, et sont formés des *mêmes
éléments*. Entre eux il y a seulement cette différence, que
les premiers naissent tous à la fois, diminuent progressivement de nombre, et disparaissent vers l'âge de quarante
cinq ou cinquante ans. Les ovules mâles n'apparaissent
qu'à l'époque de la puberté, se reproduisent d'une manière
continue et persistent jusqu'à la fin de la vie chez la plupart des individus (2). » — Voilà une particularité intéressante. Maintenant quelle est leur nature? Sont-ce des
esprits-animaux générateurs? des animalcules? des végétaux? — Robin nous répond : « Les grains polliniques ne
sont pas des animaux, pas plus que les cellules épithéliales
à cils vibratiles..., ce sont des *cellules* (3) embryonnaires
mâles (5). »

Leur rôle le voici : — Ils sont les « éléments anatomiques
du corps des animaux et de certains végétaux jouant le
rôle de corpuscules fécondateurs et caractérisant le sexe
mâle » (4). — Ça, c'est un coup de massue! car nous voici
aux prises avec l'animalité tout entière et même la végé-

---

(1) Spermatozoïdes.

(2) Sappey (*Traité d'anatomie* — t. IV. 1873).

(3 et 4) Robin (*Dictionnaire*).

(5) Mais l'idée d'âme est incompatible avec l'idée d'être non organisé! il nous
faut absolument un vivant.

talité, puisque la mouche et le cryptogame ont aussi leurs grains de pollen. Mais, évidemment, les nôtres doivent avoir un cachet de divinité tout particulier ! Or ce petit grain étant l'élément essentiel du pollen (puisque sans lui pas de fécondation), c'est dans cet élément même que nous localiserons l'âme ! Et 1° vu l'analogie des ovules mâle et femelle; 2° vu que l'esprit ne peut avoir cent bras comme Briarée, nous devons admettre que chaque grain est porteur d'une âme ! S'il en est ainsi, un seul grain pollinique doit suffire à la fécondation d'un ovule, et cela, même sans qu'il soit besoin du contact des sexes ! C'est ce qui a lieu, en effet, comme le démontre la fécondation artificielle de l'abbé Spallanzani.

Mais, qu'est-ce que la fécondation ? — Robin nous dit qu'elle consiste dans la « pénétration de *quelques grains* entiers au travers de la membrane vitelline, jusqu'au vitellus, suivie de leur liquéfaction ; de telle sorte que leur substance s'unit matériellement, molécule à molécule, à celle du vitellus, qui s'en *imprègne* ; d'où résulte aussi le mélange de la substance du mâle avec celle de la femelle. Ce fait. que suit l'individualisation des cellules embryonnaires, a pour conséquence que ces dernières renferment de la matière du mâle comme de celle de la femelle, et que le jeune être appartient matériellement à l'un comme à l'autre, et non point seulement à cette dernière. » — Il est évident qu'en effet, sur des milliers de grains polliniques, quelques bonnes ames doivent se disputer l'honneur d'assister l'ovule ! Mais cela nous gène d'en trouver plusieurz dans le même atome : car on en compte pour le moins huit ou dix !... Que devient alors l'individualité? D'ailleurs, si le

grain pollinique est vraiment spirifère, on peut se demander, comme pour l'ovule, s'il l'est par transmission? s'il
renferme quelques 700,000 âmes en germe?... Dans ce cas,
tout notre échafaudage d'hypothèses va crouler par la
base, puisque si l'ovule fécondé donne une fille, les âmes
vont se trouver de ce côté!...

Sans aller plus loin, disons donc avec Cicéron qu'on ne
peut absolument trouver sur terre l'origine des âmes, et
concluons pour le troisième article :

**III. — L'âme n'est ni chez l'Homme ni chez la Femme;
elle se développe spontanément chez le fœtus.**

Les ovules mâle et femelle, bien qu'aspirites, ont cependant une vie longue et des développements progressifs :
car il faut qu'ils aient subi certaines métamorphoses pour
être aptes à se dissocier l'un dans l'autre à l'état de fœtus!..... C'est sans doute à ce moment, que, par un miracle
quelconque, un estafette expédié du ciel vient cimenter
une âme dans l'atome!... — Ici commence le champ des
hypothèses, car la science ne peut plus nous montrer rien
de net et de certain!...

Ajoutons que si quelques hardis explorateurs ont cru
voir l'âme en divers endroits du corps, aucuns ne sont
tombés d'accord sur le siège de sa résidence. Aristote la
portait dans son cœur; Descartes, dans sa glande pinéale;
Servet, dans les petites artères de ses plexus choroïdes;
Jean-Jacques Mathurin, dans son gros orteil gauche, car il
y a la goutte! Flourens l'étale dans le cerveau proprement

dit (lobes ou hémisphères) tout entier, et tout seul (1)!...

Mais, attendons que les observations et les expériences se multiplient; car la vérité est une, et s'il y a tant de divergence entre les opinions des hommes, c'est qu'elle ne laisse pas d'être enveloppée de certains voiles que les sciences naturelles n'ont pas encore soulevés! — Il est un fait, c'est que nous avons une âme, mais où loge-t-elle?

Paris, vendredi, 25 juin 1875.

----

(1) « L'écriture a dit que l'âme est dans le sang, que l'âme est le sang même : *anima est in sanguine; anima ipsa est sanguis. Servet.* » (Flourens, *de la circulation du sang*). — Ce qui explique la vie des anencéphales et des acéphales.

Vices de conformation ou absence des organes génitaux internes ou externes et du rectum.

Les vices de conformation, dont la rareté devrait nous étonner, s'expliquent par l'étude du développement (incomplet) des organes chez l'embryon (p.). Au début, chacun des organes est double, et les deux parties symétriques doivent se réunir sur la ligne médiane pour former ensuite un organe unique médian. Que la suture ne se fasse pas ou que l'accolement des parois ait lieu sans résorption de la paroi commune et l'on a deux utérus au lieu d'un. (Chez les animaux certaines espèces ont normalement des utérus bicornes, etc.) Cette disposition n'est pas très rare chez la femme. Les variétés de cloisonnement sont infinies, dérivant toutes d'une malformation unique. D'ailleurs elles n'apportent pas, en certains cas, d'obstacle à la conception, voire même à la gestation. La division peut être complète dans toute la hauteur de l'utérus jusqu'au col lui-même : le vagin lui-même peut être double (1), divisé dans toute sa longueur par une cloison verticale. Les femmes ignorent assez souvent cette difformité. Parfois même elles ont été examinées au spéculum sans qu'on ait remarqué cette anomalie. On cite même un cas de guérison de vaginite avec récidive due à cette particularité.

Tout le monde sait l'histoire frivole de cette femme qui, ayant un vagin double, consacrait un des conduits à la fidélité conjugale et prostituait l'autre côté à tous ses adorateurs.

Dans le cas d'utérus et vagin doubles la superfétation est-elle possible? Dans le cas d'utérus simple, une femme ayant des rapports, à quelques heures d'intervalle, avec un

(1) Cependant pour le vagin il n'y a pas deux conduits symétriques se juxtaposant l'un à l'autre comme pour l'utérus.

nègre et un blanc peut concevoir des deux, et accoucher d'un blanc et d'un nègre. Mais c'est une *grossesse gémellaire* plutôt qu'une *superfétation* (ce mot étant réservé au fait de la conception d'un deuxième germe quelques semaines ou quelques mois après la conception d'un premier individu). On a bien signalé des cas où la femme accouche d'un enfant de 4 mois et demi à 6 mois par exemple, et un mois après d'un enfant de 2 à 5 mois... Mais, comme l'a signalé Velpeau, dans les grossesses gémellaires, il arrive que des deux fœtus conçus en même temps, l'un se développe très bien pendant que l'autre est étouffé pour ainsi dire et s'atrophie. De sorte qu'à la naissance, le premier a les apparences normales tandis que le deuxième paraît avoir 3 ou 4 mois de vie utérine. L'étude du placenta peut donner des indications utiles : s'il n'y a qu'un placenta, la conception a été unique ; mais s'il y a superfétation dans deux cavités internes, on aurait un placenta double.

Absence d'utérus (matrice). — « L'utérus peut manquer en qualité d'organe susceptible de recevoir un produit de conception ; au moment de l'adossement des canaux de Muller, il se forme régulièrement ; mais à partir de cette époque, il ne se développe plus ; il ne devient pas utérus adulte. C'est l'utérus infantile décrit par A. Puech. Mais cette apparence d'utérus peut même ne pas exister et ne laisser à sa place qu'un simple cordon creusé parfois d'une petite cavité. Le développement de l'utérus s'est arrêté au moment où devait se creuser sa cavité. Et cependant les organes génitaux externes sont complètement développés ; leur examen ne pourrait faire soupçonner l'absence d'un organe aussi important que la matrice. »

L'absence du vagin (p. 94) à tous ses degrés s'explique aussi par arrêt du développement (rétrécissement du vagin, imperforation de l'hymen. Voir les Maladies vénériennes).

Dans les cas d'absence complète du vagin, s'il existe un utérus et un ovaire, on pourrait s'amuser à pratiquer un vagin qui les fasse communiquer.

Hermaphrodisme (p. 72 et 92). — On connaît l'histoire de Marie-Madeleine Lefort (Béclard, Diction., 60 vol.); l'histoire d'Alexina B..., qui élevé dans des pensionnats de jeunes filles, reconnut plus tard qu'il appartenait au sexe masculin; l'existence des testicules fut confirmée par l'autopsie de cette malheureuse créature qui se suicida au quartier latin... La seule chose importante à établir dans ces diverses questions est l'existence des testicules qu'on trouve souvent dans l'aine, dans les grandes lèvres, etc. On a observé une forme d'hermaphrodisme remarquable : c'est celui ou, d'un côté, les canaux de Muller s'atrophiant, le corps de Wolff se développe et détermine l'évolution d'organes génitaux externes du sexe masculin, du même côté; et de l'autre côté, les canaux de Muller se développent et déterminent les attributs extérieurs du sexe féminin du côté correspondant. — Un autre genre de conformation vient du point sur lequel va s'ouvrir le canal vaginal supérieur.

Tantôt le canal utérin aboutit dans la vessie, tantôt dans le rectum. On comprend, que malgré l'absence de vulve, la fécondation et l'accouchement même soient possibles par le canal unique; il en existe de nombreux exemples dans la science. (GALLARD.)

Cloisonnement artificiel de la *vessie* (Annuaire medical de Tours 18) et du *rectum* (voir p. 94), témoin ce garçon qui naquit avec une imperforation anale. « On pratiqua 8 jours après la naissance une simple incision qui permit l'issue des fèces. Au bout d'un mois, l'ouverture s'étant fermée, on perfora l'anus en disséquant l'ampoule rectale et suturant ensuite avec la peau. Une légère incontinence persista plus de quinze ans; elle a cessé depuis 18 mois.

Actuellement l'anus est très infundibuliforme, comme tous ces cas de perforation chirurgicale; lé doigt rencontre l'extrémité inférieure du rectum et sent très bien que le sphincter serre suffisamment pour ne pas laisser échapper les matières solides, mais n'empêche pas la diarrhée; car, comme dans tous ces cas d'amputation de l'extrémité inférieure du rectum, les fibres circulaires de celui-ci se sont sphinctérisées avec le temps.

Or à l'examen, on a découvert l'existence d'une bride qui sépare l'anus en deux parties, bride étendue du coccyx à la partie antérieure du périnée, bride charnue, épaisse, du volume d'une plume à écrire, qui gêne l'acte de la défécation et coupe en deux les matières fécales De plus, dans cette bride, on aperçoit deux petites fistulettes conduisant vers le coccyx, dans lesquelles le stylet pénétre assez facilement, qui donnent lieu à un suintement liquide, cause de l'eczema anal dont se plaint le malade. — Le traitement simple et inoffensif consiste à couper la bride en avant et en arrière avec le thermo-cautère. » (*Gaz. Hôpit.*)

Organes génitaux mâles, voir p. 88, et les Maladies vénériennes.

De l'appendice caudal dans l'espèce humaine. — (Question déjà fort ancienne.) En voici encore un cas récent: c'est un jeune Grec portant a la région coccygienne un appendice long de 5 centimètres. Cet appendice, arrondi à son extrémité, n'était pas recouvert de poils; on sentait dans son intérieur, indistinctement, il est vrai, deux portions osseuses qui paraissaient faire partie du sacrum et une troisième portion qui semblait indépendante des autres. La région sacrée était recouverte de chaque côté d'une zone étroite de poils bien développés. Des faits de ce genre sont tellement rares dans la science, que l'on pourrait presque dire que c'est le seul cas authentique d'appendice caudal contenant du tissu osseux. Il est vrai que les auteurs anciens prétendaient que de pareilles excroissances étaient tout simplement la continuation de la colonne vertébrale et que, par suite, elles devaient toujours contenir des vertèbres rudimentaires. Mais il n'existait aucune observation concluante. En réalité, les queues observées dans l'espèce humaine étaient toujours dépourvues de tissu osseux. Virchow rapporte, dans *Virchow's Archiv*, t. LXXIX, une autopsie faite dernièrement. Il s'agit d'un enfant qui portait un appendice long de 7 centimètres et demi, lequel, au dire des assistants, aurait remué à la suite de piqûres. Cette excroissance fut enlevée huit semaines après la naissance et placée au musée d'Oldenburg, où elle se trouve encore. Une coupe longitudinale permit de constater, au-dessous de la peau très épaisse et très dure, un amas de graisse blanchâtre, puis une sorte d'aponévrose, enfin un cordon central composé d'un tissu graisseux traversé par un certain nombre de fibrilles jaunâtres. Aucune trace de tissu osseux, cartilagineux ou musculaire. Le microscope a montré que les fibrilles jaunâtres étaient des artères à parois très épaisses. (Queue charnue.)

Rappelons à ce propos que le médecin auteur de l'observation rapportée en commençant, avait signalé la fréquence, anormale parmi ses compatriotes, du revêtement pileux de la région sacrée, et déjà Virchow avait fait remarquer combien ce fait était extraordinaire. Dans nos pays, en effet, il s'agit généralement, dans ces cas, de simples nævus pileux. Il y aurait donc deux sortes de trichose sacro-coccygienne, comme d'appendice caudal. (*Gaz. hebd.*)

« Aux Philippines, on a vu des naturels qui avaient des queues longues de 4 ou 5 pouces, comme les insulaires dont parle Ptolomée. Le voyageur ajoute que des jésuites très dignes de foi lui ont assuré que dans l'île de Mindoro, voisine de Manille, il y a une race d'hommes, appelés Manghiens, qui tous ont des queues de 4 ou 5 pouces de longueur. » BUFFON.

Tablier des Hottentotes. — On appelle ainsi les grandes lèvres de la vulve des femmes hottentotes. Ces lèvres seraient larges comme des oreilles de porc ! On sait d'ailleurs qu'on les allonge à force de tirer dessus, comme le clitoris à force de l'exciter.

« J'ai ouy faire ce conte à feu M. de Randau qu'une fois estant de bons compagnons à la cour ensemble, comme M. de Nemours, M. le vidame de Chartres, M. le comte de La Rochefoucauld et autres, ne sachants que faire, allèrent voir pisser les filles un jour, cela s'entend cachés en bas et elles en haut. Il y en eut une qui pissa contre terre ; je ne la nomme point ; et d'autant plus que le plancher étoit de tables ; elle avoit ses lendilles si grandes, qu'elles passèrent par la fente des tables si avant qu'elle en monstra la longueur d'un doigt, si que M. de Randau, par cas fortuit ayant un baston qu'il avoit pris à un laquais où il y avoit un flcon, en perça si dextrement ses lendilles et les cousit si bien contre la table, que la fille sentant la piqûre, tout à coup s'esleva si fort qu'elle les escarta toutes, et de deux parts qu'il avoit en fît quatre, et lesdites lendilles en demeurèrent découpées en forme de barbe d'écrevisses, dont pourtant la fille s'en trouva mal et la maîtresse en fut fort en colère. (Brantome.)

De même des grandes bourses chez l'homme : « Je le trouvai à Nancy descrottant ses couilles estendues sus une table comme une cape à l'hespagnole. Le monde demandoit : « Pourquoi est-ce que ces fratres avoient la couille si longue ? » Mais ledit Panurge solut très bien le problème, disant : « Ce qui fait les aureilles des ânes si grandes, c'est parce que leurs mères ne leur mettoient point de béguin en la tête. » A pareille raison, ce qui fait la couille des pauvres beaux-pères, c'est qu'ils ne portent point de chausses foncées, et leur pauvre membre s'étend en liberté à bride avalée et leur va ainsi triballant sur les genoux comme font les patenôtres aux femmes. Mais la cause pourquoi ils l'avoient gros à l'équipollient, c'est que, en ce triballement, les humeurs du corps descendent audit membre, car, selon les légistes, agitation et motion continuelle est cause d'attraction. » (Rabelais.)

Races et leur croisement

L'*espèce* des bêtes est fixe, mais la *race* est variable et les variations « se *générent* spontanément, ne périssent pas avec l'individu, et se transmettent de générations en générations : d'individuelles elles deviennent héréditaires ; et voilà la race formée.

L'homme s'est emparé de cette tendance à l'hérédité pour créer les races d'animaux domestiques. Ainsi veut-il avoir une race de chiens de grande taille ? il prend dans une portée, les deux chiens les plus grands (mâle et femelle) et les petits qui en naîtront seront plus grands que leurs parents. Dans la nouvelle portée l'homme choisit de nouveau, les deux individus les plus grands. Ils produisent à leur tour des individus plus grands qu'eux. Dans cette troisième portée sont encore choisis pour la reproduction, les deux chiens les plus grands ; et c'est ainsi que successivement, progressivement, l'homme arrive à créer des races de chiens énormes, les dogues, les mâtins ..

A côté de ces mâtins, de ces dogues, plaçons les petits chiens d'appartement, les épagneuls, les carlins : quelle différence de taille ! Pour avoir ces petites races, l'homme a employé le même procédé qui lui a donné le mâtin, le dogue : seulement dans chaque portée, il a pris les couples les plus petits. S'il y a dans l'organisation une tendance à s'accroitre il y en a aussi une à se réduire. (Le chien sauvage est à peu près de la taille du renard).

Ce double pgénomène d'*accroissement* et de *réduction* a lieu partout. Le cheval primitif était de la taille de l'âne ou du zèbre. C'est l'art de l'homme qui produit nos énormes chevaux de trait. Comme extrême opposé, nous avons des chevaux remarquablement petits, les poneys. L'art de l'homme peut aller jusqu'à faire acquérir au bœuf, le double de sa taille normale.

La variation porte sur le total ou sur telle partie de l'individu. Ainsi tous les animaux sauvages ont deux espèces de poils : le soyeux et le laineux. Si l'on écarte avec la main les soies du mflon, tige première de notre mouton, on trouve à leur racine lpoil laineux : c'est le poil soyeux qui recouvrant l'autre, donne sa couleur à l'animal. Les variations peuvent atteindre et détruire l'un ou l'autre de ces deux poils. Dans le mérinos, le poil laineux subsiste seul. Au contraire nos chiens domestiques n'ont conservé que leur poil soyeux. A l'état sauvage il n'en est pas de même : le mouflon, souche du mouton, et le chien de la Nouvelle-Hollande à demi-sauvage ont toujours les deux poils.

En 1766 pour obtenir des races françaises une laine aussi belle que celle des mérinos d'Espagne, Daubenton fit venir des béliers du Roussillon (province confinant à l'Espagne) et les mit avec des brebis de Bourgogne à Monbard. La laine des béliers était longue de six pouces, celle des brebis de trois. La laine devint longue de cinq pouces à la première génération ; de 6 à la deuxième et ainsi de suite jusqu'à 22 pouces au bout de 7 ou 8 générations. A chaque génération il unissait les petits qui avaient la laine la plus longue. La toison du premier bélier pesait deux livres, celle des suivants 6, 8, 10, 12... La finesse suivit la même progression. La quatrième génération n'avait plus que des moutons à laine pure, sans poils soyeux ».

La *température* (unie à la lumière) fait varier la couleur et la quantité des poils : Le teint des hommes brunit du nord au midi: Les animaux des pays froids ont les poils longs et nombreux. C'est le contraire des pays chauds, le chien de Turquie est presque nu. Le climat d'Espagne est remarquable (mérinos, épagneul). Chacun connait le chat, lapin et chèvre d'Angora (en Anatolie).

Nourriture : Où l'herbe est sèche, peu abondante, les bœufs sont émaciés, rapetissés, au contraire les gras paturages de l'Allemagne et de la Suisse nourrissent des bœufs gros et grands. On sait que le sel rend le poil lisse... etc... (1).

(1) Voir Flourens (*Ontologie naturelle*).

Spermatozoïde

SPERMAZOÏDE, SPERMAZOAIRE, ZOOSPERME, ANIMALCULES

OU FILAMENTS SPERMATIQUES

9. Le *sperme* (1) (1 à 8 gr. par éj.) est un liquide épais, *alcalin,* lactescent, visqueux, filant, parfois grumeleux (quand il a séjourné longtemps dans les vésicules séminales), à odeur particulière (d'empois d'amidon, de fleur de châtaigner, de marée...), donnant au linge une teinte jaune et une raideur analogue à celle de l'empois.

(1) « Vere, dit la Beaupertuys au gros cardinal La Balue : la chouse que ayme le Roy n'en est point à recepvoir les *saintes huiles;* puis dit au barbier Olivier le Daim qu'elle demanderoy au roy s'il lui plaisoyt qu'elle se feist la barbe. »

(BALZAC.)

10. C'est un mélange non homogène de *spermatozoïdes fécondants* (résultat de l'évolution des ovules

mâles ou cellules spermatiques du testicule) avec un milieu stérile secrété par diverses glandes et canaux, savoir :

1º Le *canal déférent* (cellules vibratiles) et les *vésicules séminales* (liquide et granulations brunâtres ; parfois des synpexions ou plaques grisâtres formées pendant la continence ; lencocytes) ;

2º La *prostate* (liquide blanc, laiteux, filant ; **granules** réfringents d'aspeçt graisseux, — parfois : calculs) ;

3º Les *glandes de Copwer* (serum hyalin visqueux, **très-**filant) ;

4º Les *glandes de l'urèthre* ou de Littre (mucus, **cellules** épithéliales pavimeuteuses).

Le sperme contient, en outre, des leucocytes (**surtout après** la blennorrhagie) et des hématies qui le colorent **en rouge** (sans conséquence). En refroidissant, il dépose **des cristaux** caractéristiques de phosphate de magnésie ou *ammoniaco magnésien* (en étoiles, en croix)

Le résidu de la dessication est une matière organique jaunâtre : la *spermatine* coagulable par l'alcool, mais non par la chaleur (ce qui la distingue de l'albumine). Il se gonfle de nouveau au contact de l'eau, reprend sa teinte, devient grumeleux, mou, facile à dissocier, mais non visqueux et filant. On peut **y** reconnaître les spermatozoïdes même **des mois après, à moins** qu'ils n'aient été brisés.

Analyse chimique du sperme d'après Vauquelin :

Eau 90
Matières extractives ou spermatine. 6
Phosphate et chlorhydrate de chaux. . . 3
Soude 1

11. Le *spermatozoïde* caractéristique du sexe mâle *(isqui piscem emit)* est une petite larve ou anguille vivace, longue de $0^{mm},05$ sur $0^{mm},001$; à tête piriforme et plate $(0^{mm},005$ sur $0^{mm},003)$ à queue filiforme, onduleuse et terminée en pointe effilée. Dans une seconde il parcourt à peu près sa longueur $0^{mm},06$. Il progresse à la manière des serpents et nage toujours la tête en avant.

Age. — « Les spermatozoïdes apparaissent vers 15 ans. On en trouve encore chez la moitié des sujets après 60 ans. D'après Girault, après 55 ans, leur tête est plus grosse et la queue plus courte ; ils se ralentissent. Après la mort, ils vivent encore 36 à 48 heures dans les voies spermatiques ».

Nombre. — « Ils sont par milliers, rares ou absents. Dans ce dernier cas, dit-on, la fatigue et les inconvénients du coït seraient beaucoup moindres... »?

Fréquence. — « Le sperme d'une éjaculation qui suit de près plusieurs autres, ne contient souvent plus de spermatozoïdes ni de liquide prostatique lent à se former. Aussi est-il brun, presque entièrement formé de liquide vésiculaire. »

12. Le spermatozoïde est l'élément essentiel ou

fécondant du sperme. Son absence ou sa destruction sont cause de stérilité.

Expériences avec le sperme et les œufs de grenouille :

1º *Par filtration.* — Les spermatozoïdes restant sur le filtre, la portion qui passe ne féconde pas les œufs ;

2º *Par électrisation.* — Le spermatozoïde électrisé perd sa mobilité : il ne féconde plus les œufs ;

3º *Par séparation directe.* — Le sperme est constitué par deux liquides formés dans des organes distincts : celui du testicule, contenant des spermatozoïdes est fécoudant ; l'autre, abondant et transparent, n'en contient pas : il est stérile.

(La grenouille mâle ou l'expérimentateur, doit féconder les œufs au moment de la ponte ou peu après, sans quoi ceux-ci se gonflent et s'altèrent), etc.

13. La présence d'un seul spermatozoïde et un contact purement externe ou même artificiel (injection) peuvent suffire à la fécondation d'un ovule. Les spermatozoïdes seuls montent dans l'organe génital femelle, le reste s'écoule au dehors. Dans l'utérus, leur ascension est aidée par le mouvement des cils vibratiles. Ils peuvent y vivre une semaine entière et attendre au besoin la rupture d'un ovisac (l'ovule).

« La *fécondation artificielle*, connue des anciens, a été l'objet d'études intéressantes, et les expériences récentes couronnées de succès semblent ouvrir un nouvel horizon à la solution des questions les plus sérieuses de physiologie et d'économie sociale. Les Babyloniens avaient remarqué que, pour obtenir des fruits des dattiers femelles, il était absolument indispensable de les rapprocher des individus mâles et, d'après le récit d'Hérodote, ils prenaient le soin de rapprocher les branches mâles des branches femelles de ces arbres pour obtenir une fécondation certaine. Depuis plus de deux mille ans, cette coutume a été conservée en Orient et, de nos jours, les horticulteurs arrivent à multiplier à l'infini les divers moyens qui leur permettent de changer à leur gré la forme et la couleur des fleurs et des fruits. Ces applications multipliées de fécondité des végétaux, devenues une industrie complète, sont une source de richesse veritablement inépuisable (1). La première expérience de fécondation artificielle sur les animaux est décrite dans un très curieux travail d'un physiologiste hanovrien, Jacobi, qui a été publié dans le Recueil des Mémoires de l'Académie royale de Berlin, 1753. Cet expérimentateur, mettant à profit les résultats obtenus auparavant par le naturaliste Gléditsch, qui avait fait venir du *pollen* pris sur un palmier mâle à Léipsick et l'avait poudré sur un palmier femelle du Jardin des Plantes de cette ville, eut l'idée d'appliquer des procédés analogues à la fécondation artificielle des animaux. Plus récemment, M. Perron, directeur de l'Ecole de médecine du Caire, a traduit en français un très curieux ouvrage d'hippiatrique arabe, publié vers l'an 700 de l'hégire, par Abou Bekr-ibn-Bedz. Ce très intéressant travail, destiné à la bibliothèque du sultan egyptien El Nacez, contient une relation fort curieuse de fécondation

(1) Cette fécondation artificielle est aussi opérée par les insectes qui vont de fleur en fleur, par le vent, les oiseaux...

artificielle opérée sur une jument. Mais c'est surtout à Spallanzani que l'on doit la continuation d'expériences sérieuses sur les animaux, et ce célèbre physiologiste, mettant à profit les expériences de Jacobi, les répéta, en 1779, avec un plein succès sur des femelles de batraciens (*grenouilles, crapauds*), et arriva, en 1780, à féconder artificiellement la femelle d'un mammifère. Il réussit à injecter dans la matrice d'une chienne en état de chaleur un gramme environ de sperme émis par un jeune chien, avec une seringue chauffée à 50° Réaumur, et il vit cesser les ardeurs utérines de la chienne; puis, deux mois après cette injection, elle mit bas trois petits ressemblant parfaitement à la mère et au mâle duquel provenait la semence injectée. — Plus tard, deux professeurs à l'Université de Pise, Pierre Rossi et Nicolas Bracchi, obtinrent les mêmes résultats. En France, les travaux de MM. Prévost et Dumas firent connaître l'élément fécondant du sperme, les *spermatozoaires*, et cette découverte donna une direction plus méthodique à l'étude des lois mystérieuses de la physiologie. Le savant embryologiste du Collège de France, M. Coste, écrivait en 1847 : « L'expérience de Spallanzani nous paraît devoir réussir également chez l'espèce humaine; si jamais on l'exécute, c'est un ou deux jours avant l'invasion des règles et au moment de leur cessation qu'il faudra la tenter, parce que la menstruation étant l'analogue du rut, c'est durant cette période que la semence artificiellement injectée aura le plus de chance de rencontrer dans les ovaires des ovules en maturité ». Le chirurgien Marion Sims, après avoir injecté pendant plusieurs mois une demi goutte de sperme dans l'intérieur de l'utérus d'une femme, arriva, après la dixième injection, à obtenir une conception, etc. »

Dr COORHN

« Je fus bientôt près du jeune soldat. Il avait une fracturé du tibia gauche, et la balle ayant ricoché, avait traversé le scrotum et emporté le testicule gauche. A peine avais-je fini de panser ce malheureux camarade, que l'estimable matronne accourait à moi pour me prier de venir au secours d'une de ses filles... Une balle Minnié lui avait traversé la paroi abdominale du côté gauche, à une distance à peu près égale de l'ombilic et de l'épine iliaque antérieure... 278 jours juste après, je délivrai cette même jeune fille d'un beau garçon pesant 8 livres. Jugez de l'étonnement et de la mortification de la demoiselle elle-même et de toute sa famille ! Bien que l'examen pratiqué par moi avant l'accouchement m'eût montré l'hymen intact, je n'ajoutai aucune foi aux protestations vives et réitérées de la jeune fille en faveur de son innocence et de sa pureté virginale. Trois semaines environ après cette naissance remarquable, je fus appelé à voir l'enfant dont les parties génitales présentaient quelque chose d'insolite..... J'en fis sortir une balle Minnié écrasée et déformée. — Qu'est-ce à dire?.... Cette balle était identiquement la même que celle qui, le 22 mai, avait fracassé le tibia de mon jeune ami, et qui, dans son état mutilé, lui avait enlevé le testicule, emportant avec elle des particules de semence et de spermatozoïdes dans l'abdomen de la jeune fille, puis traversant son ovaire gauche, était entré dans l'utérus pour la féconder de la sorte. »

« *The American medical Weckly*, 7 novembre 1874. »
(Voir *Gaz. Hopit.* 75, n° 57).

— Le croirez-vous? Un jour j'empoissonnai une baignoire. Une jeune fille vint s'y baigner. Hélas ! neuf mois après, cette vierge ne l'était plus. Sans nous en douter, nous avions commis un crime : moi en versant le poisson; elle en le consommant,

— car l'eau tiède est bon conducteur des spermatozoïdes, et ces gredins avaient franchi les thermopyles pour aller bâtir sur l'ovaire. Aussi maintenant si vous ne voulez pas vous exposer à noyer votre réputation, prenez des bains froids, acides ou électriques. Pangloss.

14. Les spermatozoïdes exigent pour vivre un milieu légèrement alcalin et tiède.

Leurs mouvements sont favorisés (ou rétablis) par des solutions modérément alcalines, le sang des règles et une température de 38 à 40°. — Ils sont arrêtés par l'eau froide, par les solutions acides (eau vinaigrée, urines de l'homme ; mucus vaginal acide) ; par les solutions très-étendues de sucre, d'albumine ou de glycérine ; par les narcotiques (alcool, ether, chloroforme....), enfin par une température trop basse ou trop élevée. L'étincelle électrique les foudroie. Ils résistent au pus.

— « Le sperme éjaculé dans les voies génitales de la femme, doit trouver un milieu alcalin, sans quoi les spermatozoïdes meurent. Or, le mucus vaginal est souvent acide, tandis que le mucus utérin est alcalin. Pour déposer le sperme dans le col de l'utérus, le coït *more bestiarum* est indiqué par la conformation des parties. » Farabeuf.

32. *Nature des spermatozoïdes :* Le *sperme* est un produit testiculaire — dont les matériaux sont fournis par le sang des artères spermatiques — dont l'évolution s'achève dans l'épididyme et la vésicule séminale (où il se conserve) et dont l'excrétion résulte d'une contraction de ces réservoirs à la suite d'excitations mécaniques ou réflexes (pollutions) de l'appareil sexuel en érection (congestionné et roidi).

« Pythagoras dict nostre semence estre l'écume de nostre
meilleur sang ; Platon, l'escoulement de la moelle de l'espine
du dos, ce qu'il argumente de ce que cet endroit se sent le premier de la lasseté de la besogne ; Alcméon, partie de la substance du cerveau ; et qu'il soit ainsi, dict-il, les yeux troublent
à ceulx qui se travaillent oultre mesure à cet exercice ; Demo-
critus, une substance extraicte de toute la masse corporelle ;
Épicurus, extraicte de l'âme et du corps ; Aristote, un excrément
tiré de l'aliment du sang, le dernier qui s'épand en nos membres ;
aultres, du sang cuict et digéré par la chaleur des génitoires,
ce qu'ils jugent de ce qu'aux extrêmes efforts on rend des
gouttes de pur sang... » (Voir nº 10.)

(MONTAIGNE).

« Les mouvements en apparence spontanés des spermatozoïdes, l'action de l'électricité, des narcotiques, des acides, qui,
en les frappant d'immobilité, semblent les priver de vie, avaient
porté d'abord la plupart des observateurs, mais surtout Leeu-
venhock et Czermak, à les considérer comme de véritables
animalcules... Puis Ehrenberg les a rangés parmi les infusoires.
Valentin crût voir dans les spermatozoïdes de l'ours un suçoir
antérieur, un anus, des vésicules stomacales et même des circonvolutions intestinales ! Gerber leur accorde des organes de
génération, et Pouchet les recouvre d'un feuillet épithélial ! »

(SAPPEY).

« Plantade publia une brochure dans laquelle il disait avoir
vu l'animalcule spermatique se transformer : le ver prenait peu

à peu une tête, des bras, des jambes, puis sa queue disparais-
sait, le ver arrivait enfin à la forme humaine. Ce qu'il y a de
curieux c'est que les naturalistes prirent la plaisanterie au sérieux, et Buffon lui-même comme les autres, il trouve seulement que Dalempatius (Plantade) va trop loin : « Il a cru voir
ce qu'il dit, mais il s'est trompé. »

(FLOURENS).

33. *La naissance et le développement des spermatozoïdes* montrent quelle est la nature de ces corps.

« Dans les organes génitaux mâles des plantes et des animaux
se produit un *ovule mâle* de la même manière que naît l'ovule
femelle dans l'ovaire ; leur structure est analogue. Arrivé à un
certain degré de maturité, le vitellus de l'ovule mâle se segmente spontanément comme fait le vitellus de l'ovule femelle
après la fécondation. Les sphères de fractionnement deviennent
des *cellules embryonnaires mâles* de la même manière que se
développent les cellules qui doivent constituer l'embryon dans
l'ovule femelle. Seulement les cellules embryonnaires mâles une
fois nées, au lieu de se souder ensemble et de devenir cohérentes
comme les cellules embryonnaires femelles qui constituent ainsi
l'embryon, restent distinctes les unes des autres ; de plus on
voit leur forme changer peu à peu, et un point saillant qui
s'allonge vient constituer leur cil ou queue chez les animaux,
pendant que la masse de la cellule diminuant de volume, en
constitue la tête... Ainsi, les spermatoïdes ne sont pas des animaux pas plus que les cellules épithéliales à cils vibratiles, ou

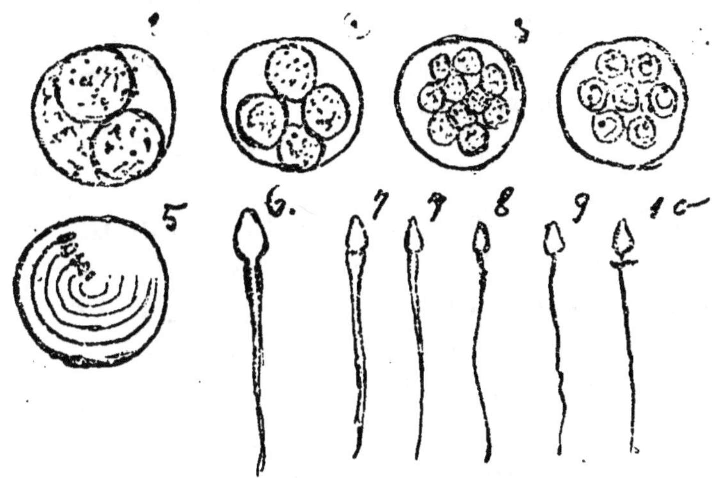

– Spermatozoïdes –

Évolution des Spermatozoïdes. 1° Ovules mâles ou cellules mères de $0^{mm},06$ à membrane vitelline et contenu : vitellus qui se segmente (partage) en 2, 4, 8 ... globes ou cellules filles contenant chacune un spermatozoïde (fig 4). Puis rupture des cellules filles et les spermatozoïdes en faisceaux (5) s'échappent (fig 6) — 7, 7. Spermatozoïdes recueillis dans le testicule (7 et 7) ; dans le canal déférent — (8) dans les vésicules séminales (9) — 10 Spermatozoïde à collier (reste de membrane).

que toute autre espèce d'élément anatomique, contractile ou non, faisant partie des tissus ou des humeurs d'un organisme quelconque. Ce sont des éléments anatomiques spéciaux, isolés, dérivant des cellules embryonnaires mâles. »

(Ch. Robin).

34. *Évolution des spermatozoïdes.* « Ils prennent naissance dans des cellules qui se détachent des conduits séminifères (testicules) pour flotter ensuite dans leur cavité, et qui, au début de leur formation ne semblent pas différer des cellules épithéliales, on les nomme *cellules spermatiques* ou *ovules mâles*. Leur volume diffère selon qu'elles sont plus ou moins avancées dans leur développement. Très-petites à leur apparition elles s'accroissent peu à peu et atteignent chez les mamifères, au terme de leur maturité, $0^{mm},06$. Les cellules spermatiques, ou ovules mâles, sont d'abord remplies d'innombrables granules, unis entre eux par une substance amorphe. Dans la première période de leur développement ils se composent donc d'un contenant : la *membrane vitelline*, et d'un contenu : le *vitellus*. Bientôt le vitellus se partage en deux globes d'égales dimensions, dont la périphérie se condense et ne tarde pas à prendre les caractères d'une membrane ; l'ovule mâle comprend alors une enveloppe commune : la

cellule mère, et deux cellules plus petites juxtaposées, ou cellules embryonnaires : *cellules filles*. La segmentation continuant, le nombre de cellules filles s'élève de 2 à 4 à 8 et même au-delà. »

« Dans les cellules filles, on remarque un peu plus tard une portion plus opaque, ovalaire : c'est la tête du futur spermatozoïde ; puis une partie filiforme, enroulée, adossée à la paroi de la cellule, et opaque aussi, qui en formera la queue.

« Lorsque les cellules filles ont atteint leur complet développement, elles se détruisent, et les spermatozoïdes deviennent libres dans la cellule mère. En partie déroulés, on les voit se rapprocher, se juxtaposer, et former un faisceau curviligne, dont toutes les têtes se dirigent dans le même sens. Appliqué contre les parois de la cellule, celui-ci continue à s'accroître, comme la cellule elle-même, laquelle subissant à son tour une sorte de résorbption finit aussi par s'ouvrir et disparaître. Les spermatozoïdes, dès lors, se séparent, achèvent de se dérouler, commencent à se mouvoir, et bientôt s'agitent dans tous les sens.

« Ainsi, l'évolution des ovules mâles comprend cinq périodes : 1° Formation du vitellus ; 2° Sa segmentation ; 3° Naissance des spermatozoïdes ; 4° Leur réunion en un seul faisceau ; 5° Leur mise en liberté.

Les ovules mâles apparaissent dans les conduits séminifères de 15 à 18 ans, c'est-à-dire un peu après la puberté. On les trouve alors répandus en grand nombre dans ces conduits, où ils se montrent à toutes les périodes de leur évolution, les uns à l'état embryonnaire, les autres complètement développés. Dans le canal de l'épididyme, on n'observe le plus habituellement que des spermatozoïdes, isolés ou groupés en faisceaux. Dans le canal déférent leur isolement se complète ; ils se disposent en groupes irréguliers, mais ne possèdent encore que de faibles mouvements par suite de l'insuffisance et de la viscosité du liquide qui leur sert de véhicule. Ce n'est que dans les vésicules séminales qu'ils acquièrent toute la liberté et la vivacité de leurs mouvements. »

(Sappey).

Les *cellules spermatiques* du sperme éjaculé sont stériles puisque leurs spermatozoïdes n'ont pas évolué.

Conserves de spermatozoïdes. (Voir p. 791). — Les animaux ne s'accouplent (ou ne fécondent) qu'à un certain moment de l'année, comme les grenouilles en mars, les huîtres dans les mois sans *r* (mai, juin, juillet, août), etc. (On expérimente avec des animaux libres, car les grenouilles conservées, certains oiseaux en cage, les tritons des aquariums... ne reproduisent plus ou très mal).

« *Du sperme de truite* a été conservé pendant quatre jours à une température de 10 à 15°, et des œufs fécondés avec ce sperme se sont développés comme des œufs fécondés avec du sperme frais. Les spermatozoïdes de la truite, immobiles dans la laitance extraite de l'animal, n'acquièrent de mouvements qu'au contact de l'eau. Le mouvement ne dure pas plus de 30 secondes : aussi des œufs fécondés avec du sperme laissé au contact de l'eau pendant une minute ne se développent pas du tout. De la laitance traitée par l'eau alcalisée par la potasse se comporte comme la laitance normale. L'eau alcalisée, éthérée, chloroformée, n'arrêtent pas et n'empêchent pas les mouvements des spermatozoïdes ; des œufs fécondés avec du sperme par l'eau alcalisée à 5/100 (eau 95 alcool absolu 5), à 10/100 par l'eau éthérée, à 15/100 par l'eau saturée de chloroforme se sont aussi bien développés que des œufs fécondés normalement. Les poissons provenant de ces œufs ne présentent jusqu'à présent aucune particularité qui puisse les différencier des autres. »

HENNEGUY.

SECRÉTION GÉNITALE CHEZ LA FEMME

1° **Mucosités vaginales** destinées à faciliter le glissement du pénis (p. 61) ; — 2° **Liquide des glandes vulvo-vaginales** ou de Bertholin, d'odeur *sui generis*, excrété pendant l'érection (p. 61 et 42); — 3. **Règles mensuelles** ou menstrues coïncidant avec l'ovulation, (p. 63); — 4. **Fleurs blanches** (Flueurs ou pertes blanches, ou leucorrhée (p. 96). « Tout écoulement non sanguin ayant lieu par le vagin en dehors de l'accouchement. Quand il provient de la muqueuse du vagin ou de l'utérus, on l'appelle fleurs ou pertes blanches. Ses principales causes sont : le tempérament très lymphatique ou très nerveux (irritable), la chlorose, l'hystérie, la masturbation... les logements malsains, humides ou privés d'air... une alimentation trop échauffante ou trop débilitante, l'usage habituel de la bière et du thé, les bains chauds pris en trop grand nombre, la compression du corset...

«Le corps devient grêle, la peau blanc de cire, les yeux sont entourés d'un cercle de bistre, et la santé se détériore. Le flux leucorrhéique assez commun, et parfois très âcre est quelquefois au début le seul symptôme d'une affection utérine...

«L'histoire nous rapporte que Mme de Pompadour fut affectée de cette infirmité, et au point d'être forcée d'interrompre toutes relations avec le roi. Un jour, elle trouva sous sa serviette le quatrain suivant :

> La marquise a bien des appas.
> Ses traits sont vifs, ses grâces franches,
> Et les fleurs naissent sous ses pas :
> Mais, hélas ! ce sont des fleurs blanches.

«La maîtresse-ministre, attribuant ces vers à M. de Maupas, qui, par sa position à la cour, était le seul capable de les avoir écrits, se vengea en obtenant contre lui un ordre d'exil.

Chez les Orientaux on séquestrait la femme qui avait des pertes blanches, et l'acte du coït, pratiqué avec elle, était déclaré abominable. Les législateurs de ce peuple allèrent jusqu'à en faire un article de religion. — Le remède est bien simple : aliments substantiels, exercices physiques, bains de siège froids, bains de rivière et de mer en été, distractions et abandon de corset, mariage chez les jeunes filles, suppression momentanée des plaisirs de l'amour chez la femme mariée. »

Dr CLÉMENT.

« **Le sang des règles** n'a point cette malignité que lui ont prêtée certains naturalistes. C'est à tort que les auteurs ont écrit que les femmes, dans le temps de cet écoulement, font mourir par leur toucher une vigne qui pousse, qu'elles rendent un arbre stérile, qu'elles font tourner les sauces, aigrir le vin et le lait, rouiller le fer et l'acier ; qu'elles procurent de fausses couches à une femme grosse, qu'elles en rendent une autre stérile, qu'elles font enrager un chien, rendent un homme fou... Paracelse regardait le sang menstruel comme le plus subtil de tous les poisons ; il assure que le diable en fabrique les araignées, les puces, les chenilles et tous les autres insectes dont l'air et la terre sont peuplés ».

DE LIGNE.

STÉRILITÉ

16. L'*absence* naturelle ou artificielle (*castration*)
des testicules, organes générateurs des spermatozoïdes.

« Les femmes du sérail, obligées à une continence forcée,
ont besoin d'avoir des gens pour les garder, qui ne peuvent
être que des *eunuques;* la religion, la jalousie et la raison
même ne permettent pas d'en laisser approcher d'autres...

..... « Au Tonquin, dit Dampier, tous les mandarins civils et
militaires sont eunuques. Dans ce pays, les eunuques ne peuvent
se passer de femmes, et ils se marient. La loi qui leur permet
le mariage ne peut être fondée, d'un côté, que sur la considération que l'on y a pour de pareilles gens, et de l'autre, sur le
mépris qu'on y a pour les femmes. Ainsi, l'on confie à ces gens
là les magistratures parce qn'ils n'ont pas de famille; et d'un
autre côté, on leur permet de se marier parce qu'ils ont des magistratures. C'est pour lors que les sens qui restent veulent
obstinément suppléer à ceux que l'on a perdus, et que les en-
treprises du désespoir sont une espèce de jouissance. »

(MONTESQUIEU).

17. Les *affections* diverses *des testicules* (voir plus
loin) et leur diminution de volume sous l'influence
de l'âge ou par arrêt de développement (rien d'absolu).

« A 75 ou 80 ans çes glandes n'ont plus que les 4/5 des dimensions qu'elles présentaient à l'époque de leur plus grande
activité. »

« Chez un homme de 28 ans, bien constitué, cet appareil
avait conservé les proportions qu'il nous offre chez un enfant
d'un an ; les testicules, descendus dans les bourses et tous les
deux sains, présentaient le volume d'une petite noisette et ne
pesaient que 3 grammes. »

(SAPPEY).

18. L'*ectopie* ou absence dans les bourses d'un
testicule *(monorchidie)* ou des deux testicules (cryptorchidie) ; ceux-ci restant dans l'abdomen, le canal
inguinal ou le sillon cruro-scrotal... (la cryptorchidie est excessivement rare).

D'après l'examen des voies spermatiques (liquide du testicule,
épididyme, canal déférent, vésicule séminale) chez l'homme et
les animaux, on peut conclure :

1° Que lorsque les testicules ne descendent pas dans les
bourses, le sperme ne contient pas d'animalcules spermatiques ;

2° Que les monorchides sont aptes à la fécondation ; mais ils
sont redevables de cette faculté à celui de leurs testicules qui
occupe les bourses.

3° Que les cryptorchides sont inféconds.

Chez les monorchides, on a remarqué que le testicule arrêté
dans sa migration est à la fois moins volumineux et d'une consistance moins ferme que celui du côté opposé.

Enfin, chez les cryptorchides l'enveloppe scrotale fait défaut
(atrophie musculaire), et chez les monorchides elle n'existe que
du côté où le testicule est descendu. »

(SAPPEY).

Néanmoins, l'absence naturelle ou artificielle des testicules n'empêche pas l'affection (amour psychique, p. 43) et un certain amour matériel par jet de liqueur prostatique ou uréthrale (p. 104 et 76).

« Il est des matrones qui se pâment aux baisers sans vigueur des eunuques ; avec ces amants sans barbe, nul besoin de recourir aux avortements. Toutefois, afin que le plaisir soit tout ce qu'il peut être, on attend, pour livrer ces favoris au chirurgien. que la chaleur de la jeunesse ait développé la puberté (1). L'esclave ainsi façonné, dès qu'il entre dans nos bains, fixe tous les regards ; il semble, par son état florissant, porter un défi au Dieu des vignes et des jardins. Qu'il dorme aux côtés de sa maîtresse, soit ! mais garee-toi, mon cher Posthumus, de lui confier ton fils Bromius déjà formé, prêt à déposer sa première barbe. JUVÉNAL. »

Lorsque mon premier maître eut formé le cruel projet de me confier ses femmes, et m'eut obligé, par des séductions soutenues de mille menaces, de me séparer pour jamais de moi-même, las de servir dans les emplois les plus pénibles, je comptais sacrifier mes passions à mon repos et à ma fortune,... j'espérais que je serais délivré des atteintes de l'amour par l'impuissance de le satisfaire. Hélas ! on éteignit en moi l'effet des passions sans en éteindre la cause ; et bien loin d'en être soulagé, je me trouvai environné d'objets qui les irritaient sans cesse.

« Je me souviens qu'un jour que je mettais une femme dans le bain, je me sentis si transporté que je perdis entièrement la raison, et que j'osai porter la main dans un lieu redoutable, Je crus, à la première réflexion, que ce jour était le dernier de mes jours ; je fus pourtant assez heureux pour échapper à mille morts ; mais la beauté que j'avais faite confidente de ma faiblesse me vendit bien cher son silence. — Le premier eunuque à Ibi. LETTRES PERSANES. »

Causes et effets de la castration. — Jadis, en cas de famine ou peste, on sacrifiait un homme, mais auparavant on lui frottait les parties avec des branches de figuier sauvage; ensuite on le brûlait et on jetait ses cendres dans la mer. Cet homme était appelé : *Catharrus* et *pharmacus*.

Les Skoptzy, en Russie, prenant à la lettre différents passages des livres sacrés, se mutilent comme autrefois les Valériens. Voici le procédé chirugical qu'ils emploient. On applique sur les bourses du néophyte un cataplasme de bouse de vache pour les rendre pendantes; puis on le fait tourner rapidement sur lui-même pendant qu'un prêtre l'exhorte en criant sans cesse : *Attrape celui que tu poursuis*, jusqu'à ce qu'il tombe étourdi et comme anesthésié par ce genre d'exercice; le cataplasme est aussitôt enlevé, les bourses sont liées et coupées au-dessus de la ligature et l'on applique sur la plaie un onguent particulier. Mais souvent l'opération se termine par une hémorrhagie mortelle. Au XVIIe siècle la castration était pratiquée par les empiriques pour guérir les maladies les plus diverses : la lèpre, la folie, les hernies, etc. Dionis rapporte qu'un de ces spécialistes ambulants nourrissait son chien des testicules qu'il enlevait. Ambroise Paré s'éleva contre cet abus et en 1776 l'Académie de Médecine n'autorisa que les chirurgiens diplômés à pratiquer la castration. La castration a été pratiquée longtemps en Italie afin d'obtenir de belles voix (car elle conserve à l'enfant sa voix de soprano et élève d'une octave celle de l'adulte (1) et l'on formait des chantres pour la chapelle Sixtine et pour les théâtres alors

(1) Il n'en est pas de même chez les animaux : ainsi le coq, en cessant de chanter, devient chapon. La castration volontaire se voit surtout dans les prisons, casernes, hospices, à la suite d'excès de continence.

qu'il était interdit aux femmes d'y chanter. Les castrats de cette espèce étaient désignés sous le nom de *musics*. La bulle de Clément XIV défendit cette préparation au chant, mais bien des parents, par cupidité, n'en continuèrent pas moins à faire mutiler leurs enfants. Louis XIII attacha un certain nombre de castrats à la chapelle du palais ; la cour les appelait les *incommodés*. Enfin les animaux châtrés perdent la plus grande partie de leur ardeur : le cheval hongre est plus docile que l'étalon, le bœuf plus facile à conduire que le taureau, et le coq chaponné devient craintif comme une poule. La castration prédispose encore à l'engraissement les animaux qui l'ont subie ; c'est ainsi que le coq devient chapon, le verrat cochon et le taureau bœuf. Mais quoi qu'en pense J.-J. Rousseau qui signale « l'embonpoint dégoûtant » des eunuques, la castration ne semble pas chez l'homme *agir d'une façon sensible sur la production du tissu graisseux*.

WITKOWSKI.

19. *L'orchite ou épididymite double.* Le canal de l'épididyme étant obstrué de produits inflammatoires qui se résorbent lentement ou pas du tout ; il en résulte une stérilité définitive ou passagère (disparaissant au bout de quelques mois). Mais quand la circulation du sperme se rétablit, celui-ci peut être privé de spermatozoïdes pendant plusieurs années, et même pour toujours.

20. Les *sympexions* ou calculs des vésicules séminales, dont la consistance et le volume considérable oblitèrent le canal éjaculateur. « Poussés par la contraction expultrice de la vésicule séminale, ils pénètrent comprimés dans le canal éjaculateur qu'ils distendent. De là l'oblitération permanente de ce conduit et les symptômes douloureux de coliques spermatiques qui persistent jusqu'à l'évacuation spontanée ou provoquée des sympexions. »

« Les sympexions (concrétions) sont de formes variées et quelquefois si nombreux qu'ils se touchent et se soudent aux points de contact, de manière à former des masses comme perforées et aréolaires ; là, ils englobent quelques spermatozoïdes. Ils sont solides, mais friables, se brisant en éclats par la pression après s'être un peu aplatis ; leurs bords sont très-pâles, leur masse est homogène, ou quelquefois parsemée de granulations moléculaires grisâtres. Leur composition est azotée. Ils se distinguent facilement par leur homogénéité de ceux de la prostate qui offrent des lignes concentriques régulières et élégantes. »

(Ch. Robin).

21. Le *phimosis* (rétrécissement de l'ouverture antérieure du prépuce, tel que le gland ne peut passer en avant) peut être une cause de stérilité, le prépuce formant un sac à sperme qui en empêche l'écoulement.

22. Les *rétrécissements de l'urèthre*.

23. « *L'agenesia disperma refluens* qui consiste dans le reflux de la liqueur spermatique vers les vésicules séminales et la pénétration de ce fluide dans la vessie, sans qu'il ait atteint l'extrémité du pénis, a été introduite dans la science sous l'autorité de Petit (Mém. de l'Acad. de chir., t. I., p. 124); la description qu'il en a donnée a été transcrite par Sauvages. Dans cette maladie, au moment du coït, il n'y a point d'émission de semence, et ce n'est qu'après l'acte, et lorsque les urines sont rendues, que le sperme est rejeté au dehors. Ce cas est assez commun chez les personnes qui ont subi de fréquentes blénnorrhagies, et qui, par cette circon-

stance, ont contracté quelque rétrécissement ou quelque induration portant sur le canal de l'urèthre ou bien qui ont le passage des urines embarrassé par l'accumulation d'un mucus concret. »

(GIRAUDEAU DE SAINT-GERVAIS).

24. La *syncope* du membre viril (voir plus loin : impuissance)... etc., etc., etc. »

« Borelli dit avoir connu un homme qui se frotta le membre viril de musc avant le coït; il l'exerça et resta uni à sa femme comme les chiens le sont à leurs femelles. Il fallut lui donner quantité de lavements afin de ramollir les parties et obtenir la séparation des deux individus. »

(GIRAUDEAU DE SAINT-GERVAIS).

25. « Les médecins disent : qu'un plaisir excessivement chauld, voluptueux et assidu, altère la semence et *empesche la conception*. Ils disent d'aultre part : qu'à une congression languissante, comme celle-là est de sa nature, pour la remplir d'une juste et fertile chaleur il s'y faut présenter rarement et à de notables intervalles. »

Quo rapiat sitiens Venus, interius que recondat. (VIRG.).

« Afin qu'elle saisisse plus avidement les dons de Vénus et les recèle profondément dans son sein. »

(MONTAIGNE).

26. *L'hermaphrodisme* (*Ermês*, Mercure, *Aphrodite*, Vénus) est presque toujours une cause de stérilité. L'individu bisexué ne peut se féconder lui-même, et d'ailleurs un de ses organes sexuels est généralement incomplet. L'hermaphrodite femelle est presque toujours stérile. L'hermaphrodite mâle (homme manqué) dont les testicules sont restés dans l'abdomen (n° 18) peut devenir puissant si les testicules sortent du ventre à la suite d'efforts, comme Amboise Paré le conte d'une jeune fille qui devint homme en sautant un fossé.

« Marie Germain, lequel tous les habitants de Vitry-le-François ont cogneu et veu filles jusques à l'aage de 22 ans. Il estoit à cette heure-là fort barbu et vieil et point marié. Faisant, dit-il, quelque effort en saultant, ses membres virils se produisirent ; et est encore en usage, entre les filles de là, une chanson par laquelle elles s'entradvertissent de ne faire point de grandes enjambées de peur de devenir garçon. »

(MONTAIGNE).

« Ne voilà-t-il pas le cœur qui me démange de faire des hommes ! Hélas ! où est le temps où l'on faisait tout, seul ? O Prométhée mon père, qui eûtes ce beau secret, et qui me donnâtes le jour sans avoir eu jamais besoin de fille ni de femme pour cela ! Pendant que vous allumiez mon corps au feu du soleil et que vous étiez si près des astres, il ne tint qu'à vous de tirer mon horoscope et d'y lire mon aventure, vous m'auriez laissé

« Sans parler du commerce infâme avec les hommes libres et ses amours adultères, Néron fit eunuque un jeune garçon nommé Sporus, prétendit le métamorphoser en femme et l'épousa avec l'appareil le plus solennel. Quelqu'un dit fort à propos que le genre humain aurait été trop heureux si Domitius le père avait eu une pareille femme. Il fit habiller ce Sporus comme une impératrice et l'accompagna en litière dans les assemblées et les marchés de la Grèce et dans les quartiers de Rome, lui donnant de temps en temps des baisers. Il est avéré qu'il voulut jouir de sa mère et les ennemis d'Agrippine l'en détournèrent de peur que cette femme impérieuse et violente n'abusât de ce nouveau genre de faveur. Il plaça parmi ses concubines une courtisane qui ressemblait à Agrippine ; on assure que toutes les fois qu'il alla en litière avec sa mère on aperçut sur ses habits des traces de pollution. Il imagina comme une nouvelle espèce de jeu de se couvrir d'une peau de bête et de s'élancer d'une loge sur des hommes et des femmes liés à des poteaux et livrés en proie à ses désirs, et quand il les avait satisfaits, il servait de proie lui-même à son affranchi Doriphore, qu'il épousa ainsi que Sporus ; il contrefit même avec lui les cris que la douleur arrache à la virginité ravie. Je tiens de plusieurs personnes qu'il était persuadé qu'aucun homme n'était chaste dans aucune partie de son corps, mais que la plupart savaient dissimuler leurs vices ; aussi pardonnait-il à tous ceux qui avouaient leur impureté. »

SUÉTONE (*les Douze Césars*).

« Un paysan de nos contrées, assez peu avisé et certainement novice au jeu d'amour, vint à se marier. Or il arriva qu'une nuit, sa femme *renes versus virum volvens*, avait mis *nates in ejus grenio* ; l'arc était bandé, le trait partit, et par hasard toucha juste. Là-dessus voilà notre homme qui s'extasie et demande à sa femme si elle en aurait deux. « Mais oui, répondit-elle. — Ho, ho ! dit-il, j'en ai bien assez d'un, l'autre est du superflu. » Alors la femme qui était fine et à qui le curé de la paroisse contait fleurette : « Nous pouvons, dit-elle, faire l'aumône au second, donnons-le à l'église et à notre curé ; cela lui sera bien agréable, sans te priver de rien, puisqu'un seul te suffit. » L'homme approuva aussitôt tant pour faire plaisir au prêtre que pour se débarrasser d'une chose inutile. On invite le curé à souper. On lui expose l'affaire, et, le repas achevé, tous trois se couchent dans le même lit, le mari par devant, l'autre par derrière pour qu'il prît possession de ce qui lui était abandonné. Le prêtre goulu, friand du morceau depuis longtemps convoité, entama le premier sa part. La femme, elle aussi, y mettait du sien, laissant échapper quelques soupirs. Alors le mari eut peur qu'on n'empiétât sur son terrain : « Observe bien les conventions, ami, s'écria-t-il ; use de ce qui t'a été donné, mais laisse ma part intacte. — Dieu m'en fasse la grâce, répondit le curé, je n'envie pas ce que tu possèdes et ne demande qu'à profiter de ce qui appartient à l'église. » A ces mots, notre imbécile s'apaisa et l'invita à jouir en toute liberté de ce qu'il avait concédé à l'église. »

Facéties de POGGE.

« Periander feit plus merveilleusement, qui estendit l'affection conjugale (plus réglée et légitime) à la jouissance de Mélissa sa femme trespasséé. Ne semble-ce pas estre une humeur lunatique de la Lune, ne pouvant aultrement jouïr de Endymion, son mignon, l'aller endormir pour plusieurs mois et se paistre de la jouissance d'un garson qui ne remuoit qu'en songe ? »

MONTAIGNE (*les Essais*).

«Un prédicateur de Campanie faisait un sermon contre la luxure. « Il se trouvait, disait-il, des gens si lascifs et si paillards que, pour avoir plus de plaisir dans l'acte vénérien, *natibus uxoris pulvinum subjicerent.* Plusieurs de ses auditeurs qui ignoraient ce procédé dressèrent l'oreille et ne tardèrent pas à vérifier s'il était bon. »

POGGE.

Mais il en est de l'anus et du rectum comme de la vulve et du vagin. L'anus peut manquer et l'intestin déboucher dans le vagin par où s'écoulent alors les matières fécales. Ceci arrive aussi accidentellement dans les fistules recto-vaginales à suite de plaies par bâton, branches d'arbre, etc., pénétrant par le vagin dans le rectum. Le vagin et la vulve remplissent donc ici le rôle de rectum et d'anus. Or il y a entre eux certaines analogies. Ainsi le rectum long de 2 décim. (un peu plus du double du vagin) a ses parois accolées au repos. Ses fibres musculaires longitudinales forment un stratum, une couche uniforme épaisse et puissante, et ses fibres circulaires un anneau ou sphincter interne (à fibres lisses) doublé d'un sphincter externe plus puissant (à fibres striées), sphincters en boutonnière antéro-postérieure limitée par deux bandes musculaires contiguës au repos et fermant l'orifice par leur seule élasticité. L'étroitesse de l'anus et la constriction de son sphincter, surtout chez les jeunes enfants, expliquent l'attraction puissante qu'offre cette vulve artificielle aux amateurs (l'imagination érotique et le peu de bonne volonté de la femme qui n'y trouve pas son compte ajoutent encore au bouquet).

Un mari estoit vilainement espris d'un jeune homme qui aimait fort sa femme, et elle aussi luy : soit ou que le mary eut gaigné sa femme, ou que ce fust une surprise à l'improviste, les prenant tous deux couchés et accouplés ensemble, menaçant le jeune homme s'il ne lui complaisait, l'investit tout couché et joint et collé sur sa femme et en jouit ; dont sortit le problème, comme trois amants furent jouissants et contents tous à un même coup ensemble. — Un autre espris d'un jeune homme, beau, persuada à sa femme d'octroyer sa jouissance audit jeune homme qui était amoureux d'elle et qu'elle lui assignat jour, et qu'elle fit ce qu'il lui commanderait. La dame le voulut très bien, car elle ne désirait manger autre venaison que de celle-là. Enfin le jour fut assigné, et l'heure étant venue que le jeune homme et la femme étaient en ces douces affaires et altères, le mary qui s'était caché, selon le concert d'entre luy et sa femme, voici qu'il entra ; et les prenant sur le fait approcha la dague à la gorge du jeune homme le jugeant digne de mort sur tel forfait, selon les lois d'Italie. Il fut contraint d'accorder au mary ce qu'il voulut et firent échange l'un de l'autre : le jeune homme se prostitua au mary, et le mary abandonna sa femme au jeune homme.

Brantome.

Quand les maris s'accommodent de leurs femmes plus par le derrière que par le devant, ne sont-elles pas excusables si elles font leurs maris cocus ?

« L'enfance et la première jeunesse de Domitien (empereur romain) furent exposées à la pauvreté et à l'infamie, il n'avait pas même à lui un vase d'argent et Claudius Follion, le préteur, avait conservé et montrait quelquefois la signature de Domitien qui lui promettait une nuit. On prétend qu'il eut le même commerce avec Nerva son successeur. »

Suétone.

Un certain jour, trois commères
    D'épaisse rotondité
Remplissaient de leurs trois derrières
    Un flacre assez mal monté.
    Un petit laquais par derrière
S'accrochait du mieux qu'il pouvait,
    Et le cocher qui jurait
Tâchait de fournir sa carrière.
    On voyageait avec gaieté,
    Quand à gauche une grosse pierre
Et du côté droit une ornière
Font perdre au flacre mal lesté
    Le centre de gravité
    Et le couchent sur la poussière.
    Le petit laquais culbuté
Se lève en frottant sa croupière
    Et du flacre sur le côté,
Va boitant, ouvrir la portière.
    Mais le jeune homme épouvanté
Voit comme dans un gros reliquaire
    Trois gros culs dont la nudité
Vient lui sauter à la visière.
    A ce spectacle inattendu
Jasmin étonné se redresse
    Quand il entend sa maîtresse,
(Dame modeste et de vertu)
    Qui, la tête en bas dans la presse,
Criait : « Petit laquais, eh, cache donc mon cul ».
    Eh mais, dit Jasmin éperdu,
Parlez madame, lequel est-ce.

MIRABEAU (*Les contes galants*).

« Une dame voilée descend de son coupé au nº.... de la rue Monsieur le Prince ; elle vient consulter le professeur P.... pour un accident dont la garde qui veille à la porte du Louvre ne défend ni les rois ni les femmes du monde galantes, quoique dévotes. — Docteur, je viens .. pour un bouton mal placé.... j'ai eu une faiblesse pour... » sur ce un torrent de larmes qu'arrête un mouchoir armorié. — Rassurez-vous madame, et veuillez vous asseoir ou plutôt vous coucher... là, étendez-vous sans crainte. Mais la dame continuant sa confession. — Pour le révérend père X... — Ah, alors madame veuillez vous retourner,... c'est bien cela en effet : simples plaques muqueuses anales. »

WITKOWSKI.

Combien y a-t-il de femmes qui, si elles étaient visitées

par des médecins, ne se trouveroient non plus pucelles par
le derrière que par le devant et qui feroient le procès à
lours marys à l'instant ! » BRANTÔME.

Il est une autre espèce d'onanisme :

« Ainsi Sanzay mouilloit au moulin de sa dame sans y faire
couler l'eau, car quand l'escluse de l'eau vouloit se rompre
et se déborder, aussitôt il la retiroit, la resserroit et la faisoit escouler où il pouvoit, encore que la dame luy criast :
«Laschez tout. » BRANTÔME.

C'est l'*onanisme conjugal* mentionné pour la première fois par la Genèse à propos d'Onan : « *Semen
fundebat in terram ne liberi nascerentur.* »

« .... L'homme qui interrompt la fonction génésique par
des artifices calculés, éprouve une fatigue, un abattement
complet, accompagné d'une tristesse générale et prolongée....
Chez la femme, une stimulation profonde retentit dans tout
l'appareil ; l'utérus, les trompes, les ovaires entrent dans un
état d'orgasme : une surexcitation nerveuse persiste. Il se
passe alors ce qui aurait lieu si, présentant des aliments à un
homme affamé, on les retirait brusquement de sa bouche après
avoir ainsi violenté son appétit. Tout le système de la reproduction est tiraillé.... De là des névropathies en grand nombre, des troubles provenant de l'innervation utérine, des polypes, des squirrhes de la matrice, en un mot des dégénérescences
de cet organe ; des symptômes hystériques remarqués chez les
femmes mariées presque aussi souvent que chez les vierges....
De là aussi certaines aigreurs, certains ressentiments profonds
qui, grossissant peu à peu, déterminent ces ruptures scanda-
leuses dont le vulgaire ignore presque toujours le véritable
motif. »

E. CLÉMENT.

Les causes de la pédérastie èt de l'amour avec les bêtes
sont l'économie, la peur des enfants et la grande élasticité d'un
vagin qui a trop servi et ne serre plus.

« Un jour certain avocat
De maigre encolure
Qui se disait délicat
　　Sur la créature
Fut avec certain tendron
Dont je ne dis pas le nom
En bonne aventure, o gué !
　　En bonne aventure.

Comme la belle d'avait
　　Rien en miniature
Et que sa clef se perdait
　　Dedans la serrure,
Il s'écria tout confus : —
O ciel? a-t-on jamais vu
　　Si grande ouverture, etc.

L'avocat peu satisfait
　　De cette aventure
Dit : qui peut avoir fait
　　Pareille fêlure ?
Que je sois décapité,
Si je n'entrais tout botté
　　Dans cette ouverture...

Oh ! vraiment, lui répondit
　　La fine commère
Si vous l'avez trop petit
　　Je ne puis qu'y faire
Vous croyant un plus grand train
J'avais ouvert à dessein
　　Ma porte cochère o gué. »

« Les Arabes sont très adonnés à la sodomie ou prostitution mâle. La sodomie dit Haedo, est tenue en honneur et celui-là est le plus considéré qui entretient un plus grand nombre de garçons. Ces garçons sont plus soigneusement gardés que leurs femmes et que leurs filles... Un homme qui a un fils, s'il veut l'avoir exempt de ce péché, doit le garder avec plus de vigilance qu'Argus; car bientôt il a des amoureux qui lui font la cour, qui viennent se promener devant sa maison. Aucun Caïd ne va dehors, aucun Turc ne va à la guerre, aucun corsaire en course, qu'il n'emmène un garçon pour lui faire la cuisine et pour lui tenir compagnie dans son lit. Pécher avec eux au milieu de la journée aux yeux de tout le monde est une chose dont personne ne s'étonne. Il y a plussieurs Turcs et rénégats qui, quoique étant des hommes âgés et même des vieillards, non seulement ne veulent pas se marier avec des femmes, mais encore se vantent de n'en avoir jamais connue, et ils les détestent au point de ne pas vouloir les voir devant leurs yeux. Il y en eut un qui était le premier parmi les Caïds et le plus riche des rénégats, Grec de nation, qui jura à Dieu qu'il se tenait pour déshonoré d'être né d'une femme et que si on lui montrait sa mère il la tuerait de ses propres mains, tellement il les haïssait. La sodomie était alors si honorée à Alger et si publiquement pratiquée que les barbiers avaient l'habitude afin d'avoir plus de gain et de monde dans leurs boutiques, d'avoir des jeunes gens qui rasaient et qui taillaient les cheveux à leur pratique; les Maures, les rénégats et les Turcs faisaient continuellement la cour à ces jeunes gens comme si c'étaient les dames les plus belles du monde. En effet, les boutiques des barbiers étaient autant de maisons publiques. La bestialité est très pratiquée parmi eux et en cela ils imitent les Arabes et les marabouts. »

« Haedo ajoute qu'une des causes de divorce admise par la loi est celle-ci : Lorsque le mari est sodomiste avec sa femme, ce qui arrive fréquemment, la femme va demander justice au cadí (juge). Arrivée devant le cadi sans parler ni prononcer aucune parole elle s'accroupit sur les genoux, prend sa pantoufle et la pose devant elle la semelle en haut, voulant dire par là que son mari la connaît à l'envers. Cela fait, elle est admise à prouver ce qu'elle avance. »

953

« Les marabouts, ajoute Haedo, sont ordinairement grands sodomistes et se vantent de l'être ; le péché bestial, ils le pratiquent au milieu du marché, dans la rue principale, aux yeux de toute la ville, et la cécité et folie des Maures et des Turcs est si grande qu'ils ne s'en étonnent pas, mais au contraire ils le regardent comme une bonne œuvre... Il y a même une classe de marabouts qui sont fous ou sans raison, soit qu'ils soient venus au monde de la sorte, soit à cause de maladie ou de quelque autre accident et ceux-là sont regardés comme les plus saints. C'est un grand péché que de leur refuser ce qu'ils demandent ou d'empêcher qu'ils ne prennent les objets qui leur conviennent, soit dans les boutiques ou sur les marchés. Mais quelques-uns d'entre eux ne sont pas fous, mais de grands coquins ; car il arrive quelquefois qu'ils trouvent dans la rue une femme jeune et jolie, ils se jettent sur elle à la manière des chevaux et la connaissent publiquement. La folie des Maures et des Turcs est si grande que non seulement cet acte ne leur paraît pas un mal, mais au contraire ils baisent les mains et les vêtements du marabout comme s'il venait d'accomplir une œuvre grande et sainte ou un fait remarquable et vertueux. »

« La sodomie, dit Laugier de Tassy, est fort en usage parmi les Turcs d'Alger, les deys, les beys et les principaux on donnent l'exemple surtout depuis qu'ils ont reconnu par l'expérience de leurs prédécesseurs que leurs femmes ou leurs maîtresses causaient le plus souvent leur perte. Ils ont à présent à leur place de jeunes et beaux esclaves, et il ajoute que les jeunes esclaves sont tous sujets à pareille tentation. De même à Rome, à Naples, à Malte, à Smyrne, à Trieste et dans tous les pays méridionaux. Les Chinois ont des jeunes gens qui portent habituellement une seule boucle d'oreilles. Ls dernier bey d'Alger avait ses mignons; presque tous ses beys et un grand nombre de ses officiers imitaient son exemple. Un an après notre arrivée en Afrique, 1831, cet usage honteux existait encore. Ceux de nos soldats qui étaient doués d'une jolie figure eurent à repousser les propositions dégoutantes des Algériens. Plus les passions sont vives dans ces climats d'Orient, plus on a gêné les femmes ; c'est pour les garder qu'on a mutilé les hommes, qu'enfin on a inventé des ennuques. » Dr DUCHESNE.

Les excès vénériens. « Louis XIV demandait à son médecin pourquoi sa femme ne lui donnait que des enfants chétifs et mal constitués, tandis qu'il avait de ses maîtresses des enfants beaux et vigoureux : « Sire, lui répondit le médecin, c'est parce que vous ne donnez à la reine que les rinçures. »

« Adoncques cestuy médecin lui dit cette cruelle sentence que pour avoir reçu trop d'hommes en sa nauf, et s'être adonnée à leurs phantaisies comme elle avoyt coustume en faisant le ioly mestier d'amour, elle avoyt à tout jamais ruiné certaines grappes où dame nature avoyt accrochés aulcuns œufs, lesquels, fecundez par les masles, estoient couvez à couvert, et desquels esclosoyent en l'accouchement les petits de toute femelle portant mamelles, ce qui estoyt prouvé par la coeffe traisnée par aulcuns enfants. » Balzac.

Les fleurs blanches. « Les myres dirent à Madame que le droict de faire enfants demeuroyt aux femmes tant que duroyt la marée du sang, et que elle eust cure de multiplier les cas d'enfantement. Cet advis lui parust tant saige, que elle multiplia ses victoires, ains ce fut multiplier ses deffaictes, veu qu'elle n'obtint que fleurs sans fruict. » Balzac.

La Fricarelle. « Il est des femmes qui s'adonnent à d'autres femmes pour s'entrefrotter ou faire la fricarelle, donne con donne. On les voit toutes retroussées, et leurs caleçons bas, se coucher l'une sur l'autré, s'entrebaiser en forme de colombe, se frotter, s'entrefriquer, bref se remuer fort, paillarder et imiter les hommes...

« Les Turques vont aux bains plus pour cette paillardise que pour autre chose et s'y adonnent fort : même les courtisanes, qui ont les hommes à commandement et à toute heure. On dit que les belettes sont touchées de cet amour et se plaisent de femelle à femelle à s'entreconjoindre et habiter ensemble, si que par lettres hiéroglyphiques les femmes s'entr'aimantes de cet amour estoient jadis représentées par des belettes. »

Cette façon n'apporte point de dommages, comme quand on s'aide d'instruments façonnés de... mais qu'on voulut appeler des g..... (de *gaude mihi*). J'ay ouy conter qu'un grand prince se doutant de deux dames de sa cour qui s'en aydoient, leur fist faire le guet, si bien qu'il les surprit, tellement que l'une se trouva saisie et accommodée d'un gros entre les jambes, gentiment attaché avec de petites bandelettes à l'entour du corps, qu'il semblait un membre naturel. Elle en fut si surprise qu'elle n'eut loisir de l'oster, tellement que ce prince la contraignit de luy monstrer comment elles deux se le faisoient. On dit que plusieurs femmes en sont mortes pour engendrer en leurs matrices des apostumes faits par mouvements et frottements point naturels. » BRANTÔME.

Tout le monde connaît cette plaisanterie de Piron, montrant une carotte : « Je vous présente mon beau-frère. » La liste des *corps étrangers du vagin* est aussi nombreuse que variée : pessaires, débris de carottes, étuis, éponges, bobine de fil ayant séjourné vingt-deux ans dans le vagin... généralement avec brides, fistules recto ou uréthrovaginales, hémorrhagies, douleurs abdominales, constipation ou diarrhée, et accès de péritonite.

Les *corps étrangers du rectum* sont plus rares chez la femme, et on n'en trouve, en général, qu'à la suite de mauvaises farces « queues de cochon » ou pour raison de mendicité.

Ambroise Paré conte l'histoire d'une « cognardère feignant d'être malade du mal de Saint-Fiacre, laquelle, levant sa cotte et chemise, monstroit un gros boyau de longueur d'un demi-pied et plus qui lui sortoit du cul. Le docteur Fléalle, contemplant le visage et l'habitude de tout son corps, connut qu'il estoit impossible (étant ainsi grasse et fessue) qu'il peust sortir telles horreurs, qu'elle ne devînt émaciée, sei-

che et hectique, et alors d'un plein saut se jetta de grande
cholère sur ceste garce, lui donnant plusieurs coups de pied
sous le ventre, tellement qu'il l'atterra et luy fît sortir le
boyau de son siège. Mais elle se leva en sursaut et se print
à courir et jamais plus ne fut vue. »

L'amour avec les animaux, les morts, la succion... « Ainsi
que la pauvre femme étoit à son premier sommeil, entra ce
valet par le dit ais qu'il avoit rompu dedans son lit, et tout
en chemise l'épée nue en sa main... et désespéré de jamais
la pouvoir avoir vive, lui donna un grand coup d'épée dans
les reins et en print par force ce qui n'avoit plus de défense
en elle. » Reine de Navarre.

« Le roi alloit ordinairement en coche avec la reine par
les rues et les maisons de Paris prendre les petits chiens
qui leur plaisoient, alloient aussi par tous les monastères
des femmes, aux environs de Paris, faire pareilles questes
de petits chiens, au grand regret des dames qui les avoient,
se faisoient lire la grammaire et apprendre à décliner. »
Chateaubriand.

« Le pasteur Chratis estant tumbé en l'amour d'une chèvre,
son bouc, ainsi qu'il dormait, lui veint, par jalousie, chocquer
la teste, de la sienne, et la luy escraza. »

(Montaigne).

« Un jeune religieux veillant une jeune fille qu'on croyait
morte, la trouva encore belle et... Repassant au bout de dix
mois, il apprit qu'elle avait été rendue à la vie et était accouchée. Il se déclara le père de l'enfant, et s'étant fait délier de ses
vœux, il l'épousa. On conçoit que la catalepsie, l'ivresse, le
narcotisme, expliquent de pareils faits, et dans l'anesthésie le
relâchement qui se produit alors facilite la conception. »

(Dr David Richard).

Hérodote conte qu'en Egypte on ne remettait aux embaumeurs les corps des femmes jeunes et belles que 3 ou 4 jour♦ après leur mort, de peur que les embaumeurs n'abusassent de ce♦ cadavres. « On raconte, dit-il, qu'on en prit un sur le fait avec une femme morte récemment. »

« Chez les Celtes la **bestialité** la plus immonde ne prenait pas même la peine de se cacher au jour, et les Celtes de bonne race (ingenui) aimaient leurs juments et leurs chiennes comme des compagnes de leur vie aventureuse et guerrière. »

« Tous les genres de bestialité figurent dans les Pénitentiels de Fleury et d'Angers, et ne donnent lieu qu'à une pénitence temporaire, quoique la loi civile condamnât le criminel à périr avec la bête qu'il avait choisie pour complice. Toutes les bêtes semblaient propres à cette détestable mésalliance (cum jumento, cum quadrupede, cum animalibus, dit le Pénitentiel romain ; cum jumento, cum pecude, dit le Pénitentiel d'Angers ; cum pecoribus, dit le recueil de Réginon.' Rien ne fut plus commun au moyen âge que ce crime qu'on punissait de mort quand il était patent et confirmé par une sentence du tribunal. Les régistres du parlement sont remplis de ces malheureux qu'on brûlait avec leur chien, avec leur chèvre, avec leur vache, avec leur pourceau, avec leur oie ! Mais nous ne voyons que dans la lettre de Raban Maur à Regimbold, archevêque de Mayence, la discussion canonique de ces énormités qui alors n'étonnaient personne.

Dans les capitulaires d'Ansegise les évêques et les prêtres sont invités particulièrement à combattre cette dépravation qu'on regardait comme un reste du paganisme et qui se perpétua plus longtemps dans les campagnes que dans les villes ; mais tous les législateurs reconnaissent qu'un pareil crime qui ravale l'homme au niveau de la bête mérite la mort... Rien que la mort n'était capable, etc. On aurait volontiers pardonné à la bête plutôt qu'à l'homme, mais on la tuait et l'on jetait sa chair à la voirie de peur qu'elle ne vînt à engendrer par l'artifice du démon un monstrueux assemblage de la bête et du démon. » DUFOUR.

Les bêtes célèbres de la mythologie sont le taureau de Pasiphaé, le cygne de Léda, l'aigle de Ganymède, les cavales de Glaucus, la pluie d'or de Danaé... les pieds et têtes de bouc font allusion au fameux vers des bucoliques de Virgile : tuentibus hircis. Les satyres et les nymphes sont les victimes éternelles de l'incontinence des demi-dieux bocagers.

« Pasiphaé, femme de Minos roi de Crète (Diotœ), s'enferma dans le ventre d'une vache d'airain pour recevoir sous cette enveloppe les caresses d'un véritable taureau. Du mot *dictœ* vint celui de *dictérions* donné par Solon aux maisons de débauche, et celui de *dictériades* donné aux femmes débauchées, dont les Aulétrides et les Hétaires étaient deux autres catégories. » DUFOUR.

« Néron fit danser des ballets pyrrhiques. Le sujet d'un de ces ballets était Pasiphaé : une femme enfermée dans une vache de bois faisait ce rôle et un taureau paraissait la violer. » SUÉTONE.

« A Siam, quand les femmes du roi sont infidèles, il les abandonne à un cheval accoutumé à l'amour des femmes et les fait ensuite mettre à mort. »

Dans l'espèce humaine, les unions de bestialité n'ont jamais donné de résultats, et les faunes, les satyres, les centaures, les sirènes, que les anciens se sont plu à considérer comme le produit d'un homme ou d'une femme avec des boucs, des chèvres, des taureaux ou des juments, sont de pures fictions mythologiques. — Rien ne justifie la comparaison entre certaines monstruosités humaines et divers animaux : Pline raconte qu'une dame romaine, nommée Alcippe, mit au monde un éléphant ; Julius Obsequens cite deux Italiennes qui accouchèrent, en 1471, l'une d'un chien, l'autre d'un chat ; Bayle assure qu'une jeune fille fit un chat noir et qu'il fut brûlé par ordre du St-Office parce que le diable devait en être le père ; A. Paré parle d'un cochon napolitain qui portait une tête d'homme sur le corps. Le chirurgien Saint-André s'en était laissé imposer par une nommée Gadalmine qui disait avoir mis au monde un lapin ; mais cette femme fut prise en flagrant délit d'imposture par Sarah Stone, accoucheuse de Londres.

WITKOWSKI.

velue, qu'elle fît six ou sept bonds joyeux, que vous eussiez dit qu'elle voulait donner de soi-même du passe temps à la compagnie sans qu'il lui coustât rien. Qui fut étonnée? ce fut la fille et la reine aussi, car c'estoit en belle place visible sans aucun obstacle. « Notre-Dame! s'écria la reine, et qu'est cela, m'amie, et que voulez-vous faire de cela? » La pauvre fille rougissant, à demi éplorée, se mit à dire qu'elle ne savait que c'était et que c'étoit quelqu'un qui lui vouloit mal, qui lui avoit fait ce méchant trait, et qu'elle pensoit que ce ne fut autre que Gersay. »

BRANTÔME.

Le mariage entre consanguins n'est pas une cause de stérilité (Exemple p. 99 3). Il serait, dit-on, une cause de décadence (p. 111). Mais le coq et autres animaux n'en donnent pas la preuve (p. 98 1 en note). — Quoi qu'il en soit, l'inceste a toujours existé dans les familles, depuis la plus humble jusqu'à la plus célèbre : celle du pape Alexandre VI « l'infâme Roderic Borgia, homme souillé des vices et des crimes les plus révoltants, qui s'adonna à la magie, et mourut subitement en buvant par accident le vin empoisonné qu'il avait préparé pour une de ses victimes. »

TH. WRIGHT. Hist. de la Caricature.

Le mariage même public entre frères et sœurs est surtout très commun de tout temps et dans tous les pays. Ainsi, au XIV siècle « on voit encore un comte d'Armagnac, Jean V, épouser publiquement sa sœur et vivre avec elle dans son château, en tout honneur de baronnage... »

CHATEAUBRIAND. Hist. de France.

Quelques personnes cependant, voyant les résultats admirables des accouplements consanguins chez les animaux, affirment que la même cause ne saurait amene chez l'homme des effets diamétralement opposés. Ellesr disent que ce n'est pas la *consanguinité saine, mais la con-*

Paris le 31 aout
1879.

Mademoiselle

C'est l'étude du soir. Devant moi dans sa chaire
Le pion s'est endormi sur son dictionnaire
Tout se tait: le gaz baisse et l'on n'entend plus que
Que la plume qui grince et le papier qu'on plie,
Un pied que l'on remue, un pupitre qui crie
Et le bruit de mon cœur qui tressaute en mon sein!

Je vous ai vue hier ... penchée à la fenêtre
J'étais en promenade, et, n'eût été le maître
(dont voici le portrait... il est fort ressemblant)
Un baiser bien brûlant vous eût porté mon âme

Mais peut être un sourire eut accueilli ma flamme...
— Une femme sourit de l'amour d'un enfant!!!
(Le Monde Parisien « Journal du High Life 1879 »

sanguinité morbide, entachée de vices héréditaires, qu'il faut rendre responsable des fâcheux effets que l'on attribue à la parenté. — Néanmoins, M. Brière raconte que, près d'Iverdon, deux frères ont épousé les deux sœurs, leurs cousines germaines. Les sept enfants, produit de cette double union, eurent tous les caractères les plus saillants de l'albinisme; et cependant aucun des ascendants des deux familles n'avait eu d'antécédent fâcheux. Cette affection provenait donc d'une telle alliance, et ce qui corrobore notre affirmation à ce sujet, c'est que le même M. Brière nous apprend qu'un des deux pères, devenu veuf, épousa une femme avec qui il n'avait eu aucun lien de parenté, dont il eut quatre enfants bien portants et chez lesquels il n'existait aucune trace d'albinisme. » (Dr CLÉMENT.)

En revanche **la vieillesse** *ne serait pas cause de stérilité.* Mais, malgré les exemples célèbres et nombreux en faveur de ce principe, nous le croyons suspect… « Apercevez-vous cette dame dans un lit de damas rouge? C'est une personne de condition. C'est dona Fabula, qui vient d'envoyer cher une sage-femme, et qui va donner un héritier au vieux Torribio, son mari, que vous voyez auprès d'elle. N'êtes-vous pas charmé du bon naturel de cet époux? Les cris de sa chère moitié lui percent l'âme : il est pénétré de douleur; il souffre autant qu'elle. Avec quel soin et quelle ardeur il s'empresse à la secourir! — Effectivement, dit Léandro, voilà un homme bien agité; mais j'en aperçois un autre qui paraît dormir d'un profond sommeil, dans la même maison, sans se soucier du succès de l'affaire. — La chose doit pourtant l'intéresser, reprit le boiteux, puisque c'est un domestique qui est la cause première des douleurs de sa maîtresse. » (LE SAGE, *le Diable boiteux.*)

On cite d s cas merveilleux de fécondilé et même de menstruation.

« Le Vieux - Par-chemin, en l'àge de 80 et 2 années, accu é d'avoir violé une fille qui dormait sur l'herbe, fut condamné à être pendu, avec licence, s'il avait si grand besoin de follieuses à son âge, de le démontrer au rez de l'échelle : si la chorde au col entre le prêtre et le bourrel, pareille fantaisie le piquait, il aurait sa gràce. » Cet arrêt connu, il y eut un monde fol pour voir le bonhome. Une dame curieuse, de voir ce violeur précieux, se para comme pour une fête, mit en évidence et avec intention, 2 ballottes de chair si vives que le plus fin lui de la gorgette y pâlis-sait, semblant deux grosses pommes qui faisaient venir l'eau en la bouche, et à sa vue, se plaça sur les lèvres une souris pour le bonhome. Le Vieux-Parchemin, vêtu d'un sayon de grosse toile, plus sûr d'être en possession de viol après la pendaison que paravant, fut en un tel état de rage que le sayon parla très aper-tement par un soulèvement majeur... Eh donc vérifiez tout, dit-il aux gens de justice. Et il fut pourmené triomphalement par la ville. En cettuy temps d'ignorance cette instrumentation judiciaire fut prise en si grand honneur que la ville vota l'ére tion d'un pilier en l'endroit où le bonhomme avait gagné sa gràce et il y fut pourtraict en pierre comme il estoit à la vue de cette honnête et vertueuse dame. La statue se voyait encore au temps où la cité de Rouen fut prise par les Anglais. Le Vieux-Parchemin fut nommé par le duc : Sieur de Bonne C... qui fut changé plus tard en celui de Bonne Chose (car sa femme accoucha après neuf mois d'un mâle parfaitement fait. » BALZAC (Voir p. 651.)

« La belle Edith, femme de Loth le me lleur, le plus tendre père qu'on ait jamais vu, n'est-elle pas devenue dans notre voisinage une grande statue de sel, très belle et très piquante, qui a conservé toutes les marques de son sexe et qui a régulièrement ses ordinaires chaque mois, comme l'attestent les grands hommes qui l'ont vue? » notamment Tertullien dans son poème de Sodome

Dic tur et vivens allo sub corpore sexus
Munificos solito dispungere sanguine menses;

et S. Irénée, liv. IV (*Per naturalia ea quæ sunt consuetudinis feminæ ostendes*).

C'est surtout dans le mariage avec un vieillard que la jeuen fille peut dire : « Attendez un peu que je sois mariée et vous verrez comme sous cette courtine de mariage qui cache tout, et... »

ventre enflé et descouvert, nous y ferons à bon escient. »
(BRANTOME.)

D'autant qu'il n'y a pas plus d'unité d'affection que d'in-
carnation (1). Aussi

> Quand un homme sur ses vieux jours
> Prend femme jeunette et fringante,
> Il ne la rendra pas contente,
> Lui donnât-il tous les plus beaux atours ;
> Et si, de douleur, l'âme atteinte,
> Il se plaint qu'elle aime un blondin.
> On répond alors à sa plainte ;
> Tu l'as voulu, George Dandin.

Les corps étrangers de l'urèthre n'empêchant pas la
sortie du sperme ne peuvent causer la stérilité. En voici un
cas : « Un homme s'était introduit des corps étrangers
dans l'urèthre et faisait profession de se montrer en public. Il présentait la conformation suivante de la verge :
une bande cicatricielle, provenant de l'introduction ancienne d'un anneau, existait tout autour de la base de la
verge, au-dessus du scrotum et du pubis ; à ce niveau, le
canal était détruit, et, dans un infundibulum entouré de
bourgeons charnus, était cachée une croix en or de 35 millimètres sur 25 millimètres, dont la branche inférieure
ornée de cinq rubis, faisait saillie à l'extérieur. Sur cette
croix étaient attachées deux chaînettes en or ; l'une, longue
de 40 centimètres, sortait par le méat et le prépuce atteint
de phimosis ; l'autre, plus fine, longue de 20 centimètres,
pendait sur les bourses. Il prétendait être venu ainsi au
monde. Ces objets extirpés du canal laissèrent reconnaître
dans le canal la présence d'autres corps étrangers qui
furent aisément extraits avec une pince : c'était une anse
de tasse en porcelaine, un fragment d'os et une petite

dent. Le lendemain, M. Poncet put encore extraire un morceau de pierre à aiguiser, une perle en verre à crochet, un morceau d'os et une dent plus grosse que la première. Cet homme ayant été envoyé aux bains de mer, on constatait le lendemain dans le canal la présence d'un petit caillou et d'une boucle d'oreille. Après avoir laissé les parties perdre tout état inflammatoire, considérant l'état des bourgeons charnus de la fistule, reconnaissant, en outre, que la verge en tombant ramenait presque les lèvres de la fistule en contact, malgré une perte de substance de 1 centimètre, M. Poncet aviva simplement les bords de la plaie, fit deux incisions latérales pour donner à la fistule une direction transversale et sutura. Deux points profonds, six fils superficiels furent appliqués pour obtenir la coaptation. Une sonde, très bien supportée par le malade, fut laissée à demeure. La guérison était parfaite au septième jour. »

Il en est de même de la *mutilation* naturelle ou volontaire de toute partie génitale externe (p. 75) et même de la chute de l'utérus. Telles sont surtout la circoncision du frein et les divers embrochage du prépuce. « En la plupart du monde, cette partie de nostre corps étoit déifiée : en même province, les uns se l'escorchoient pour en offrir et consacrer un lopin; les autres offroient et consacroient leur semence. En une aultre, des jeunes hommes se le perçoient publiquement et ouvroient en divers lieux entre chair et cuir, et traversoient par ces ouvertures des brochettes les plus longues et grosses qu'ils pouvoient souffrir, et de ces brochettes faisoient après du feu, pour offrande à leurs dieux; estimez peu vigoreux et peu chastes s'ils venoient à s'estonner par la force de cette cruelle douleur. Ailleurs le plus sacré magistrat estoit révéré et recogneu par ces parties-là; et en plusieurs cérémonies, l'effigie en estoit portée en pompe, à l'honneur de diverses divinités; les dames égyptiennes, en la feste des Bacchanales, en portoient au col un de bois exquisement formé, grand et poisant, chascune selon sa force ; oultre ce que la statue de leur dieu en représentoit un qui surpassoit en mesure le reste du corps. » (MONTAIGNE.)

Les Aiguillettes ne sont qu'un simple ramollissement spontané plus ou moins prolongé de la verge (le membre est noué, il boude, il est en syncope (p. 91) (1). « Amasis, roi d'Egypte, épousa Laodice, très belle fille grecque : et lui qui se monstroit gentil compagnon par tout ailleurs, se trouva court à jouir d'elle, et menaça de la tuer estimant que ce feut quelque sorcière. » (BRANTOME.) C'est souvent dû à la timidité ou au manque d'affection (1). Dans la vieillesse, il est naturellement lié à l'impuissance sénile.

Souvent c'est un effet de magnétisme humain (voir principe vital). « Combien de fois n'a-t-on pas vu des personnes brûler d'amour pour les femmes les plus jolies et les plus séduisantes et rester impuissants auprès d'elles, pour un moment après donner des preuves nombreuses de leur valeur à l'objet le plus dégoûtant, mais avec lequel elles n'éprouvaient ni embarras ni crainte. Selon les anciens, des noueurs d'aiguillettes, jetaient un sort et occasionnaient cette impuissance idéale. Dans ces cas une imagination frappée a besoin d'être guérie par des cérémonies propres à le frapper dans un autre sens. C'est en cela que les pratiques ridicules des *délieurs* d'aiguillettes n'étaient pas sans utilité. Une famille fut trouver pour cette cause un médecin, le mariage n'ayant pu être consommé bien que la célébration eût eu lieu depuis six mois ! Le confrère prit sans rire un ton solennel, examina scrupuleusement le couple et, le trouvant bien conformé, dit qu'il avait découvert le siège du mal et qu'ayant un sort plus puissant que le prétendu « malin rival » il allait délivrer le mari du « sort » qu'on

(1) Voir principe vital, p...

lui avait jeté. Alors, il se livra à toutes les pratiques les plus bizarres : les cercles magiques, les postures variées, les gestes, les coups de baguette, les mots entrecoupés, le baragouin le plus absurde, les invocations, les contorsions, tout fut mis en usage pendant plus de demi-heure. Puis il dit avec un accent profond : « Enfin le sort est levé, retirez-vous, et la nuit prochaine, tout sera consommé. » Huit jours après on vient l'en remercier. »

BROCHET.

Souvent la pensée ou l'effet de la pédérastie suffit à lever l'aiguillette.

Le froc a de la vertu contre les aiguillettes dit-on ainsi :

> Un homme était de frigidis
> On l'affuble du froc d'un moine
> Grand Dieu ! quel changement depuis
> Il n'exploite plus qu'un chanoine.

(Le joujou des demoiselles)

L'avortement est un puissant moyen de stérilité. Les Grecs l'opéraient sans formalité : « Une courtisane célèbre par la beauté de sa taille est enceinte ; voilà un beau modèle perdu, le peuple est dans la désolation. On appelle Hippocrate pour la faire avorter : il la fait tomber, elle avorte, Athènes est dans la joie. Le modèle de Vénus est sauvé. » (MARMONTEL.)

Voir les nombreux procédés d'avortement (plus loin).

Maladies des ovaires. — Les femmes qui ont les ovaires atrophiés ou à l'état rudimentaire perdent bientôt le caractère féminin : la barbe pousse, la voix devient grave, les règles cessent, les seins disparaissent ; en un mot, ces femmes se *virilisent*.

La longueur démesurée du clitoris est aussi une cause de stérilité, quoique une bonne conformation des autres parties de l'appareil génital permette à la femme de concevoir ; en général, le développement anormal de cet organe rend la femme froide, indifférente aux caresses de l'homme, dont elle finit bientôt par prendre les goûts, par contracter les habitudes. Elle a des maîtresses et se montre ordinairement d'une jalousie exagérée. Sapho, Eléphantis, Cottyto, etc., avaient ce vice de constitution. Lucain, Juvénal, Plaute et d'autres auteurs nous parlent de femmes de ce genre. Elles furent connues sous le nom de *tribades*, de *titilleuses*, de *frotteuses*, de *gratteuses*. Au moyen-âge, l'Italie et la France les appelèrent aussi *frotteuses* et *ribaudeuses*. Toutes se livraient à des jeux lascifs sans pareil, s'attaquaient aux filles et aux femmes mariées, sans pouvoir assouvir d'une façon complète leur soif de débauche. Mais, en général, l'histoire nous montre que la suppression du clitoris ramène ces femmes aux goûts et aux désirs pour lesquels elles sont nées.

L'inertie du clitoris et la non-dilatation du col de la matrice produisent également la stérilité ; de même que le pénis flasque réduit l'homme à l'impuissance, de même il faut que le col de la matrice s'entr'ouvre pour laisser passer le sperme, afin de diriger les zoospermes dans l'endroit où a lieu la fécondation des ovules.

Si l'inertie est la cause principale de la stérilité chez les organes génitaux féminins, on peut la combattre avec succès par des bains de mer, des frictions irritantes sur le bas-ventre, et surtout par une alimentation tonique.

L'étroitesse excessive du vagin provenant d'induration des parois vaginales empêche la libre introduction du pénis et devient une cause de stérilité. On se sert, pour remédier à cet état, de pessaires en caoutchouc ou faits avec une éponge *ad hoc:* cette éponge se gonfle en absorbant l'humidité du vagin, et en peu de jours amène la dilatation qu'on désire. Un bain suffit pour pouvoir retirer l'éponge.

Les oblitérations du canal vaginal, empêchant plus ou moins le coït, peuvent également nuire à la fécondation ; il en est de même de l'*excessive largeur du vagin*, surtout lorsqu'il est baigné de flueurs blanches ; il faut user alors de lotions astringentes.

Les hémorrhagies utérines et, en général, toutes les affections de l'utérus amènent la stérilité dans un avenir plus ou moins éloigné : on doit donc recourir le plus tôt possible à l'art médical.

Dʳ CLÉMENT.

L'Obésité chez les deux sexes. — Les poules grasses sont mauvaises pondeuses. De même, les fleurs sont stériles parce qu'un excès de nutrition métamorphose leurs étamines en pétales. — On combat l'obésité par un traitement hygiénique basé sur ces trois principes : discrétion dans le manger, modération dans le sommeil, exercice fréquent. C'est, sous une autre forme, la prescription bien connue d'Abernethey pour prévenir la goutte : « vivre avec un schelling et le gagner par le travail. » Le docteur Moudot rapporte, d'après le docteur Andrieux, un traitement auquel une jeune fille refusera sans doute de se soumettre, et qui était employé dans quelques couvents d'hommes. Voici en quoi il consistait. Le moine trop gras était enfermé pendant 15 à 20 jours dans une chambre à plafond très élevé. Du milieu de ce plafond pendait, attaché à une corde, un gros pain noir, tenu à une hauteur telle que pour en détacher quelques brides, le patient était obligé de sauter toute la journée, un vieux sabre à la main. Pour boisson, il ne prenait que de l'eau. Aux préceptes anti-obésiques que nous venons d'indiquer on fera bien d'y joindre l'abstinence des boissons. Les élèves-boxeurs en Angleterre ne boivent que très peu. De même, les anciens imposaient aux jeunes athlètes la diète des liquides qu'ils désignaient par le nom de xérophagie, ou régime sec. On emploie communément le vinaigre comme préservatif de l'obésité, mais ce moyen est infidèle et préjudiciable à la santé.

WITKOWSKI.

31. « *La stérilité et le célibat* étaient chez les Hébreux une sorte d'opprobre et une cause d'expulsion des assemblées du peuple. Chez les premiers chétiens, c'était une cause d'inaptitude aux charges publiques et aux fonctions de la magistrature. Les Romains allaient plus loin encore puisqu'ils n'acceptaient point le témoignage de célibataires et qu'ils couronnaient solennellement les citoyens qui avaient montré assez de vertu pour contracter plusieurs mariages successifs. Les Spartiates leur interdisaient le théâtre et avaient même institué une fête où les célibataires étaient fouettés par des femmes sur la place publique. En Allemagne, leur succession était autrefois dévolue à l'État et dans les cités impériales, de même qu'en Suisse, ils ne pouvaient exercer aucune fonction publique. Dans le Maryland, ils étaient soumis à un impôt spécial, et chez les Chinois et les Hindous on regarde comme une honte de ne point se marier. »

(MAYER).

L'adultère était puni de mort par la lapidation. Tel est « celui qui commet un adultère avec sa mère, avec la femme de son père, avec la femme de son fils, avec un homme, avec un animal; une femme qui attire un animal pour qu'il abuse d'elle. L'animal dont un homme ou une femme a abusé est aussi lapidé. » *Le Talmud,* par Rabbinswicz.

DÉCALOGUE GÉNÉSIQUE

DE LA LUXURE

> Malheureux qui se font un crime de leurs plaisirs.
>
> PSEUDO GALLUS.

La *concupiscence* est le mouvement de l'appétit sensuel qui porte la volonté à un bien sensuel. — La *luxure* est un appétit déréglé dans l'amour ou un usage immodéré des voluptés vénériennes.

Péchés selon la nature. — La *fornication* simple ou rapport humain et naturel de deux personnes libres. On la divise en : simple, concubinage et prostitution. — L'*adultère* ou union sexuelle avec l'époux ou l'épouse d'un autre. — L'*inceste* ou union avec des parents ou des alliés à des degrés prohibés par l'Eglise. — Le *sacrilège* ou violation d'une personne ou d'un lieu sacré par un acte charnel. — Le *stupre* est tout commerce défendu. Au sens propre, c'est la défloration d'une vierge. Il y a violence si on fornique avec une vierge folle, ivre ou endormie, parce qu'elle est violée contre son consentement. — Le *rapt* ou enlèvement est une violence portée sur une personne ou sur ceux desquels elle dépend en vue de satisfaire la libidinosité.

Péchés contre la nature. — La *pollution* consiste à répandre sa semence sans avoir commercé avec un autre. La pollution volontaire est cherchée directement ou indirectement. Elle diffère de la distillation dans laquelle on répand un autre liquide plus fluide. Dans la pollution la semence est éjaculée avec un vif plaisir et une grande commotion.

La distillation n'est accompagnée d'aucun plaisir ou d'un plaisir fort léger. Ce n'est pas un péché en principe de monter à cheval pour s'amuser raisonnablement, de se coucher dans une certaine position, de prendre avec mesure des aliments échauffants, de parler avec une personne d'un autre sexe pour un motif honnête, d'être au service des malades, de les aider dans le bain, d'exercer la chirurgie et autres choses bien qu'on prévoie qu'il en résultera une pollution, pourvu qu'il n'y ait aucune intention. Lorsqu'on éprouve une violente démangeaison dans les parties honteuses, il est permis de les faire disparaître en y portant la main bien qu'il en résulte une pollution. — *L'horrible sodomie* ou cohabitation avec une personne du même sexe, ou du sexe différent, mais d'une manière déréglée (*in vase indebito*) par l'anus. C'est aussi un péché « *si vir immittat pudenda in os feminæ* » (par la bouche), parce que « *ob calorem oris, adest proximum periculum pollutionis* ». Mais voici mieux : « *Reperire est etiam mulieres et puellas, quæ cum veneream voluptatem ex minoris bestiæ lingua lambente ceperint aut pollutionem sunt expertæ.* » L'infâme et abominable *bestialité* ou rapports avec une bête, les attouchements impudiques sur des bêtes, bien qu'ils ne soient pas des péchés de bestialité proprement dits, doivent être déclarés en confession, si l'on y a cherché quelque plaisir charnel. Il n'est pas nécessaire de préciser si c'était un mâle ou une femelle » (1). — Paul Bert (*la Morale des jésuites*, 6ᵉ et 9ᵉ préceptes du Décalogue).

Tableau-carte des péchés de luxure, dressée par une jeune fille de quinze ans de l'école communale d'Aresche. « Cette carte manuscrite a pour titre : l'Empire du vice. On y voit ledit Empire confinant aux royaumes de la Justice et de la Société, enveloppé par les mers de l'Infamie et de l'Ennui,

____

(1) Ni si c'était un chien, lapin, mouton, cheval ou autre.

et l'Océan de la Tristesse, séparé du pays de la Vertu par le détroit des Soupirs. Il est divisé en sept provinces qui sont les sept Péchés capitaux. La Luxure y étale une surface prépondérante; elle est arrosée par une rivière : la Fange; son chef-lieu est l'Impudicité; elle compte neuf chefs-lieux d'arrondissement (*sic*) qui sont : la Débauche, la Volupté, l'Immoralité, l'Adultère, l'Inceste, la Prostitution, le Cynisme, le Viol, l'Impureté; et onze communes, à savoir : la Séduction, les Mauvais Désirs, le Relâchement, la Turpitude, la Fornication, la Dépravation, les Faux Plaisirs, l'Orgie, la Sensualité, l'Impudeur, le Rapt.

Exemple d'inceste. — « Ludimille, veuve, d'une famille noble, éprise d'un amour honteux pour son propre fils Jules, s'aperçoit qu'il va coucher la nuit avec la servante. Alors elle conçoit un dessein abominable. Elle trouve un prétexte pour envoyer la servante ailleurs et se glisse dans son lit. Jules, ne soupçonnant rien, arrive à l'heure convenue et sans le savoir accomplit avec sa mère un inceste affreux. Ludimille devient enceinte; son fils cependant séjourne quinze ans pour affaires de commerce dans des pays éloignés. En son absence, Ludimille met secrètement au monde une fille qu'elle confie d'abord à une nourrice et qu'elle reprend ensuite dans sa maison comme une enfant abandonnée. Jules rentre chez lui, s'éprend d'amour pour cette jeune fille. Il demande à sa mère quelle est sa condition et son pays. Sa mère lui répond que c'est une enfant de la plus basse naissance et que par pitié elle a recueillie et élevée. Le fils sentant sa passion se développer, déclare à sa mère qu'il veut l'épouser. La mère refuse obstinément parce qu'une pareille alliance déshonorerait la famille, la jeune fille n'ayant ni fortune ni naissance. Jules s'entête et malgré sa mère contracte un mariage en règle et s'unit avec la jeune fille. Le père vrai et naturel a donc épousé sa fille; le frère germain sa sœur germaine. » — P. BERT.

Loth et ses filles. — « Quand Sodome fut flambée et la femme de Loth changée en statue de sel, Loth se retira sur la montagne dans une caverne avec ses deux filles. Et l'aînée dit à la plus jeune : Notre père est vieux, et il n'y a personne sur la terre pour venir vers nous selon la coutume de tous les pays. Viens, donnons du vin à notre père et dormons avec lui afin que nous conservions sa race. Elles donnèrent donc du vin à boire à leur père cette nuit-là. Et l'aînée vint et dormit avec son père ; mais il ne s'aperçut point ni quand elle se coucha, ni quand elle se leva. Et le lendemain l'aînée dit à la plus jeune : Voici, j'ai dormi la nuit passée avec mon père ; donnons-lui encore cette nuit du vin à boire ; puis, va et dors avec lui, et nous conserverons sa race. En cette nuit-là donc, elles donnèrent encore du vin à boire à leur père. Et la plus jeune se leva et dormit avec lui ; mais il ne s'aperçut point ni quand elle se coucha ni quand elle se leva. Ainsi, les deux filles de Loth conçurent de leur père. L'aînée enfanta un fils, et l'appela Moab. C'est lui qui est le père des Moabites jusqu'à ce jour. Et la plus jeune ausi enfanta un fils et l'appela Ben Hammi. C'est lui qui est le père des enfants de Hamon jusqu'à ce jour. »

« Quand les princes et les rois se furent livrés à tous les emportements des passions, au mépris des usages germaniques, ils songèrent à rendre les codes complices de leur dissolution. Le principe qui se trouva particulièrement modifié, dans la législation nouvelle, fut celui d'empêchement au mariage pour cause de parenté. Les conciles du XVIIe au XVIIIe siècle, voulant donner des garanties plus étendues à la sécurité des familles, compliquèrent singulièrement les lois sur cette matière : les motifs d'empêchement au mariage devinrent plus nombreux. L'assimilation complète du parrain et de la marraine au père et à la mère de l'enfant créa toute une lignée de frères et de sœurs, de cousins et de cousines conventionnels, inconnus à l'ancienne loi. Les punitions pour cause d'infraction devinrent plus rigoureuses ; toutes aboutirent à la cassation du mariage, si bien qu'une recherche exagérée de la pureté dans l'union conjugale amena peu à peu des résultats qui équivalurent au rétablissement du divorce.. »

Cénac Moncaut.

Luxure et viol légal. — « Un ancien usage des Romains défendait de faire mourir les filles qui n'étaient pas nubiles. Tibère trouva l'expédient de les faire violer par le bourreau avant de les envoyer au supplice : tyran subtil et cruel, il détruisait les mœurs pour conserver les coutumes.

Chez les Orientaux on exposait les femmes a des éléphants dressés pour cet abominable genre de supplice.

Lorsque la magistrature japonaise à fait exposer dans les places publiques les femmes nues, et les a obligées de marcher à la manière des bêtes, elle a fait frémir la pudeur, mais lorsqu'elle a voulu contraindre une mère..., lorsqu'elle a voulu contraindre un fils..., je ne puis achever, elle a fait frémir la nature même. »

MONTESQUIEU.

« Néron fit danser des ballets pyrrhiques. Le sujet d'un de ces ballets était *Pasiphaé* : une femme enfermée dans une vache de bois faisait ce rôle et un taureau paraissait la violer. »

SUÉTONE.

Lors de la guerre de Pologne on fourrait des chats furieux dans le ventre des femmes enceintes.

Le derrière de bien des filles a dû être violé par les apothicaires, qui jadis avaient seuls le privilége d'administrer des seringues... Aujourd'hui c'est par les curés et les instituteurs.

« A Athènes il était permis d'épouser sa sœur consanguine, et non sa sœur utérine (1). Cet usage tiroit son origine des républiques, dont l'esprit étoit de ne pas mettre sur la même tête deux portions de fonds de terre, et par conséquent deux hérédités. Quand un homme épousoit sa sœur du côté du père, il ne pouvoit avoir qu'une hérédité, qui étoit celle de son père ; mais, quand il épousoit sa sœur utérine, il pouvoit arriver que le père de cette

---

(1 Cornelius Nepos, *In præf.* Cet usage étoit des premiers temps. Aussi Abraham dit-il de Sarah : « Elle est ma sœur, fille de mon père, et non de ma « mère. » Les mêmes raisons avoient fait établir une même loi chez différents p uples.

sœur, n'ayant pas d'enfants mâles, lui laissât sa succession, et que par conséquent son frère, qui l'avoit épousée, en eût deux.

Qu'on ne m'objecte pas ce que dit Philon, que, quoiqu'à Athènes on épousât sa sœur consanguine, et non pas sa sœur utérine, on pouvoit à Lacédémone épouser sa sœur utérine, et non pas sa sœur consanguine. Car je trouve dans Strabon que, quand à Lacédémone une sœur épousoit son frère, elle avoit, pour sa dot, la moitié de la portion du frère. Il est clair que cette loi étoit faite pour prévenir les mauvaises suites de la première. Pour empêcher que le bien de la famille de la sœur ne passât dans celle du frère, on donnoit en dot à la sœur la moitié du bien du frère.

Sénèque, parlant de Silanus, qui avoit épousé sa sœur, dit qu'à Athènes la permission étoit restreinte, et qu'elle étoit générale à Alexandrie. Dans le gouvernement d'un seul, il n'étoit guère question de maintenir le partage des biens. »

MONTESQUIEU.

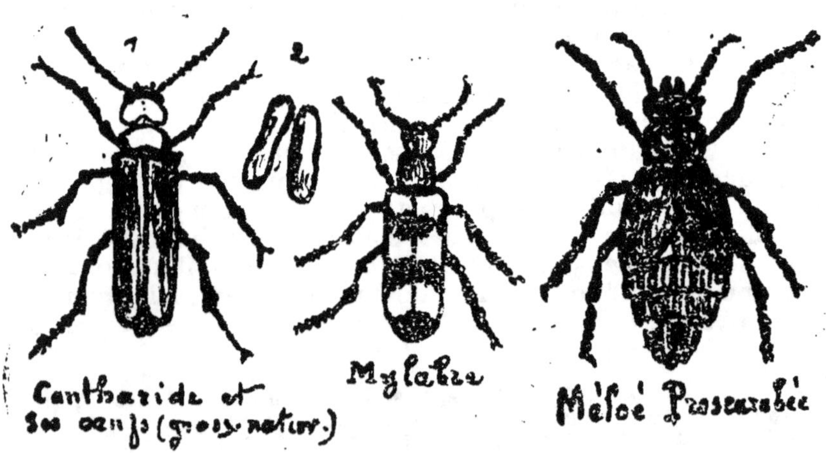

MORALITÉ GÉNÉSIQUE

1°. En créant la femme, *la nature l'a eu esgard à la sociale délectation de l'homme* et à la perpétuité de l'espèce humaine, plus qu'à la perfection de l'individuale muliébrité... Aussi, que ceulx qui sont mariés soient comme non mariés ; ceulx qui ont femme soient comme non ayant femme ; en cette façon que femme avoir, est l'avoir à l'usage tel que nature la créa, qui est pour l'aide, esbatement et société de l'homme ; n'avoir femme est ne soi appoltronner autour d'elle, pour elle ne laisser les offices que l'homme doibt naturellement à sa patrie, à la république, à ses amis ; ne mettre en nonchalloir ses estudes et négoces pour continuellement à sa femme complaire.

RABELAIS.

Comment est-il arrivé qu'un acte dont le but est si solennel, et auquel la nature nous invite par l'attrait le plus puissant ; que le plus grand, le plus doux, le plus innocent des plaisirs, soit devenu la source la plus féconde de notre dépravation et de nos maux ?

C'est par la tyrannie de l'homme, qui a converti la possession de la femme en une propriété. — Par les mœurs et les usages qui ont surchargé de conditions l'union conjugale. — Par les lois civiles qui ont assujetti le mariage à une infinité de formalités. — Par la nature de notre société, où la diversité des fortunes et des rangs a institué des convenances et des disconvenances. — Par une contradiction bizarre et commune à toutes les sociétés subsistantes, où la naissance d'un enfant, toujours regardée comme un accroissement de richesse pour la nation, est plus sûrement encore un accroissement d'indigence dans la famille. — Par les vues politiques des souverains, qui ont tout rapporté à leur intérêt et à leur sécurité. — Par les institutions religieuses, qui ont attaché les noms de vices et de vertus à des actions qui n'étaient susceptibles d'aucune moralité.

Combien nous sommes loin de la nature et du bonheur ! L'empire de la nature ne peut être détruit ; on aura beau le contrarier par des obstacles, il durera. Écrivez tant qu'il vous plaira sur des tables d'airain, pour me servir des expressions du sage Marc-Aurèle, que le *frottement de deux intestins est un crime*, le cœur de l'homme sera froissé entre la menace de votre inscription et la violence de ses penchants. Mais ce cœur indocile ne cessera de réclamer ; et cent fois, dans le cours de la vie, vos caractères effrayants disparaîtront à nos yeux.

DIDEROT.

Mais alors, « *qu'est le moral de l'amour ?* la vanité : vanité dans le plaisir de la conquête, erreur qui vient de ce qu'on en fait trop de cas ; vanité dans le désir de la conserver exclusivement, état malheureux qu'accompagne toujours la jalousie, petite passion si basse qu'on voudrait la cacher ; vanité dans la manière d'en jouir, qui fait qu'on ne multiplie que ses gestes ou ses efforts, sans multiplier ses plaisirs ; vanité dans la façon même de la perdre : on veut rompre le premier ; car si l'on est quitté, quelle humiliation ! et cette humiliation se tourne en désespoir, lorsqu'on vient à reconnaître qu'on a été longtemps dupe et trompé. Voilà pourquoi l'amour fait l'état heureux de tous les êtres et le malheur de l'homme. C'est qu'il n'y a que le physique de cette passion qui soit bon ; c'est que, malgré ce que peuvent dire les gens épris, le moral n'en vaut rien. »

BUFFON.

Aussi, « rien ne vous paraît-il plus insensé qu'un précepte qui proscrit le changement qui est en nous ; qui commande une constance qui n'y peut être, et qui viole la liberté du mâle et de la femelle en les enchaînant pour jamais l'un à l'autre ; qu'une fidélité qui borne la plus capricieuse des jouissances à un même individu ; qu'un serment d'immutabilité de deux êtres de chair, à la face d'un ciel qui n'est pas un instant le même, sous des antres qui menacent ruine, au bas d'une roche qui tombe en poudre, au pied d'un arbre qui se gerce, sur une pierre qui s'ébranle. »

DIDEROT.

La monogamie est l'union d'un homme avec une femme ; 1 a **polygamie** l'union d'un homme avec plusieurs femmes ou d'une femme avec plusieurs hommes.

« Les femmes sont nubiles, dans les climats chauds, à huit, neuf et dix ans : ainsi l'enfance et le mariage y vont presque toujours ensemble. Elles sont vieilles à vingt : la raison ne se trouve donc jamais chez elles avec la beauté. Quand la beauté demande l'empire, la raison le fait refuser ; quand la raison pourroit l'obtenir, la beauté n'est plus. Les femmes doivent être dans la dépendance ; car la raison ne peut leur procurer dans leur vieillesse un empire que la beauté ne leur avoit pas donné dans la jeunesse même. Il est donc très simple qu'un homme, lorsque la religion ne s'y oppose pas, quitte sa femme pour en prendre une autre, et que la polygamie s'introduise.

Dans les pays tempérés, où les agréments des femmes se conservent mieux, où elles sont plus tard nubiles, et où elles ont des enfants dans un âge plus avancé, la vieillesse de leur mari suit en quelque façon la leur ; et, comme elles y ont plus de raison et de connoissances quand elles se marient, ne fût-ce que parce qu'elles ont plus longtemps vécu, il a dû naturellement s'introduire une espèce d'égalité dans les deux sexes, et par conséquent la loi d'une seule femme.

C'est une conséquence de la polygamie que, dans les nations voluptueuses et riches, on ait un très grand nombre de femmes. Leur séparation d'avec les hommes, et leur clôture, suivent naturellement de ce grand nombre. L'ordre domestique le demande ainsi : un débiteur insolvable cherche à se mettre à couvert des poursuites de ses créanciers. Il y a de tels climats où le physique a une telle force que la morale n'y peut presque rien. Laissez un homme avec une femme : les tentations seront des chutes, l'attaque sûre, la résistance nulle. Dans ces pays, au lieu de préceptes, il faut des verrous.

Un livre classique de la Chine regarde comme un prodige de vertu de se trouver seul dans un appartement reculé avec une femme sans lui faire violence.

De la loi de la pluralité des femmes suit celle de l'égalité du traitement. Mahomet, qui en permet quatre, veut que tout soit égal entre elles, nourriture, habits, devoir conjugal. Cette loi est aussi établie aux Maldives, où on peut épouser trois femmes.

La loi de Moïse veut même que, si quelqu'un a marié son fils à une esclave, et qu'ensuite il épouse une femme libre, il ne lui ôte rien des vêtements, de la nourriture et des devoirs. On pouvoit donner plus à la nouvelle épouse, mais il falloit que la première n'eût pas moins.

La pluralité des femmes (qui le diroit!) mène à cet amour que la nature désavoue : c'est qu'une dissolution en entraîne toujours une autre. A la révolution qui arriva à Constantinople, lorsqu'on déposa le sultan Achmet, les relations disoient que le peuple ayant pillé la maison du chiaya, on n'y avoit pas trouvé une seule femme. On dit qu'à Alger on est parvenu à ce point qu'on n'en a pas dans la plupart des sérails.

Le crime contre nature ne fera jamais dans une société de grands progrès, si le peuple ne s'y trouve porté d'ailleurs par quelque coutume, comme chez les Grecs, où les jeunes gens faisoient tous leurs exercices nus ; comme chez nous où l'éducation domestique est hors d'usage ; comme chez les Asiatiques, où des particuliers ont un grand nombre de femmes qu'ils méprisent, tandis que les autres n'en peuvent avoir. »

MONTESQUIEU (*Esprit des Lois*).

Sur la côte du Malabar, dans la caste des Naïres, les hommes ne peuvent avoir qu'une femme, et une femme au contraire peut avoir plusieurs maris. Je crois qu'on peut découvrir l'origine de cette coutume. Les Naïres sont la caste des nobles, qui sont les soldats de toutes ces nations. En Europe, on empêche les soldats de se marier. Dans le Malabar, où le climat exige davantage, on s'est contenté de leur rendre le mariage aussi peu embarrassant que possible ; on a donné une femme à plusieurs hommes : ce qui diminue d'autant l'attachement pour une famille et les soins du ménage, et laisse à ces gens l'esprit militaire. »

MONTESQUIEU.

« Les principaux moyens par lesquels les tyrans asservissent les peuples sont l'ignorance et la *dissolution des mœurs*. Sous les tyrans les gens deviennent lâches et efféminés. Pour exemple de cette ruse d'*abêtir* leurs sujets, La Boëtie cite ce trait de Cyrus qui ayant conquis la ville de Lydie, et ne voulant pas mettre à sac une tant belle ville, ni être toujours en peine d'y tenir une armée pour la garder, s'avisa d'un grand expédient pour la garder. Il y établit des *bordels*, des tavernes et jeux publics, et fit publier une ordonnance que les habitants eussent à en faire état. Il se trouva si bien de cette garnison, qu'il ne lui fallut jamais depuis tirer un coup d'épée contre les Lydiens. »

La Boëtie

Inceste.—«Si le mariage entre la mère et le fils était permis, il arriverait presque toujours, que lorsque le mari seroit capable d'entrer dans les vues de la nature, la femme n'y seroit plus.

Le mariage entre le père et la fille répugne à la nature comme le précédent; mais il répugne moins, parce qu'il n'a point ces deux obstacles. Aussi les Tartares, qui peuvent épouser leurs filles, n'épousent-ils jamais leurs mères, comme nous le voyons dans les relations.»

Montesquieu.

« **Le divorce** se fait par un consentement mutuel à l'occasion d'une incompatibilité mutuelle; la *répudiation* se fait par la volonté et par l'avantage d'une des deux parties, indépendamment de la volonté et de l'avantage de l'autre. Le divorce a ordinairement une grande utilité politique; et quant à l'utilité civile, il est établi pour le mari et pour la femme, et n'est pas toujours favorable aux enfants. »

Montesquieu.

CONTINENCE ET INCONTINENCE

La continence est la conservation volontaire (abstinence) ou involontaire (impuissance) du sperme. **L'incontinence** (pollutions, pertes séminales, spermatorrhée) est l'écoulement involontaire du sperme à la suite d'excès de continence ou d'abus des plaisirs sexuels.

CONTINENCE

> « Elle fit un petit mobile tordion de remuement non accoutumé de faire au femmes non mariées, et il ne dit autre chose, sinon : Ah ! j'en ay. » BRANTOME

Symptômes et effets physiques. — « Les organes sexuels acquièrent une sorte de turgescence qui se distingue par le gonflement, la rougeur, une sensibilité incommode et l'érection permanente de la verge (priapisme) ou une flaccidité complète. Les vésicules séminales se distendent, les cordons de vaisseaux spermatiques se durcissent et deviennent douloureux. Les femmes éprouvent la sensation d'un gonflement à l'entrée du vagin, qui leur fait croire et dire qu'elles ont quelque chose qui veut sortir. Cet état amène bientôt une réaction générale, qui offre tous les caractères d'une maladie inflammatoire, et se manifeste par l'exaltation des battements du cœur, la force et la plénitude du pouls, la fréquence de la respiration, la chlorose et l'hystérie chez les femmes, etc., et d'autres accidents plus ou moins graves, selon les tempéraments, tels que l'orchite, le crime, la folie...

« Aussi le mariage est un emplâtre qui guérit tous les maux des filles. »

« Pour les anciens, la *boule hystérique* (1) n'était autre chose que l'utérus qui remontait vers la gorge ; cette étrange théorie les avait conduits à une thérapeutique tout aussi merveilleuse, ils faisaient respirer à la malade des odeurs affreuses, et des matrones pratiquaient en même temps des titillations sur le clitoris, de telle sorte que, chassé par la mauvaise odeur, l'utérus était invité par l'excitation du clitoris à reprendre sa place. » MOYNAC.

« Les **orchites inflammatoires** à répétition, et les orchites inflammatoires, en général, sont dues à la rétention du sperme dans le testicule.

« 1° La cause de la rétention du sperme n'existe pas toujours au même point, mais il est plus que probable que le gonflement des muqueuses des conduits éjaculateurs et du canal déférent ou même le gonflement périphérique dans la prostate ou la muqueuse de l'urèthre sont la cause ordinaire de la rétention du sperme ; — 2° la rareté de la suppuration des orchites permettrait d'appeler ces inflammations des engorgements spermatiques du testicule, à l'exemple de ces rétentions du lait dans les mamelles désignées sous le nom d'engorgement laiteux ; — 3° l'apparition des orchites du dixième au vingtième jour dans la blennorrhagie doit être en rapport avec l'activité fonctionnelle du testicule ; plus les malades ont un organe actif exercé, plus l'orchite doit se développer à une époque voisine du début de l'uréthrite. — Les orchites survenant dans la convalescence d'une blennorrhagie se produisent par le même mécanisme que les orchites consécutives à la taille. — Les orchites dues à une blessure ou à une irritation de l'urèthre peuvent être expliquées par une tuméfaction des parties

(1) Constriction nerveuse pénible dans la poitrine et à l'épigastre. C'est comme une boule qui s'élève vers la gorge et y détermine une suffocation et une angoisse extrême, c'est probablement un spasme œsophagien.

blessées et en particulier une tuméfaction au niveau des conduits éjaculateurs et des vésicules séminales qui arrête rapidement l'écoulement du sperme dans son réservoir, les vésicules séminales. » DESPRÉS.

« L'*orchite ourlienne* constitue le principal danger des oreillons chez l'adulte. Les oreillons chez l'adulte se compliquent d'orchite simple ou double environ deux fois sur cinq. L'orchite ourlienne aboutit sept fois sur dix environ à l'atrophie du testicule. Dans les cas, heureusement très-rares, où l'atrophie porte sur les deux testicules, il en résulte une impuissance absolue. » LAVERAN.

EFFETS MORAUX DE LA CONTINENCE

« La mélancolie, l'érotomie, les délires furieux occasionnés par l'abus du coït, peuvent aussi dépendre de la continence, mais se guérissent d'une manière facile et agréable. Buffon a signalé l'histoire d'un curé qui, par l'effet d'une chasteté rigoureuse, contraire à son tempérament, était tombé dans un délire vaporeux pendant lequel il déploya divers talents dont il n'avait fait aucune étude ; il faisait des vers et de la musique, et, ce qui est bien remarquable encore ; dessinait avec beaucoup d'exactitude et de vérité les objets qu'il avait sous les yeux. La nature le guérit par des moyens très-simples, et, par la suite, il sut parfaitement se garantir de toute rechute ; mais, quoiqu'il restât toujours homme d'esprit, il vit s'évanouir, avec sa maladie, une grande partie des facultés merveilleuses qu'elle avait fait éclore. Lorsque la continence tient à l'absence des désirs de l'amour, ou résulte de la mutilation des organes sexuels, l'humeur devient sombre et chagrine. Ribeiro Sanche dit que ces mêmes maladies disposent particulièrement aux terreurs superstitieuses. Cabanis a fait plusieurs fois la même observation, et il croit qu'un effet particulier de l'af

faiblissement des organes de génératiou est de rendre timide et pusillanime, opinion que je partage en ce sens
qu'une telle disposition morale tient alors à la déchéance
de la puissance génératrice plutôt qu'à l'état de faiblesse
ordinaire ou constitutionnelle des organes sexuels. » GI-
RAUDEAU.

COMBIEN DE TEMPS PEUT-ON OBSERVER LA CONTINENCE ?

Rien n'est plus variable que la sécrétion spermatique et
les causes qui la provoquent (tempérament, climat, aliments, etc.). « Des gens l'observent sans efforts, à peu près
constamment, ou du moins bien aisément pendant des
années, soit qu'il y ait chez eux une sécrétion spermatique
peu active, ou que la nature fasse de temps en temps évacuer des vésicules par des pollutions nocturnes. Pour d'autres, la continence devient un supplice qui peut amener les
accidents les plus graves. En général : *les tempéraments
sanguins, nerveux, biliaires, robustes,* donnent aux organes
génitaux une activité beaucoup plus grande que le tempérament lymphatique et délicat, par suite les effets de la continence sont plus graves chez les premiers que chez les
derniers. »

« La *phthisie pulmonaire* semble inspirer à l'homme le besoin de remplir bien vite sa carrière en se reproduisant
promptement, et celui de jouir en quelques instants de la
vie abrégée qui lui est dévolue. Dans le *goître* endémique à
genèse tœnioïde, les helminthes n'habitent pas seulement
la glande thyroïde, ils semblent aussi élire domicile dans
les testicules des hommes qui sont d'un volume anormal,
et, dans les ovaires des femmes, leur présence donnerait
peut-être raison de cette salacité (propension aux rapports
sexuels) qui existe chez les goîtreux des deux sexes.

Au contraire, d'autres affections telles que le diabète et l'épilepsie semblent condamner l'homme à l'impuissance. »

Ici donc, comme pour la digestion, « on n'a d'horloge et d'almanach que son seul estomac » ou ses seuls testicules ; et pour meilleur assaisonnement que l'appétit. D'aucuns se livrent au coït tous les jours, d'autres plus souvent, d'autres moins souvent. En moyenne « il a été établi que de 20 à 30 ans l'homme marié peut accomplir le devoir conjugal de 2 à 4 fois par semaine, en laissant un jour d'intervalle ; de 30 à 40 ans deux fois ; de 40 à 50 ans, une fois ; de 50 à 60 le moins possible, et au plus une fois en quinze jours. De même pour la femme, bien qu'elle puisse répéter plus fréquemment que l'homme l'acte vénérien. Ne jamais se livrer à la copulation après le repas, ni quand on n'a pas la tête libre, ou que l'un ou l'autre est en état de contrariété. »

Les effets salutaires du coït sont subordonnés à la prudence, qui doit en régler l'usage ; il convient de ne pas s'y livrer trop souvent et de prendre pour terme, à cet égard, la mesure de ses forces : chaque individu peut s'y livrer sans danger avec plus ou moins de fréquence, selon l'état de son organisation et son genre de vie. D'ailleurs la continence (plénitude des vésicules ou testicules) agit comme la faim (vacuité de l'estomac) et cause mille sortes de maux, surtout chez la femme « jusqu'à ce qu'ayant humé le fruit de la soif commune, il en ayt largement arrousé et ensemencé le fond de leur matrice ».

« Le besoin de se reproduire ne se fait sentir ni dans l'enfance, ni dans la vieillesse, époques de la vie auxquelles les organes génitaux sont incapables de fonctionner, et auxquelles, par conséquent, il serait tout à la fois tyrannique et impuissant, puisqu'il ne pourrait pas être satisfait. »

Le *climat* a une grande influence. « Les passions, comme (les besoins, etc.) le génie sont dans une étroite dependance du climat : l'amour est dans les pays chauds un délire, une fièvre brûlante, un cri de la nature. » Ces pays sont la terre classique de l'amour frénésique.

« ... La froide Laponie
De nos sottes erreurs ignore la manie.
Pour honorer son hôte, il faut, me croiras-tu,
Prendre le soin fâcheux de le faire cocu...
...Ces lieux si décriés, que ces femmes humaines
Tiennent pour soulager les amoureuses peines,
Ces temples de Vénus, où l'on voit si souvent
Le commissaire en robe appuyé du sergent ;
Ces lieux contre lesquels le dévot voisinage
Va déchaîner son zèle et déployer sa rage,
Sont détestés en France et bénis au Levant,
Où l'on voit tous les jours le pieux Musulman
Fonder sur les chemins, par un excès de zèle,
Ainsi qu'un hôpital ou bien une chapelle,
De ces lieux que l'on trouve ici si dangereux
Pour les pressants besoins du passant amoureux. »

Regnard

L'expulsion spasmodique du sperme n'a pas lieu d'un seul jet, mais bien par saccades successives non interrompues.

« Les vésicules séminales ne se vident pas entièrement dans une première éjaculation chez la plupart des individus, ce qui nous explique la facilité avec laquelle ils peuvent éjaculer plusieurs fois de suite, car il est impossible de supposer alors que les testicules puissent sécréter aussi rapidement une aussi grande quantité de sperme. Chez deux chats, immédiatement après la copulation, nous avons trouvé les vésicules encore presque remplies de sperme. De même, chez un individu mort d'apoplexie dans le spasme d'une éjaculation. Quelquefois, la contraction des vésicules, qui était sur le point d'avoir lieu, est suspendue, et la seule *liqueur prostatique* (810) est lancée par une petite éjaculation dont la sensation **et les effets** sont loin d'être ceux du sperme lui-même.

« *Panurge :* Par le dict serment qu'avez fait, quantes fois de bon compte ordinairement le faictes-vous par jour ? — *Lefredon :* Six. — Et de nuit ? — Dix. — Cancre, dist frère Jean, le paillard ne daigneroit passer sèze ; il est honteux. — *Panurge:* Voire, le ferois-tu bien autant frère Jean ? Il est par Dieu ladrevert. Ainsi font les aultres. Je perds mon sens en ce poinct. Ayants vidé et espuisé en ce jour précédent touts vos vases spermatiques, au jour subséquent y en peut-il tant avoir ? Plus. — Ils ont, ou je resve, l'herbe de l'Indie célébrée par Théophraste. Mais si par empeschement légitime ou aultrement, en ce déduict, advient quelque diminution du membre, comment vous en trouvez-vous ? Mal. — Et lors que font lés dictes sœurs : Bruict. — Et si cessiez un jour ? Pis. — Comment les chastiez-vous ? Fort. — Et en faites quoi sortir ? Sang... Aussi, restez-vous toujours ? Craints. — Depuis elles vous cuident ? Saincts.... — Quelle est la saison de l'année quand plus laschement le faictes ? Août.— Celle quand plus brusquement ? Mars.—Au reste, vous le faictes ? Gai. — Vous font-elles des enfants ? Nuls.—Comment couchez-vous ensemble ? Nuds.» RABELAIS.

« Un gentilhomme dit à une dame que s'il estoit couché avec elle, il entreprendroit faire « six postes » la nuict, tant sa beauté le feroit bien piquer. Mais il fut surpris, estant dans le lict, d'une telle convulsion, refroidissement et retirement de nerf, qu'il ne put faire une seule poste ; si bien que la dame luy dit : Ne voulez-vous faire autre chose ? Or, vuidez de mon lict, je ne le vous ay pas presté comme un lict d'hostellerie, peur vous y mettre à vostre aise et reposer. Pourquoi, vuidez. Le grand protenotaire Baraud et ausmonier du roy François, quand il couchoit avec les dames de la cour, du moins il alloit à la douzaine, et, au matin, il disoit encore : «Excusez-moi, madame, si je n'ay « mieux fait, car je pris hier médecine. » BRANTOME.

INCONTINENCE

(Pollutions, pertes séminales, spermatorrhée.)

Dans l'état normal, il n'y a jamais de pollutions complète pendant la veille, sans une excitation physique ou une attitude forcée ; et lorsque ces *pollutions diurnes* ont lieu, elles tiennent toujours à un état pathologique qui réclame le secours de l'art. Toutefois chez des jeunes gens après une continence prolongée, il peut s'écouler dans certains moments, et sans érection aucune, une petite quantité de sperme, véritable trop plein des vésicules. Ce phénomène arrive surtout vers la fin de l'émission des urines et pendant la défécation. Dans le premier cas, les efforts qui sont faits pour faire évacuer les dernières gouttes de l'urine compriment les vésicules séminales en même temps que le bas fond de la vessie, et en expriment la qualité surabondante de sperme. Dans le second cas, il y a de plus la pression mécanique des vésicules trop distendues par le passage des matières fécales, mais l'effet est le même. Cela est si vrai, bue le coït ou une pollution fait cesser cette évacuation spermatique pendant un certain temps. » BRACHET.

« *Cette pression mécanique des vésicules séminales* nous explique l'effet de la constipation (incontinence presque chronique) et en général de tout corps étranger introduit dans le rectum dans un but inavouable. Car chez certaines gens, cet organe est un réceptacle à tout. Il sert à la fois de fruitier, de buffet, de boudoir, de coffre-fort..., etc. »

« Ainsi un individu s'introduisait dans l'anus des corps étrangers qu'il avait soin de savonner auparavant après l'avoir vu faire à d'autres ouvriers de chemin de fer qui s'introduisaient des poires, des carottes, des pommes de terre, des raves, etc... Il s'était introduit un petit tonneau en bois de 6 cent. de long sur 20 de circonférence. Le médecin réussit à saisir fortement le corps avec les doigts de la main gauche, et introduisit un perçoir, afin de percer tout d'abord le fond de ce corps et ensuite une partie de sa paroi interne. Une fois l'intrument bien enfoncé et bien fixé, il pria le malade de faire les efforts nécessaires à la défécation; de la main gauche il écartait autant que possible les sphincters, et au moyen de l'instrument planté obliquement, il opérait un mouvement de bascule qui empéchait de lâcher prise et qui aboutit et mit fin à ce laborieux accouchement. Le docteur Révilliod racontait avoir été obligé d'employer le forceps, pour extraire une bouteille qu'un individu s'était introduit dans l'anus. Vidal raconte qu'un religieux crut se guérir d'une violente colique en introduisant dans son rectum une bouteille d'eau de la reine; le bouchon avait un petit trou qui laissait suinter la liqueur, la bouteille entra entièrcment dans le rectum; tous les moyens d'extraction échouèrent, mais la main d'un garçon de 8 à 9 ans eut assez d'adresse pour la faire sortir. On ne saurait croire tout ce que le hasard, le vertige de la passion, la méchanceté ont pu faire à cet égard : une bille, une queue de cochon, qui fut retirée à l'aide d'un tube, un pot de confitures, une topette, une fourchette, une grosse rave, des crayons, des bougies, des sondes, des fragments de canne et de manches de pelle, deux gros clous, des canules, des bocks, des verres et bouteilles à champagne, des tasses à café ou à chocolat; une boîte d'allumettes de 9 pouces de circonférence; 70 escargots ayant séjourné 10 jours dans le rectum; une chope qui ne put être extraite qu'après que l'on eut coulé du plâtre dans sa cavité, une carafe, un couteau de cuisine chez un homme de 60 ans qui s'était « assis par mégarde » sur ce couteau planté par sa pointe sur une planche, et le garda ainsi un mois; enfin des nécessaires de voleurs ou étuis cylindro-coniques en fer, entourés de crépine ou baudruche, et contenant des scies, limes, vrilles, argent..., etc. » *Gaz. Hôpit.*

Cette introduction est souvent suivie d'échappement ou de brisement du corps étranger, qu'il faut alors chasser par les purges, les lavements huileux, ou extraire par la dilatation forcée, les pinces à mors, les vrilles, le forceps... ou les opérations chirurgicales (rectotomie linéaire); — mais souvent il y a péritonite par perforation et mort.

Les pollutions brusques (subites) ont lieu dans certains cas de tumeurs ou d'attaques cérébrales (épilepsie, apoplexie... pendaisons).

« Il y avôit à la pendaison plus de bonnets que de chapeaulx. De faict, ledict jeune homme brandilla très-bien, et suivant l'us et coutume des pendus de ce temps, mourut en guallant, la lance en arrest, ce dont il fut grand bruit dans la ville. Beaucoup de dames dirent à ce subject que c'estoyt un meurtre de ne pas avoir conservé une si belle âme de braguette. » BALZAC.

Mais « n'est-ce pas falotement mourir quand on meurt la caiche roide ? » RABELAIS.

Les pollutions nocturnes au milieu des rêves lascifs chez les continents dont les vésicules sont pleines « sont un moyen détourné (reflexe) par lequel la nature supplée à une fonction physiologique. C'est une *pollution*. Mais si elle franchit les limites qui la rendent salutaire, elle constitue la *perte éminale* ou *spermathorrée*. Celle-ci est fréquente. Elle a lieu avec ou sans érection, avec ou sans plaisir; par jet, par bave, ou mêlée aux urines (quand un rétrécissement du canal situé au-dessous de la région prostatique gêne la sortie du sperme). Elle peut être quotidienne et périodique soit à heure fixe, soit dès que le patient s'endort; dans ce cas, on se servira du réveilleur électro-médical Minière (1).

---

(1) Ici encore l'influence magnétique du milieu joue un grand rôle dans tous les phénomènes générateurs.

CONSÉQUENCES DE L'INCONTINENCE

« La répétition des pertes séminales, qu'elles soient involontaires ou provoquées, a sur l'économie tout entière les plus fâcheux effets. La première manifestation consiste en une lassitude insurmontable, en un brisement et une fatigue insolites dans tous les membres ; le tabescent éprouve une répugnance invincible pour le mouvement ; il est essoufflé par le moindre effort, se plaint de palpitations de cœur, de douleurs dans la poitrine, de pesanteurs de tête, de vertiges, d'éblouissements ; il est très-sensible au froid, sa vue s'affaiblit, le timbre de sa voix s'abaisse, etc. — Il est pusillanime, égoïste, morose, emporté, etc. Ces malades ont un grand appétit au début, leurs digestions se font bien, plus tard elles deviennent difficiles et laborieuses. Dans un degré plus avancé et que l'on observe bien plus rarement, le teint devient pâle, jaune et plombée ; les yeux enfoncés dans l'orbite sont alanguis, sans expression, cerclés de noir ; la faiblesse fait de tels progrès, qu'essoufflé au moindre mouvement, le malade devient incapable de tout travail ; son intelligence et sa mémoire présentent le même degré de déchéance ; il est frappé d'impuissance : souvent d'ailleurs, il a perdu depuis longtemps tout désir de commerce avec les femmes. » MOYNAC.

Remèdes. — Combattre les causes de l'incontinence : constipation, vers, anémie, névroses, phimosis, herpès préputial inflammation chronique du canal de l'urèthre.... — Purgatifs, ou laxatifs ; pas de boissons ou aliments échauffants, tels qu'alcool café, sucre ; nourriture rafraîchissante composée de viandes blanches, légumes verts, laitage, fruits de bonne qualité.... Toniques... soins de propreté, lavages, lotions froides aux organes sexuels, aux lombes, à la nuque ; bains de siège tièdes ou froids de courte durée mais fréquents... pas de sièges rembourrés et chauds, pas de lits moelleux (de plume) ni de décubitus dorsal... bains de son... injections fraîches... distraction ; exercices ; gymnastique... coït à intervalles régulier... enfin saupoudrer la verge de camphre ; prendre du bromure de potassium. En tous cas consulter son médecin.

—

FÉCONDITÉ

La fécondité dépend de l'état des *organes génitaux*, de l'état des *spermatozoïdes* ou *ovules* (p. 22 et 23, note 1), et de *certaines conditions hygiéniques*.

« Les femelles des animaux ont, à peu près, une fécondité constante. Mais dans l'espèce humaine, la manière de penser, le caractère, les passions, les fantaisies, les caprices, l'idée de conserver sa beauté, l'embarras de sa grossesse, celui d'une famille trop nombreuse, troublent la propagation de mille manières. » MONTESQUIEU.

Action de certaines eaux ou des aliments. — « Peut-être que les parties huileuses du *poisson* sont plus propres à fournir cette matière qui sert à la génération. Ce serait une des causes de ce nombre infini de peuples qui est au Japon et à la Chine, où l'on ne vit presque que de poisson. Si cela était de certaines règles monastiques qui obligent de vivre de poisson, seraient contraires à l'esprit du législateur même. » MONTESQUIEU.

« Chaque mariage produit ici (Colombie), ordinairement, dix, douze, quinze enfants. Il y a une dame qui a eu trente-quatre enfants qui vivent (elle avait eu quelques accouchements de jumeaux). Les descendants jusqu'aux petits-fils forment un gros chiffre. Je connais aussi un homme qui s'est marié trois fois. Il compte déjà cinquante et un enfants, et comme sa femme actuelle est encore jeune, il pourra peut-être arriver à soixante enfants. On doit remarquer que les femmes d'ici se marient de bonne heure, à treize, quatorze, seize ans. Elles ont la première menstruation à treize ou quatorze ans. Je suis certain que le genre de nourriture n'est pas sans influence sur la fécondité proverbiale de nos femmes. Le *maïs* en forme la base, et j'ai remarqué l'influence de ce grain sur la ponte des poules et sur les cochons femelles. » ANDRÉ POSADA.

Mariages entre consanguins. — La plupart des auteurs modernes sont d'accord, au point de vue de la progéniture, sur les dangers des mariages entre consanguins.

« Qu'on regarde les temps anciens et l'on verra ce puissant empire d'Égypte où les souverains se mariaient entre frère et sœur, aboutir en peu de temps, d'énervement en énervement, de dépérissement en dépérissement, à l'abâtardissement des individus jusqu'à leur extinction complète dans la personne de Cléopâtre, devenue femme au moment où tant d'autres ne sont encore que des enfants. Qu'on jette les yeux sur la noblesse de tous les pays, et c'est en vain qu'on cherchera ces illustres familles dont le nom remplissait la terre : les Guise, les Condé, en France ; les Plantagenet, les Stuart, en Angleterre ; les Mauriques, les Albuquerque, en Espagne... mais si le but principal du mariage est la procréation, ce n'est pas le but unique. » CLÉMENT.

APHRODISIAQUES ET ANAPHRODISIAQUES

On appelle *aphrodisiaques* les causes et agents (physiques, chimiques, mécaniques, moraux) qui augmentent la sécrétion spermatique et les désirs vénériens ; et *anaphrodisiaques* ceux qui les diminuent.

ANAPHRODISIAQUES

Causes et agents qui « diminuent la sécrétion spermatique et les désirs vénériens ou moyens de combattre les embûches des démons qui poussent la nature à s'insurger contre sa chasteté ». — Car les dieux, dit Platon, nous ont fourni d'un membre inobédient et tyrannique qui, comme un animal furieux, entreprend par la violence de son appétit de soubmettre tout à soy ; de même aux femmes le leur, comme un animal glouton et avide, auquel si on refuse aliments en sa saison, il forcène et souffle sa rage en tout leur corps, causant mille sorte de maux, jusqu'à ce qu'ayant humé le fruict de la soif commune, il en ait largement arrousé et ensemencé le fond de leur matrice. »

C'est surtout au moyen âge que le clergé, les impotents, les jaloux et fraudeurs conjugaux, « usent des procédés plus ou moins originaux pour le cas des femmes », tels que le jeûne, la saignée, les verrous, les ceintures cadenassées..., etc.

Au moyen âge, chaque couvent a ses *jours malais*, ses *jours de la minution du sang*. Dès l'époque du concile d'Aix-la-Chapelle en 1817, cette coutume prenait des proportions si contraires à la santé des religieux qu'on défendit de la pratiquer hors des cas de nécessité et sans l'ordre des médecins, mais les Cénobites ne tinrent aucun compte de cette défense. Les Chartreux et les Prémontrés se permirent la minution et le cautère cinq fois l'année, les Clunistes et les Chanoines quatre (ROQUEFORT, note de la traduction de Marie de France, t. Ier, p. 129). La manie de la saignée passa même des monastères chez les laïques ; quelques maris jaloux l'employèrent à calmer les impatiences inquiétantes de leurs femmes... Une jeune mariée, fort mécontente d'avoir un vieil époux, prétendit le plier à son joug et arriver à prendre un amant sans qu'il osât y trouver à dire. Le bonhomme subit patiemment un premier acte de despotisme, puis un second ; mais quand la femme crut l'avoir soumis à son obéissance et qu'elle se permit un troisième acte d'insubordination, le mari appelle un chirurgien et fait appliquer une forte saignée à la rebelle ; la malheureuse tombe sans connaissance... Quand elle revient à la vie, pâle, exténuée, comme si elle eût approché de sa dernière heure, le mari lui demande si elle se propose de continuer son système de rébellion. Il lui promet quant à lui d'appliquer le réfrigérant dont il vient de faire usage, toutes les fois qu'elle se permettra de le tyranniser... La dame, qui se voyait près de mourir dès la première saignée, promit de ne pas s'exposer à une seconde, et ne songea plus à se donner le luxe d'un chevalier servant (Legrand, t. III, p. 177). — Un autre mari relègue sa femme au plus haut étage de son donjon, met de triples grilles aux fenêtres, ferme à triples verrous les dix, les quinze, les dix-huit portes qui y conduisent : il se tient lui-même sur le seuil de la première porte, armé de sa hache, de son épée, et il croit être assuré qu'aucun accident grave ne troublera son honneur... Quelques particularités de cet emprisonnement des châtelaines ne sont pas inutiles à constater : tel baron porte sur lui les clefs de la chambre de toutes les femmes du castel ; tel autre a fait construire dans la salle d'armes une espèce de tour mobile en planches, garnie d'alcôves ressemblant aux cellules d'une vaste ruche à miel ; le tour pivote sur lui-même comme ceux d'un monastère ; chaque femme de la famille entre dans l'alcôve qui lui est assignée, à mesure que le tour marche. Arrivé à la dernière, le maître arrête la machine, ferme à clef l'unique porte qui y donne accès, se couche lui-même dans la seule cellule qui reste ouverte et fait ainsi sentinelle sur toute sa maynada (famille) ; pas un membre ne peut sortir du casier avant qu'il ait sonné l'heure du réveil. D'autres, plus nombreux, construisaient, au centre du manoir, un donjon à plusieurs étages : le rez-de-chaussée renfermait les oubliettes, cachots sans lumière, sans portes, où ils plongeaient leurs ennemis par l'unique soupirail ouvert à la clef de voûte. Au-dessus de cette voûte formant le premier étage, était la chambre à coucher du seigneur ; il y montait à l'aide d'une échelle mobile qu'il retirait à lui quand il voulait s'y renfermer. Sa femme, ses filles, ses servantes, habitaient les étages supérieurs, et étaient obligées de traverser sa chambre à coucher pour atteindre leur dortoir ; le seigneur était donc installé au-dessus de ses prisonniers, et au-dessous de ses femmes, et tenait les clefs de ses captifs de différentes catégories ; ils ne pouvaient sortir de leur prison sans passer devant son lit. Cénac Moncaut (*Histoire de l'amour*).

« — Vous dictes que sentez en vous les poignants aiguil
lons de sensualité. Je trouve en nostre faculté de médecine
que la concupiscence charnelle est refrénée par cinq
moyens. Par le vin...

« — Je le croi, dist frère Jean. Quand je suis bien ivre, je
ne demande qu'à dormir.

« — J'entend, dist Rondibilis, par vin pris intempérament
car par l'intempérance du vin advient au corps humain refroidissement de sang, résolution des nerfs, dissipation de
semence générative, hébétation des sens, perversion des
mouvements, qui sont toutes impertinences à l'acte de génération. De faict, vous voyez peinct Bacchus, dieu des ivro-
gnes, sans barbe et en habit de femme tout efféminé,
comme eunuche et escouillé. Aultrement est du vins prins
tempérament. L'antique proverbe nous le désigne, auque
est dict : que Venus se morfond sans la compagnie de Ce-
rès et Bacchus. Et estoit l'opinion des anciens, selon le recit
de Diodore sicilien, mesmement des Lampsaciens, comme
atteste le grand Pausanias, que messer Priapus fut fils de
Bacchus et Vénus.

« — Secondement, par *certaines drogues* et plantes, lesquelles rendent l'homme refroidi, maléficié et impotent à génération. L'expérience y est en nymphea heraclia, amerine,
saule, chenevé, periclymenos, tamarix, vitex, mandragore,
ciguë, orchis le petit, la peau d'un hippopotame, et aultres
lesquelles dedans les corps humains, tant par leurs vertus
élémentaires que par leurs propriétés spécifiques, glacent
et mortifient le germe prolifique ; ou dissipent les esperits
qui le debvoient conduire aux lieux destinés par nature ; ou
opilent les voies et conduicts par lesquels povoit estre ex-

pulsé. Comme au contraire nous en avons qui eschauffent, excitent et habilitent à l'acte vénérien.

« — Je n'en ai besoing, dist Panurge, Dieu merci ; et vous, nostre maistre ? Ne vous desplaise toutes fois. Ce que j'en di, ce n'est par mal que je vous veuille.

« — Tiercement, dist Rondibilis, par *labeur assidu*. Car en icellui est faicte si grande dissolution du corps, que le sang qui est par icellui espars pour l'alimentation d'un chascun n'ha temps, ne loisir, ne faculté de rendre celle résudation séminale et superfluité de la tierce concoction. Nature particulièrement se la réserve, comme trop plus nécessaire à la conservation de son individu, qu'à la multiplication de l'espèce et genre humain. Ainsi est dite Diane chaste, laquelle continuellement travaille à la chasse. Ainsi jadis estoient dicts les castres, comme castes, esquels continuellement travailloient les athlètes et souldars. Ainsi escript Hippoc. *lib. de Aëre, Aqua et Locis*, de quelques peuples en Scythie, lesquels de son temps plus estoient impotents que eunuches à l'esbatement vénérien, parce que continuellement ils estoient à cheval et au travail. Comme au contraire disent les philosophes, oisiveté estre mère de luxure. Quand l'on demandoit à Ovide, quelle cause fut pourquoi Egistus devint adultère ? rien plus ne répondoit, sinon parce qu'il estoit otieux. Et qui osteroit oisiveté du monde, bien tost périroient les arts de Cupido ; son arc, sa trousse et ses flèches lui seroient en charge inutile, jamais n'en fériroit personne. Car il n'est mie si bon archer, qu'il puisse férir les grues volants par l'aer, et les cerfs relancés par les bocages (comme bien faisoient les Parthes), c'est-à-dire les humains tracassants et travaillants : il les demande cois, assis, couchés et à séjour. De faict, Théophraste, quelquefois interrogué quelle beste ou quelle chose il pensoit estre amourettes, respondit que c'estoient passions d'esperits otieux. Diogenes pareillement disoit paillardise estre l'occupation des gents non aultrement occupés. Pourtant Cana-

chus sicyonien, sculpteur, voulant donner entendre qu'oisiveté, paresse, nonchaloir, estoient les gouvernantes de
ruffiennerie, feit la statue de Venus assise, non debout,
comme avoient faict ses prédécesseurs.

« — Quartement, par *fervente estude*. Car en icelle est
faicte incrudible résolution des esperits, tellement qu'il n'en
reste de quoi porter aux lieux destinés ceste résudation
générative, et enfler le nerf caverneux, duquel l'office est
hors la projecter, pour la propagation d'humaine nature.
Qu'ainsi soit, contemplez la forme d'un homme attentif à
quelque estude, vous voirez en lui toutes les artères du
cerveau bandées, comme la chorde d'une arbaleste, pour
lui fournir dextrement esperits suffisants à emplir les ventricules du sens commun, de l'imagination et appréhension,
de la ratiocination et résolution, de la mémoire et r·corda-
tion ; et agilement courir de l'un à l'aultre par les conduicts
manifestes en anatomie, sus la fin du rets admirable, onquel se terminent les artères, lesquelles de la senestre ar-
moire du cœur prennent leur origine, et les esperits vitaulx
affinent en longs ambages, pour estre faiots animaulx. De
mode qu'en tel personnage studieux vous voirez suspendues
toutes les facultés naturelles, cesser touts sens extérieurs
brief vous le jugerez n'estre en soi vivant, estre hors soi
abstraict par ecstase, et direz que Socrates n'abusoit du
terme, quand il disoit : Philosophie n'estre aultre chose que
méditation de mort. Par adventure est ce pour quoi Demo-
critus s'aveugla, moins estimant la perte de la vue que diminution de ses contemplations, lesquelles il sentoit interrompues par l'esgarement des yeulx. Ainsi est vierge dicte
Pallas, déesse de sapience, tutrice des gens studieux. Ainsi
sont les Muses vierges ; ainsi demeurent les Chrites en
pudicité éternelle. Et me soubvient avoir leu que Cupido
quelquefois interrogué de sa mère Venus, pourquoi il n'as-
sailloit les Muses, respondit qu'il les trouvoit tant belles,
tant nettes, tant honestes, tant pudiques et continuelle-

ment occupées, l'une à contemplation des astres, l'aultre à supputation des nombres, l'aultre à dimension des corps géométriques, l'aultre à invention rhétorique, l'aultre à composition poétique, l'aultre à disposition de musique, que, approchant d'elles, il desbandoit son arc, fermoit sa trousse, esteignoit son flambeau, de honte et crainte de leur nuire. Puis ostoit le bandeau de ses yeulx pour plus apertement les voir en face, et ouïr leurs plaisants chants et odes poetiques. Là prenoit le plus grand plaisir du monde. Tellement que souvent il se sentoit tout ravi en leurs beautés et bonnes graces, et s'endormoit à l'harmonie. Tant s'en fault qu'il les vouloist assoillir, ou de leurs estudes distraire. En cestui article je comprend ce qu'escript Hippocrates au livre susdict, parlant des Scythes, et au livre intitulé *De genitura*, disant touts humains estre à génération impotents esquels l'on ha une fois coupé les artères parotides qui sont à costé des aureilles, par la raison ci-devant exposée quand je vous parlois de la résolution des esperits et du sang spirituel, duquel les artères sont réceptacles : aussi qu'il contient grande portion de la géniture sourdre du cerveau et de l'espine du dos.

« — Quintement, par l'*acte vénérien*.

« — Je vous attendois là, dist Panurge, et le prends pour moi ; use des précédents qui vouldra.

« — C'est, dist frère Jean, ce que fray Scillino, prieur de Sainct Victor lez Marseille, appelle maceration de la chair. Et suis en ceste opinion (aussi estoit l'ermite de Saincte Radegonde au-dessus de Chinon), que plus aptement ne pourroient les ermites de Thébaïde macérer leurs corps, dompter ceste paillarde sensualité, déprimer la rébellion de la chair, que le faisant vingt-cinq ou trente fois par jour.

« — Je vois Panurge, dist Rondibilis, bien proportionné en ses membres, bien tempéré en ses humeurs, bien complexionné en ses esperits, en age compétent, en temps opportun, en vouloir équitable de soi marier . s'il rencontre femme de semblable température, ils engendreront ensemble enfants dignes de quelque monarchie transpontine. Le plus tost sera le meilleur, s'il veult voir ses enfants pourvus.

« — Monsieur nostre maistre, dist Panurge, je le ferai : n'en doubtez, et bien tost. Durant votre docte discours, ceste pulce que j'ai en l'aureille m'ha plus chatouillé que ne feit onques. » RABELAIS.

Ajoutons à cela certains procédés artificiels déjà signalés (V. *Stérilité*) et le système des « juments de l'Andalousie, lesquelles devenant si chaudes, et ne trouvant leurs étalons pour se faire saillir, se mettent leur nature contre le vent qui règne en ce temps là, qui leur donne dedans, et par ce moyen passent leurs ardeurs et s'emplissent de la sorte... Je croy qu'il y a plusieurs marys qui désireroient fort que leurs femmes trouvassent un tel vent qui les rafraischist et leur fist passer leur chaleur, sans qu'elles allassent rechercher leurs amoureux et leur faire des cornes fort vilaines. » BRANTOME.

—

APHRODISIAQUES

Causes ou agents qui augmentent la sécrétion spermatique et les désirs vénériens.

Substances alimentaires propres à stimuler les organes génitaux et à en favoriser les fonctions : sucres, gelées de viande, œufs, crustacés, écrevisses, champignons, oronges, truffes ; substances farineuses, féculacées, sucrées et contenant beaucoup d'huile essentielle; vins généreux, liqueurs médiocrement fortes mais parfumées et aromatisées ; certains orchis, les artichauts, le céleri, le poivre, le cacar, la vanille, le café, la cannelle, le sucre, les fruits parfumés, tels

que l'ananas, la framboise, et en général la série des épices
et le poisson (p. 00). Mais la truffe parfumée, l'excellente
morille, la délicieuse oronge et diverses autres espèces
d'agaric, de bollet, de phallus, produisent réellement des
titillations voluptueuses et rallument quelquefois des feux
amortis. »   GIRAUDEAU.

Agents thérapeutiques. — Tous très-dangereux et exi-
geant une extrême prudence. Tels sont les philtres amoureux et diablotins d'Italie.

> « Comme tout s'enfile ici-bas !
> Des Bernardins pâturaient en lieu gras.
> Près de leur clos vivaient des Bernardines
> (Observez bien chaque chose en son rang)
> Un large étang nourrissait les béguines ;
> Une haie vive entourait cet étang.
> Sur cette haie, il vint des cantharides ;
> Survint un vent qui les souffla dans l'eau.
> Dans l'eau nageaient des grenouilles avides,
> Qui de l'essaim ne firent qu'un morceau.
> Grenouille, après, servie au réfectoire,
> De sa substance enflamma la nonnain.
> D'où s'ensuivit l'esclandre qu'on peut croire,
> Un feu subit, et rien moins que divin :
> Grand carillou ! si qu'au bruit du tocsin,
> Vinrent, non pas les pompes de la ville,
> Mais celles-là du benoît Bernardin.
> Comme souvent, ici-bas, tout s'enfile ! »
>   PIRON.

« En 1572, dit Cabrol, nous fûmes visiter un pauvre homme
d'Oronge, en Provence, atteint du plus horrible et épouvantable satyriasis qu'on sauroit voir ou penser. Le fait est tel :
il avoit les quartes ; pour en guérir, prend conseil d'une
vieille sorcière, laquelle lui fit une potion d'une once de
semences d'orties, de deux drachmes de cantharides, d'une
drachme et demy de cyboules et autres, ce qui le rendoit

si furieux à l'acte vénérien, que la femme nous jura son Dieu qu'il l'avoit chevauchée, dans deux nuits, quatre-vingt et sept fois, sans y comprendre plus de dix qu'il s'étoit corrompu, et même dans le temps que nous consultâmes, le pauvre homme spermatiza trois fois à notre présence, embrassant le pied du lit, et agitant contre iceluy, comme si c'eust été sa femme. Ce spectacle nous estonna et nous hasta à lui faire tous les remèdes pour abattre cette furieuse chaleur; mais quel remède qu'on lui sceust faire, si passat-il le pas. »

BOYER.

On trouve également dans Ambroise Paré l'observation d'une femme, qui, pour se guérir d'une couperose invétérée, s'était laissé appliquer sur la face un large vésicatoire...

« Trois ou quatre heures après que l'emplâtre fut réduit de puissance, elle eut une chaleur merveilleuse à la vessie et grande tumeur au col de la matrice avec grandes espreintes, et vomissoit, pissoit, aceloit incessamment, se jetant çà et là comme si elle eust été dans un feu, et estait comme toute insensée et fébricitente, dont je fus alors esmerveillé de telle chose. Et voyant que tels accidents venaient à raison des cantharides qu'on luy aurait appliquées pour faire le vésicatoire, fus aduisé qu'on luy donneroit du laict à boire en grande quantité, aussi qu'on luy en bailleroit en clystères et injections, tant au col de la vessie que de la matrice. Semblablement elle fut baignée en eau modérément chaude, en laquelle auoit bouilly semence de lin, racines et feuilles de mauve et guimauve, violiers de mars, jusquiame, pourpier, laitues; et s'y tint assez longtemps, à cause qu'en iceluy elle perdoit sa douleur. Puis estant posée dedans le lict et essuyée, on lui appliqua sur la région des lombes, et autour des parties génitales, onguent rosat, populéum incorporez en oxycrat, afin de réfréner l'intempérature de ces parties. Et par ces moyens, les autres accidents furent cessez. »

« **Les breuvages et les philtres amoureux,** les diablotins d'Italie, en un mot, toutes les préparations destinées à ranimer les organes de la reproduction, doivent aux cantharides leurs
faibles avantages et leurs terribles dangers. On frissonne en
voyant la main des Grâces, dit *Chaumeton,* dans le *Dictionnaire
des Sciences médicales,* présenter la coupe empoisonnée pour
assouvir une passion brutale. La mort prématurée de Lucrèce
est attribuée, par les biographes de ce poète célèbre, à un philtre
amoureux qu'il reçut de sa chère Lucilia. *Ambroise Paré* raconte
qu'une courtisane ayant saupoudré de cantharides les mets
qu'elle offrait à l'un de ses amants, cet infortuné fut attaqué d'un
priapisme violent et d'une perte de sang par l'anus, dont il mourut. Le même auteur cite l'exemple d'un abbé qui, pour se montrer preux chevalier de Vénus, avala une dose de cantharides qui
lui causa une hématurie mortelle. On assure que l'excellent
acteur Molé, désirant prouver qu'il conservait encore, au déclin
de sa carrière, la vigueur qui est l'attribut de la jeunesse, prit
un breuvage dans lequel entraient les cantharides, et trouva la
mort au lieu de la jouissance qu'il cherchait. Il me serait facile
d'ajouter à ce martyrologe les noms de plusieurs jeunes libertins
qui, malgré mes conseils, ont eu recours aux cantharides, et
bientôt ont terminé leur existence au milieu des tourments. »

Dr GIRAUDEAU.

Meurs, il le faut, meurs, ô toi qui recèles
Des dons puissants, à la volupté chers !
Rends à l'amour tous les feux que tes ailes
Ont à ce dieu dérobés dans les airs.

BÉRANGER.

Les propriétés des *Cantharides*, insectes de l'ordre des Coléoptères, étaient connues dès la plus haute antiquité. Ainsi, de temps immémorial, les Orientaux emploient une espèce de *Lytta* et une espèce de *Mylabre*. On trouve, parmi les hiéroglyphes d'Égypte, des figures représentant des cantharides du genre Lytta et d'autres genres voisins ; ce qui indique assez l'usage qu'on en faisait. Les cantharides des anciens Grecs, dont les Grecs modernes se servent encore, étaient le *Mylabris cichorii* et le *Mylabris vareigata*.

Hippocrate administrait les cantharides à l'intérieur aux doses de une à trois, et il prescrivait de leur enlever les ailes, la tête et les pattes. Mais il ne paraît pas avoir connu leurs propriétés vésicantes dont on attribue la découverte à Archigène, médecin de Néron. Galien les rejetait pour l'usage interne, parce que *sponte sua feruntur per urinam ad vesicam, atque sic rodendo eam exulcerant.*

Les propriétés aphrodisiaques et toxiques des cantharides étaient bien connues également de quelques criminels et des débauchés de l'antiquité, comme nous l'apprennent la loi Cornelia, édictée contre ceux qui en faisaient un usage coupable, et les vers de Nicandre dans son poème sur les poisons :

Heu ! fuge cantharidum, si quando olfeceris, haustum
Qui bibit hunc multo perfusum humore, molestos
In labiis morsus, atque imo sentiit alvo,...
Ille amens, stupidusque, infans more pudendo
Passim deblaterat, furiali et percitus æstu,
Asper, acerba tonans, Baccharum imitatur Erynnin.   Dʳ RABUTEAU.

Cantharide officinale (Lytta vesicatoria Fabr.).—Insecte coléoptère vert métallique, long de 15 à 20ᵐᵐ sur 4 à 6ᵐᵐ, du poids de 10 à 12 centigr. Antennes noires, filiformes, à 11 articles, tête plus grosse que le corselet dont le prothorax est presque carré.

Elytres flexibles à deux lignes longitudinales sur le bord interne.
Mâle plus petit que la femelle. Odeur forte, pénétrante, désagréable, même après dessication. On les récolte le matin avant le lever du soleil, en juin et juillet, en secouant les arbres (frênes, lilas, troës) au pied desquels on a étendu des draps. On les tue par immersion dans l'eau et le vinaigre bouillants, ou par la vapeur du vinaigre ou d'ammoniaque, et on les sèche au soleil. Sèches elles perdent de leur poids. On les conserve en vase clos : l'humidité les détruit. Les mites anthrènes, dermestes et ptinus les attaquent, mais la cantharidine reste dans les vermoulures ; elles se recouvrent alors d'une poussière grise ; ainsi vermoulues elles perdent de leurs propriétés et deviennent parfois inertes. Sur treize genres de la tribu des cantharidiens ou vésicants, neuf ont des propriétés épispastiques. On les emploie aussi dans certains emplâtres et onguents. Administrées à l'intérieur, elles causent une vive irritation gastro-intestinale bientôt suivie de l'inflammation des organes génito-urinaires et quelquefois d'hématurie et même d'accidents mortels.

Ainsi « le marquis de Sade, de cynique mémoire, eut un jour l'idée de donner un grand bal et d'offrir à tous ses invités, au moment du souper, des pastilles de chocolat à la vanille qui furent trouvées délicieuses : tout à coup, raconte le Dr Moreau de Tours, d'après les mémoires du temps, les convives se sentent brûlés d'une ardeur impudique ; les cavaliers attaquent ouvertement leurs danseuses. Les cantharides, dont l'essence circule dans les veines de ces infortunés, ne leur permettent ni pudeur ni réserve dans les voluptés impérieuses ; les excès sont portés jusqu'à la plus funeste extrémité ; le plaisir devient meurtrier ; le sang coule, et les femmes ne font que sourire à cet horrible effet de leur rage utérine... plusieurs dames titrées sont mortes des suites de cette nuit de dégoûtantes horreurs. » Brûlant élixir de vie où l'amour se change en poison !

Cantharidine C^6H^5O.— L'action des cantharides est due à une substance blanche cristallisable très âcre, vésicante et très vénéneuse : la *cantharidine*. Les parties molles en renfermeraient quatre fois plus que les parties cornées. La cantharidine est en lames micacées, insolubles dans l'alcool bouillant, fusibles à 210°. Au-dessus, elle se décompose et se sublime en partie en paillettes bril lantes; très peu soluble dans l'eau, elle se dissout dans les huiles, l'alcool, l'éther, le chloroforme ; les acides concentrés et les les-sives alcalines la dissolvent également, mais l'eau la précipite de ses solutions acides et les acides la précipitent de ses solutions alcalines. Elle semble se rapprocher des alcools. On emploie aussi la *cantharide pointillée* de Montevideo (lytta adspersa) à corps gris cendré, criblé de points noirs; antennes noires, pattes roussâtres, longueur 15ᵐᵐ. Vit sur le beta vulgaris (var. cicla).

Mylabres (g. Mylabris fabr.).—Antennes renflées insensible-ment en massue et plus longues que le corselet, corps plus large proportionnellement que celui des cantharides; tête plus petite, élytres jaunes à bandes noires transverses. Habitent les régions chaudes et tempérées de l'ancien continent.

Mylabre variable (variabilis) à bandes transverses entières, non interrompues (midi de la France et vallée de la Loire).

Mylabre de la chicorée, originaire de la Chine.

Mylabre bleuâtre à élytres jaune brunâtre à six points disposés deux par deux et écartés entre eux. Commun en Espagne, Rous-sillon.

Mylabre de Sida : élytres brun rougeâtre avec bandes (Chine).

Mylabre indien (de Pondichéry) et *mylabre de l'olivier* (Algérie).

Méloes. — Antennes moniliformes non coudées, longues au moins comme la tête et le thorax réunis; élytres généralement plus courts que l'abdomen volumineux et renflé. Les ailes de la deu-xième paire manquent. Ils sont d'ordinaire noirs, à reflets verts ou bleus. Les œufs pondus dans le sol donnent une larve très agile, coriace à six pattes pourvues chacune de trois ongles en griffes à l'aide desquels elle s'attache aux mélittes (hyménop-tères voisins des abeilles) et se fait transporter dans leur nid. Là elle s'établit dans une cellule, en dévore l'œuf, et se transforme en une deuxième larve, qui flotte sur le miel dont elle se nourrit. Celle-ci est molle, charnue, aveugle, pourvue de mandibules fortes tranchantes, et de pattes courtes armées d'un ongle robuste capable de fouir. Après un certain temps elle change de peau et devient immobile : c'est alors une pseudo-chrysalide à téguments cornés, et d'où sort une troisième larve peu différente de la deuxième et se transformant vite en une vraie nymphe dont naît l'insecte parfait.

La larve des cantharides, des mylabres et autres méloïdes (sans doute) ont les mêmes habitudes et métamorphoses complexes.

Méloé proscarabée, noir bleuâtre, long de 3 cm environ, antennes renflées au milieu, élytres légèrement rugueuses; très commun en France.—*Méloé varié* (variegatus), noir verdâtre, bronzé, long de 27mm, à tête, corselet et élytres ponctués, un peu rugueux; pattes bronzées et violacées (environs de Paris). *Méloé rugueux* (rugosus), noir mat, élytres rugueux (Midi de la France).— *Méloé de mai* (maialis), noir abdomen garni de deux bandes transverses rouges, antennes bilobées au sommet (très commun en France).

Cérocome.—Vert doré, pubescent, long de 10 à 15mm, à tête et corselet noirs, antennes et pattes jaunes, élytres très flexibles et aussi long que l'abdomen (vit sur les graminées, ombellifères et synanthérées).   Cauvet.

Bupreste sacré. — Les anciens lui attribuaient des vertus analogues à celles des cantharides: « On voit cet insecte, dit le Dr Bossu, sculpté dans les tombeaux de Thèbes, laissant tomber de son bec une humeur dans la bouche d'un homme dont le pénis en érection projette des petits enfants. »

« Les femmes scythes crevaient les yeux à tous leurs esclaves et prisonniers de guerre pour s'en servir plus librement et couvertement.....

En la république des Amazones, pour fuyr la domination des mâles, elles les estropiaient dès l'enfance, bras, jambes et autres membres qui leur donnaient avantage sur eux, et se servaient d'eux à ce seulement à quoi nous nous servons d'elles par deça. J'eusse dit que le mouvement détraqué de la boiteuse apportât quelque nouveau plaisir à la besogne, et quelque pointe de douceur à ceux qui l'essaient, mais je viens d'apprendre que même la philosophie ancienne en a décidé : elle dit que les jambes et cuisses des boiteuses ne recevant, à cause de leur imperfection, l'aliment qui leur est dû, il en advient que les parties génitales qui sont au-dessus sont plus pleines, plus nourries et vigoureuses ; ou bien que ce défaut empêchant l'exercice, ceux qui en sont entachés dissipent moins leurs forces et en viennent plus entiers aux jeux de Vénus : qui est aussi la raison pourquoi les Grecs décriaient les tisserandes d'être plus chaudes que les autres femmes, à cause du *métier sédentaire* qu'elles font sans grand exercice du corps. De quoi ne pouvons-nous raisonner à ce prix-là. De celles ici je pourrais aussi dire que ce trémoussement, que leur ouvrage leur donne ainsi assises, les éveille et sollicite comme fait les dames le croulement et tremblement de leurs coches. »

MONTAIGNE.

« Blanche était assise en sa chaire et songeuse, pour ce que rien ne produit de plus vives coctions des essences substantifiques, et aulcune recette spécifique, filtre, ou n'est plus pénétrante, transperçante, outrecuidante et fringante que la subtile chaleur qui mijote entre le duvet d'une chaise et celui d'une pucelle size pendant un certain temps. Aussi sans le sçavoir, la comtesse estoit-elle incommodée de son pucelaige, qui lui matagrabolisait la cervelle et la grignotait de partout. »

BALZAC.

CAUSES MORALES

L'amour sentimental est comme l'appétit le meilleur assai
sonnement des mets. — « Jupiter fit à sa femme une si chaleu-
reuse charge un jour, que, ne pouvant avoir patience qu'elle
eust gaigné son lict, il la versa sur le plancher ; et par la vehe-
mence du plaisir, oublia les resolutions grandes et importantes
qu'il venoit de prendre avec les aultres dieux en sa court celeste,
se vantant qu'il l'avait trouvé aussi bon ce coup là, que lors que
premierement il la depucella à cachettes de leurs parents. »

MONTAIGNE

« ... Combien alors la jouissance et la volupté sont supé-
rieures à celles que procure le simple amour physique, qui
semble ne se satisfaire que par l'excrétion du sperme ! Cette
influence de l'amour sentimental est si vraie et si puissante,
que lorsqu'il vient enflammer une personne qui, par devoir
ou par habitude, est retenue dans les liens d'une autre personne, il excite ses organes dans les bras de celles-ci, et
lui fait prodiguer des libations dont il était plus avare auparavant. »

BRACHET.

Sens : *Odorat.* — « Panurge tua une chienne en chaleur
et en prit ce que scavent les géomantiens grégeois. Puis il
alla où la dame debvoit aller pour suivre la procession; et
promptement sema la drogue qu'il avoit sus elle en divers
lieux et mesmement aux replis de sa manche et de sa robe...
Il n'eut achevé que tous les chiens qui estoient en l'ecclise
accoururent à cette dame pour l'odeur des drogues qu'il
avoit espandu sus elle : petits et grands, gros et menus,
touts y venoient, tirants le membre et la sentants et y pla-

sants par tout sus elle : c'estoit la plus grande villanie du monde. Panurge les chassa quelque peu, puis d'elle print congé et se retira en quelque chapelle pour voir le déduict : car ces villains chiens la conchioient toute, et compissoient tous ses habillements, tant qu'un grand lévrier lui pissa sur la teste, les aultres aux manches, les aultres à la croupe : les petits pissoient sur ses patins. Et Panurge de rire et dist à quelqu'un des seigneurs de la ville : « Je croi que cette dame là est en chaleur, ou bien que quelque lévrier l'a couverte fraichement... Quand elle fut entrée en sa maison, et fermé la porte après elle, touts les chiens y accouroient de demi-lieue et compissoient si bien la porte de sa maison qu'ils y feirent un ruisseau de leurs urines. Et c'est cettui ruisseau qui de présent passe à Saint-Victor, auquel Gobelin tinct l'écarlate, pour la vertu spécifique de ces pisse-chiens. »   RABELAIS.

La vue. — « J'ay ouy parler d'une dame de qui pour se provoquer et exciter d'avantage, faisoit dépouiller ses dames et filles, je dis les plus belles, et se délicatoit fort à les voir; et puis elle les battoit du plat de la main sur les fesses avec de grandes claquades et plamussades assez rudes, et les filles qui avoient délinqué quelque chose avec de bonnes verges, et alors son contentement estoit de les voir remuer et faire les mouvements et tordions de leur corps et fesses, lesquelles selon les coups qu'elles recevoient en monstroient de bien estranges et plaisantes. Aulcunes fois, sans les dépouiller, les faisoit trousser en robbe et les claquetoit et fouettoit sur les fesses, selon le sujet qu'elles luy donnoient, ou pour les faire rire ou pour plorer ; et sur ces visions et contemplations, y aiguisoit si bien ses appétits, qu'après elle les alloit passer bien souvent à bon escient avec quelque gallant homme bien fort et robuste. Quelle humeur de femme ! Si bien qu'on dit qu'ayant une fois veu par la fenestre de son chateau qui visoit sur la rue, un grand cordonnier estrangement proportionné, pisser contre la muraille dudit chateau, elle eust envie d'une si belle et grande proportion; et de peur de gaster son fruit pour son envie, elle luy manda par un page de la venir trouver en une allée secrète de son parc, où elle s'étoit retirée, et là elle se prostitua à luy en telle façon qu'elle en engrossa.

« La *beauté,* dit l'Espagnol, comprend trente beaux sis, savoir :

3 choses blanches : la peau, les dents et les mains.

3 noires : les yeux, les sourcils et les paupières.

3 rouges : les lèvres, les joues et les ongles.

3 longues : le corps, les cheveux et les mains.

3 courtes : les dents, les oreilles et les pieds.

3 larges : la poitrine ou le sein, le front et l'entre-sourcil

3 estroites : la bouche (l'une et l'autre), la ceinture ou la taille et l'entrée du pied.

3 grosses : le bras, la cuisse et le gros de la jambe.

3 déliées : les doigts, les cheveux et les lèvres.

3 petites : les tétins, le nez et la tête. »

BRANTOME.

Mais « lorsque le besoin de se reproduire se fait sentir dans toute son étendue, l'homme se sent animé d'un surcroît d'existence qui a besoin de se répandre et chercher une issue; toutes les femmes lui paraissent belles; son ardeur ne lui laisse pas le temps de choisir ».

GIRAUDEAU.

— « La pâle est au jasmin en blancheur comparable,
La noire à faire peur une brune adorable ;
La maigre   de la taille et de la liberté ;
Le grasse est dans son port pleine de majesté ;
La malpropre sur soi de peu d'attraits chargée
Est mise sous le nom de beauté négligée ;
La géante paraît une déesse aux yeux ;
La naine, un abrégé des merveilles des cieux ;
L'orgueilleuse a le cœur digne d'une couronne ;
La fourbe a de l'esprit, la sotte est toute bonne,
La trop grande parleuse est d'agréable humeur,
Et la muette garde une honnête pudeur.
C'est ainsi qu'un amant dont l'ardeur est extrême
Aime jusqu'aux défauts des personnes qu'il aime. »

MOLIÈRE.

« A ma Margot,
Du bas en haut,
Vous n'trouverez pas un défaut.
Ses dents, faut les voir pour y croire !
Jarni, c'est d'la perle et d'l'ivoire
Quand all' m'les mon re, j'sis heureux ;
Pourquoi faut-il qu'all' n'en ait qu'deux ?
D'la beauté d'son sein rien n'approche ;
C'est dur comm' neige et blanc comm' roche ;
Ça m'fait l'effet de deux soleils ;
S'ils étaient tant seul'ment pareils..., etc.
Ah ! mon Dieu ! mon Dieu, qu'c'est dommage !
Mais à ça près j'gage
Qu'à ma Margot
Du bas en haut
Vous n'trouverez pas un défaut. »

DESAUGIERS.

« La passion aveugle les amants et leur montre des perfections qui n'existent pas. Leur maîtresse est-elle noire, c'est une brune piquante ; sale et dégoûtante, elle dédaigne la parure ; louche, c'est la rivale de Pallas ; maigre et décharnée, c'est la biche du Ménale ; d'une taille trop petite, c'est l'une des Grâces, l'élégance en personne ; d'une grandeur démesurée, elle est majestueuse, pleine de dignité ; elle bégaye et articule mal, c'est un aimable embarras ; elle est taciturne, c'est la réserve de la pudeur ; emportée, jalouse, babillarde, c'est un feu toujours en mouvement ; desséchée à force de maigreur, c'est un tempérament délicat ; exténuée par la toux, c'est une beauté languissante ; d'un embonpoint monstrueux, c'est Cérès, l'auguste amante de Bacchus ; enfin un nez camus paraît le siége de la volupté, et des lèvres épaisses semblent appeler le baiser. »

LUCRÈCE.

A propos du **baiser**.

Trois pastoureaux se racontaient leurs goûts
Sur le baiser. Lubin, d'un ton folâtre :
« Pour moi, la bouche est ce que j'idolâtre,
C'est du baiser le trône le plus doux,
J'en fais l'aveu. — Sein de rose et d'albâtre,
Disait Myrtil, a pour moi plus d'appas.
— Moi, j'aime mieux, dit à son tour Lycas,
Simple baiser sur la main que j'adore,
Car c'est, hélas ! de tous ceux que j'implore
Le seul qu'Eglé ne me refuse pas. »

MILLEVOYE.

Moi, je voudrais baiser l'orchestre, dit un des trois clercs de Balzac en parlant de la femme de l'hôtelier, laquelle avait un anus sternutatoire.

Voir : « Voulez-vous biner mon cul, » p...

« Chaque nation a des préjugés différents sur la beauté ·
chaque homme a même sur cela ses désirs et son goût
particulier. Les anciens avaient des goûts de beauté différents des nôtres. Les petits fronts, les sourcils joints ou
presque point séparés étaient des agréments dans le visage
d'une femme. On fait encore aujourd'hui grand cas en
Perse de gros sourcils qui se joignent. Dans quelques pays
des Indes, il faut pour être belle avoir les dents noires et
les cheveux blancs, et l'une des principales occupations
aux îles Mariannes est de se noircir les dents avec des herbes et de se blanchir les cheveux à force de les laver avec
certaines eaux préparées. A la Chine, c'est une beauté
que d'avoir le visage large, les pieds extrêmement petits,
le ventre fort gros, etc. Il y a des peuples de l'Amérique et
de l'Asie qui aplatissent la tête de leurs enfants en leur serrant le front et le derrière de la tête entre des planches afin
de rendre leur visage beaucoup plus large qu'il ne le serait
naturellement; d'autres l'aplatissent par le sommet, d'autres enfin la rendent la plus ronde qu'ils peuvent. »

Buffon.

L'Ouïe. — « La parole en jeu d'amour a une très grande
efficacité, et où elle manque, le plaisir en est imparfait. —
J'ay ouy dire que sans la parole, les femmes aymeroient
autant ressembler aux bêtes brutes, lesquelles par un appétit naturel et sensuel n'ont autre soucy ne amitié que de
passer leur rage et chaleur. — Et eux disoient qu'ils ai-
moient autant avoir à faire à une belle statue de quelque
beau marbre blanc, comme celuy qui en aima une à
Athènes jusques à en jouir. »

Une dame de par le monde, devisant avec un gentilhomme
de la cour, lui dit : « J'ay ouy dire que le roi a fait rompre
tous les c... de ce pays-là. » Elle voulait dire les ponts.
Pensez que venant de coucher avec son mary, ou songeant

Déformation du crâne. — « On se gardera bien de pétrir la tête généralement pointue du nouveau-né pour lui donner une forme plus convenable, cette modification s'opère d'elle-même en peu de jours. De pareilles manœuvres sont d'ailleurs très nuisibles, puisqu'elles peuvent déterminer, comme l'a prouvé Broca, un travail pathologique du cerveau et de ses membranes, et disposer à la folie ou à l'épilepsie. Ainsi, aux environs de Toulouse les habitants avaient coutume, il y a peu de temps encore, de déformer la tête de leurs enfants au moyen d'une coiffure assez singulière qui leur allongeait le crâne en forme de boudin. Or les asiles d'aliénés de la localité contenaient une proportion considérable de déformés. On sait que certaines peuplades indiennes ont aussi l'habitude d'exagérer la déformation du crâne des enfants en lui donnant à l'aide de bandelettes la forme d'un pain de sucre »

« **L'amour se prend donc aux yeulx ?** — Là est la forge des traits de Cupidon, ma chère Berthe, fit l'amant en lui jetant feux et flammes. »

BALZAC.

Ainsi « voici deux enfants qui ont grandi côte à côte... Un beau soir ils revenaient en chantant derrière la voiture chargée de foin, l'âpre senteur des herbes nouvelles les a énivrés; la poésie des champs a pénétré leurs cœurs; les souffles de l'été ont embrasé leurs sens. Ils marchaient l'un près de l'autre, disant leurs gais refrains. Tout à coup, au détour du chemin, leurs regards se sont rencontrés; l'étincelle a jailli ; et les mains se joignant, les lèvres se sont touchées. Magnétisme de la nature enfantant le magnétisme de l'amour. Dans ce tableau s'est échangé le premier serment. »

PRUDHON.

« Dans les fêtes, le roy Henry III figurait habillé en femme, ouvrant son pourpoint et découvrant sa gorge avec un collier de perles et 3 collets de toile, dont 2 à fraise et un rabattu tels que les portaient les dames de la cour.

> Si qu'au premier abord chacun était en peine
> S'il voyait un roy femme ou bien un homme reyne.

Il avait avec lui ses petits chiens avec leurs gouverneurs, lesquels (nous ne parlons pas des gouverneurs) partageaient sa tendresse avec ses mignons, lesquels s'assirent au-dessous du roi, tout fardés, peints, frisés et pommadés comme leur maître avec de grandes fraises empesées larges d'un demi-pied de façon dit l'Estoile qu'à voir leurs têtes dessus leurs fraises il semblait que ce fut le chef de St. Jean en un plat. »

Pierre de l'Étoile, (journal de Henri III.)

« Dans un festin somptueux, les femmes vêtues an habits d'homme firent le service ; et dans un autre festin les plus belles et honnêtes de la cour, étant à moitié nues et ayant leurs cheveux épars comme épousées furent employées à faire le service. »

CHATEAUBRIAND.

« Tibère avait dans sa retraite de Caprée des réduits destinés pour ses débauches les plus secrètes ; c'est là que de jeunes filles, et de jeune garçons imaginant des plaisirs monstrueux faisaient entre eux une triple chaîne et ainsi entrelacés se prostituaient devant lui pour ranimer par ce spectacle les désirs éteints d'un vieillard.

LAURENT MARTIN.

PATHOLOGIE HUMORISTIQUE

PROSTITUTION

MALADIES VÉNÉRIENNES

« C'est faire injure à la raison que de considérer le mal vénérien comme la juste punition du libertinage et la recherche des moyens propres à s'en garantir comme une œuvre impie et immorale. »

LANGLEBERT.

Indiquer un écueil, c'est fournir une partie des moyens de l'éviter. Dans ce mémoire, on trouvera des avertissements sur les mille pièges que le libertinage tend à la confiance et à la bonne foi, et sur les lieux où l'on est exposé à perdre sa santé, son repos et sa fortune.

LE MÉDECIN ET L'AMOUR

Le médecin, le dieu d'amour
Sont de service, nuit et jour :
    Voilà la ressemblance.
L'un est fameux dans ses vieux ans,
L'autre règne dans son printemps :
    Voilà la différence.
Ils sont aveugles tous les deux,
Malgré cela fort curieux :
    Voilà la ressemblance.
L'un est grave et de noir vêtu,
L'autre est sémillant et tout nu :
    Voilà la différence.
On a recours à tous les deux,
Quoique tous deux soient dangereux :
    Voilà la ressemblance.
L'un nous blesse en nous guérissant,
L'autre caresse en nous blessant :
    Voilà la différence.
Tous deux nous donnent de l'essor,
Et même la vie et la mort :
    Voilà la ressemblance.
Il faut payer un grand docteur,
L'amour payé perd sa valeur :
    Voilà la différence.
Tous deux regardent dans les yeux,
Si ça va mal, si ça va mieux :
    Voilà la ressemblance.
C'est le pouls que tâte un docteur,
Mais l'amour vous touche le cœur :
    Voilà la différence.
Tous deux s'en vont courant, trottant,
Ils sont tant soit peu charlatans :
    Voilà la ressemblance.
L'un s'en va quand nous allons bien,
L'autre quand nous ne valons rien :
    Voilà la différence.

F.-C. SIMONIN.

LA RESSEMBLANCE ET LA DIFFÉRENCE

L'amour donne un grand désir,
Il cause aussi grand plaisir :
  Voilà la ressemblance.

Le désir est son berceau,
Le plaisir est son tombeau :
  Voilà la différence.

Le chasseur et l'amoureux
Battent le buisson tous deux :
  Voilà la ressemblance.

Bien souvent dans le taillis
L'un attrape et l'autre est pris :
  Voilà la différence.

PANARD.

Bon, bon, riez maintenant.
    Ah ! je veux qu'un jour
    Vénus vous attrape,
    Vous aurez un jour
    Besoin d'Esculape,
Nous rirons à notre tour.

PIRON.

DE L'ORIGINE DU MAL

« La Nature a attaché de si épouvantables tourments à un plaisir si nécessaire, tant de honte à tant de gloire, qu'il y a plus de risque à faire un enfant qu'à tuer un homme. »

VOLTAIRE.

« ..... En se promenant, il rencontra un gueux tout couvert de pustules, les yeux morts, le bout du nez rongé, la bouche de travers, les dents noires et parlant de la gorge, tourmenté d'une toux violente et crachant une dent à chaque effort. Ce fantôme le regarda fixement, versa des larmes et sauta à son cou. Candide effrayé recule. Hélas ! dit le misérable à l'autre misérable, ne reconnaissez-vous plus votre cher ami ?... O mon cher Candide, vous avez connu Paquette, cette jolie servante de notre auguste baronne : j'ai goûté dans ses bras les délices du paradis qui ont produit ces tourments d'enfer dont vous me voyez dévoré ; elle en était infectée, elle en est peut-être morte. Paquette tenait ce présent d'un cordelier très-savant, qui avait remonté à la source, car il l'avait eu d'une vieille comtesse, qui l'avait reçu d'un capitaine de cavalerie, qui le devait à une marquise, qui le tenait d'un page, qui l'avait reçu d'un jésuite, qui, étant novice, l'avait eu en droite ligne d'un des compagnons de Christophe Colomb. Pour moi, je ne le donnerai à personne, car je me meurs... En attendant, elle a fait un merveilleux progrès parmi nous, et surtout dans ces grandes armées composées d'honnêtes stipendiaires bien élevés qui décident du destin des Etats ; on peut assurer que, quand trente mille hommes combattent en bataille rangée contre des troupes égales en nombre, il y a environ vingt mille vérolés de chaque côté. »   VOLTAIRE.

« Aussi, puisque de femme ne me peulx passer non plus

qu'un aveugle de baston, n'est-ce le mieulx que je m'associe à quelque honnête et prude femme qu'ainsi changer de jour en jour avec continuel danger de quelque coup de bâton ou de la vérole pour le pire. »   RABELAIS.

Moyens de contagion. « Le pus est le véhicule ordinaire de la contagion, mais on a pensé que la salive, la sueur, le lait, le sperme, le vêtement, l'hérédité, le souffle même pou· vaient aussi la transmettre. Un jeune homme avait l'habitude d'éjaculer sur le ventre d'une femme mariée qu'il avait pour maîtresse. Celle-ci présenta au bout d'un certain temps un chancre auprès de l'ombilic. On a cité des malades qui avaient contracté la syphilis pour avoir couché dans des draps qui avaient servi à un syphilitique. Une demoiselle contracta une blennorrhagie en flairant un bouquet qui lui avait été donné par un jeune homme.« Mademoiselle, lui dit Radet, ne flairez jamais ces bouquets que devant votre mère et je vous garantis que pareil accident ne se renouvellera pas.» On sait encore que le cardinal Volsey fut accusé d'avoir donné la vérole au roi d'Angleterre en lui parlant à l'oreille. Jusqu'à un certain point quelques-uns de ces faits sont explicables. Shelling croyait au coutage de la syphilis par les vêtements et même par les bains. Un médecin chancré d'un doigt, chancra une femme en l'accouchant ; un homme attrapa un chancre aux lèvres en buvant après un autre dans la même tasse ; d'autres, de même en baisant un téton ou les lèvres d'une femme ; un enfant s'inocula la syphilis avec une brosse à dents...»   GIRAUDEAU.

» Il y a longtemps que j'exerce la chirurgie, et j'avoue que je dois à la vérole la plus grande partie de ma fortune ; mais je ne l'en déteste pas moins. Madame Sidrac me la communiqua dès la première nuit de ses noces ; et comme c'est une femme excessivement délicate sur ce qui peut entamer son honneur, elle publia dans tous les papiers de Londres qu'elle était à la vérité attaquée du mal immonde, mais qu'elle l'avait apporté du ventre de madame sa mère et que c'était une ancienne habitude de famille. »

LIBERTINAGE & ESCROQUERIE

Les deux grands mobiles de l'amour sont le *besoin physiologique* et la *misère*, et c'est de leur union que naissent le plus souvent les maladies vénériennes. Le libertinage est public (prostitution) ou privé (débauche clandestine). Il varie avec les classes et les localités. Ainsi (pour n'en prendre un exemple qu'au loin) « dans la tribu des Ouled-Naïd qui alimente presque exclusivement la prostitution dans toute l'Afrique, les jeunes filles de 14 à 20 ans vont toutes gagner leur dot en se livrant à ce commerce. C'est une tradition, et, chose étrange dans ce pays où l'on garde les femmes avec un soin si jaloux, aucune infamie ne s'attache aux femmes qui, dans leur jeunesse, ont mené ce genre de vie. Elles ont donc de fréquentes occasions de contracter la syphilis », et cette maladie est presque héréditaire dans ces pays.

Aussi la prostituée, dit Pogge, est la femme « qui fait comme l'araignée sa toile avec son c... » Or, en général, 'araignée vit de mouches, et quand elle en tient une dans sa toile, elle l'embobine et lui suce jusqu'à la dernière goutte de son sang ; ce qu'en langage libertin on appelle « panner » ou mettre à sec (sang et argent). Voici son refrain :

> « Je ne vis pas des soupirs de la brise,
> De l'air du temps, de la manne du ciel;
> Non, non, je vis de l'humaine bêtise ;
> Vous le voyez, mon règne est éternel !

> Enfant crédule,
> Vieux ridicule,
> Gueux ou banquier, payez, payez, mon cher
> L'un mes toilettes,
> L'autre mes dettes,
> Vous, mes dîners, vous, mes chemins de fer.
> . . . .
> Chacun de vous, marquant ici sa place,
> D'un souvenir a couronné mon char ;
> Je vois Alfred dans cette armoire à glace,
> Ce canapé me représente Oscar ;
> Voici le cadre
> De mon vieux ladre,
> Le bracelet de mon petit futur,
> La croix bénite
> Du bon jésuite,
> Le lit d'Octave et le portrait d'Arthur. »

NADAUD.

Voici un des exemples les plus fréquents de ses escroqueries :

Patrice aperçoit une dame bien faite et proprement vêtue qui laissait voir une belle jambe bien tournée, couverte d'un bas de soie couleur de rose, avec une jarretière d'argent : il n'en a pas fallu davantage pour mettre notre faible bourgeois hors de lui-même. Il s'est avancé vers la dame qu'accompagnait une autre qui faisait assez connaître, par son air, qu'elles étaient toutes deux des aventurières. « Mesdames, leur a-t-il dit, si je puis vous être bon à quelque chose, vous n'avez qu'à parler, vous me trouverez disposé à vous servir. — Seigneur cavalier, a répondu la nymphe aux bas couleur de rose, votre offre n'est pas à rejeter : nous avions déjà pris nos places ; mais nous venons de les quitter pour aller déjeuner : nous avons eu l'imprudence de sortir ce matin de chez nous sans prendre notre chocolat ; puisque vous êtes assez galant pour nous offrir vos services, conduisez-nous, s'il vous plaît, à quelque endroit où nous puissions manger un morceau, mais que ce soit dans un lieu retiré : vous savez que les filles ne peuvent avoir trop de soin de leur réputation. » A ces mots, Patrice, devenant plus honnête et plus poli que la nécessité, mène ces princesses dans une taverne du faubourg, où il demande à déjeuner. « Que voulez-vous ? lui dit l'hôte ; j'ai, de reste d'un grand festin qui s'est donné hier chez moi, des poulets de grain, des perdreaux de Léon, des pigeonneaux de la Castille vieille, et plus de la moitié d'un jambon d'Estramadure. — En voilà plus qu'il ne nous en faut, dit le conducteur des vestales. Mesdames, vous n'avez qu'à choisir. Que souhaitez-vous ? — Ce qu'il vous plaira, répondent-elles ; nous n'avons point d'autre goût que le vôtre. » Là-dessus, le bourgeois commande qu'on serve deux perdreaux et deux poulets froids, et qu'on lui donne une chambre particulière, attendu qu'il est avec des dames très-délicates sur les bienséances. On le fait entrer, lui et sa compagnie, dans un cabinet écarté, où, un moment après, on leur apporte le plat ordonné, avec du pain et du vin. Nos Lucrèces, comme dames de haut appétit, se jettent avidement sur les viandes, tandis que le benêt, qui devait payer l'écot, s'amuse à contempler sa Luisita ; c'est le nom de la beauté dont il était épris : il admire ses mains blanches où brillait une grosse bague qu'elle a gagnée en la courant ; il lui prodigue les noms d'étoile et de soleil, et ne saurait manger, tant il est aise d'avoir fait une si bonne rencontre. Il demande à sa déesse si elle est mariée ; elle répond que non, mais qu'elle est sous la conduite d'un frère : si elle eût ajouté du côté d'Adam, elle aurait dit la vérité. Cependant les deux harpies, non-seulement dévoraient chacune un poulet, elles buvaient encore à proportion qu'elles mangeaient. Bientôt le vin manque ; le galant en va chercher lui-même, pour en avoir plus promptement. Il n'est pas hors du cabinet, que Jacinthe, la compagne de Luisita, met la griffe sur les deux perdreaux qui restaient dans le plat, et les serre dans une grande poche de toile qu'elle a sous sa robe. Notre Adonis revient avec du vin frais, et remarquant qu'il n'y a plus de viande, il demande à sa Vénus si elle ne veut rien davantage. « Qu'on nous donne, dit-elle, de ces pigeonneaux dont l'hôte nous a parlé, pourvu qu'ils soient excellents; autrement, un morceau de jambon d'Estramadure suffira. » Elle n'a pas prononcé ces paroles, que voilà Patrice qui retourne à la provision, et fait apporter trois pigeonneaux avec une forte tranche de jambon. Nos oiseaux de proie recommencent à becqueter; et tandis que le bourgeois est obligé de disparaître une troisième fois pour aller demander du pain, ils envoient deux pigeonneaux tenir compagnie aux deux prisonniers de la poche. Après le repas, qui a fini par les fruits que la saison peut fournir, l'amoureux Patrice a pressé Luisita de lui donner les marques qu'il attendait de sa reconnaissance : la dame a refusé de contenter ses désirs; mais elle l'a flatté de quelque espérance, en lui disant qu'il y avait du temps pour tout, et que ce n'était pas dans un cabaret qu'elle voulait reconnaître le plaisir qu'il lui avait fait; puis, entendant sonner une heure après midi, elle a pris un air inquiet, et dit à sa compagne : « Ah! ma chère Jacinthe, que nous sommes malheureuses! nous ne trouverons plus de places pour voir les taureaux. — Pardonnez-moi, a répondu Jacinthe ; ce cavalier n'a qu'à nous ramener où il nous a si poliment abordées, et ne vous mettez pas en peine du reste. » Avant que de sortir de la taverne, il a fallu compter avec l'hôte, qui a fait monter la dépense à cinquante réaux. Le bourgeois a mis la main à la bourse ; mais, n'y trouvant que trente réaux, il a été obligé de laisser en gage, pour le reste, son rosaire chargé de médailles d'argent; ensuite, il a reconduit les aventurières où il les avait prises, et les a placées commodément sur un échafaud dont le maître, qui est de sa connaissance, lui a fait crédit. Elles ne sont pas plutôt assises, qu'elles demandent des rafraîchissements. « Je meurs de soif, s'écria l'une;

le jambon m'a furieusement altérée. — Et moi de même, dit l'autre, je boirais bien de la limonade. » Patrice, qui n'entend que trop ce que cela veut dire, les quitte pour aller leur chercher des liqueurs ; mais il s'arrête en chemin, et se dit à lui-même : « Où vas-tu, insensé ? Ne semble-t-il pas que tu aies cent pistoles dans ta bourse ou dans ta maison ? Tu n'as pas seulement un maravédis. Que ferai-je ? ajouta-t-il ; de retourner vers la dame, sans lui porter ce qu'elle désire, il n'y a pas d'apparence ; d'un autre côté, faut-il que j'abandonne une entreprise si avancée ? Je ne puis m'y résoudre. » Dans cet embarras, il aperçoit parmi les spectateurs un de ses amis qui lui avait souvent fait des offres de services que, par fierté, il n'avait jamais voulu accepter. Il perd toute honte en cette occasion ; il le joint avec empressement, et lui emprunte une double pistole ; avec quoi, reprenant courage, il vole chez un limonadier, d'où il fait apporter à ses princesses tant d'eaux glacées, tant de biscuits et de confitures sèches, que le doublon suffit à peine à cette nouvelle dépense. Enfin, la fête finit avec le jour ; et notre homme va conduire sa dame chez elle, dans l'espérance d'en tirer bon parti. Mais lorsqu'ils sont devant une maison où elle dit qu'elle demeure, il en sort une espèce de servante qui vient au-devant de Luisita, et lui dit avec agitation : « Eh ! d'où venez-vous à l'heure qu'il est ? Il y a deux heures que le seigneur don Gaspard Héridor, votre frère, vous attend en jurant comme un possédé. » Alors, la sœur, feignant d'être effrayée, se tourne vers le galant, et lui dit tout bas en lui serrant la main : « Mon frère est un homme d'une violence épouvantable ; mais sa colère ne dure pas. Tenez-vous dans la rue et ne vous impatientez point ; nous allons l'apaiser, et comme il va tous les soirs souper en ville, d'abord qu'il sera sorti, Jacinthe viendra vous en avertir et vous introduira dans la maison. » Le bourgeois, que cette promesse console, baise avec transport la main de Luisita, qui lui fait quelques caresses, pour le laisser sur la bonne bouche, puis elle entre dans la maison avec Jacinthe et la servante. Patrice, demeuré dans la rue, prend patience ; il s'assied sur une borne à deux pas de la porte, et passe un temps considérable sans s'imaginer qu'on puisse avoir dessein de se jouer de lui ; il s'étonne seulement de ne pas voir sortir don Gaspard, et craint que ce maudit frère n'aille pas souper en ville. Cependant, il entend sonner dix, onze heures, minuit ; alors, il commence à perdre une partie de sa confiance et à douter de la bonne foi de sa dame. Il s'approche de la porte, il entre et suit à tâtons une allée obscure, au milieu de laquelle il rencontre un escalier. Il n'ose monter ; mais il écoute attentivement, et son oreille est frappée du concert discordant que peuvent faire un chien qui aboie, un chat qui miaule et un enfant qui crie. Il juge enfin qu'on l'a trompé, et ce qui achève de l'en persuader, c'est qu'ayant voulu pousser jusqu'au fond de l'allée, il s'est trouvé dans une autre rue que celle où il a si longtemps fait le pied de grue. Il regrette alors son argent et retourne au logis en maudissant les bas couleur de rose.   LE SAGE.

« Le bon André croyant sans peine tout ce qu'elle disait, et prenant plaisir d'être avec elle, donna dans le panneau et ne parla plus de se retirer. Les voilà à s'entretenir de nouveau de différentes choses. Après avoir longtemps causé, la sœur prétendue voyant qu'il était près de minuit, laissa André dans sa chambre avec un petit garçon pour le servir, et elle se retira avec ses femmes dans une autre. On était dans la canicule, et la chaleur se faisait sentir ; c'est pourquoi André se voyant seul crut devoir se mettre à son aise, et quitta jusqu'à ses hauts-de-chausse qu'il posa sur le chevet de son lit, ne gardant pour tout habillement que son pourpoint. Pressé par un besoin naturel, il demanda au petit domestique où étaient les commodités. « Entrez-là, » répondit-il, en lui montrant une porte qui était dans le coin de la chambre. A peine fut-il entré qu'ayant mis malheureusement le pied sur une planche dont l'un des bouts était décloué du soliveau sur lequel elle portait, il tombe dans les commodités, suivi de la planche ; mais grâce à Dieu, quoique la chute fût assez élevée, il ne se fit aucun mal. Il en fut quitte pour se voir dans un instant tout barbouillé de la puante ordure dont ce lieu était plein. Pour vous faire mieux comprendre ceci, et ce qui en fut la suite, je vais vous dire de quelle façon étaient construites ces commodités. Il y avait un petit cul-de-sac fort étroit, comme nous en voyons à Florence dans plusieurs maisons, qui, au moyen de quelques planches soutenues par deux soliveaux, formait une communication avec la maison voisine. Or, le siége des commodités était au haut de ce cul-de-sac ou d'une petite allée dans laquelle le pauvre diable se vit précipité.

Vous imaginez bien qu'il n'était rien moins qu'à son aise, au fond de ce cloaque infect. Il appelle le garçon, qui, immédiatement après qu'il eut fait la culbute, avait été en avertir sa maîtresse. Celle-ci de courir aussitôt à la chambre, et d'y chercher les habits d'André ; elle les trouve avec l'argent que le jeune homme défiant avait jusque-là porté toujours sur soi, et pour lequel cette coquine avait tendu ses piéges, en feignant d'être de Palerme et fille d'un Pérousin. Dès lors, ne se souciant plus de ce prétendu frère si chéri et si bien reçu, elle se hâta d'aller fermer la porte des commodités.

André, voyant que le garçon ne lui répondait point, cria plus fort, mais tout aussi inutilement. Il commença à soupçonner, mais un peu trop tard, qu'il était pris pour dupe. Comment sortir d'un si vilain lieu? Il cherche, il tâtonne pour trouver une issue ; il s'aperçoit que les latrines ne sont séparées de la rue que par une cloison. Il monte, non sans peine, sur ce petit mur, et lorsqu'il est descendu dans la rue, il va droit à la porte de la maison qu'il reconnut très-bien. Heurter, appeler, frapper de toutes ses forces, fut l'affaire d'un instant; mais tout fut inutile. Ne doutant plus alors qu'il n'eût été joué : « Hélas! dit-il les larmes aux yeux, comment est-il possible qu'en si peu de temps j'aie perdu cinq cents écus et une sœur! » Après plusieurs autres doléances, il frappe encore et se met à crier à pleine tête. Le bruit fut si grand, qu'il réveilla les voisins, et que plusieurs se levèrent pour savoir ce qui l'occasionnait. Une des femmes de la courtisane se mit à la fenêtre, et feignant de sortir du lit et de sommeiller encore, elle crie, d'un ton rauque et de mauvaise humeur : « Qui heurte en bas? — C'est moi ; ne me connais-tu point? Je suis André, frère de madame Fleur-de-Lis. — Bonhomme, réplique la servante, si tu as trop bu, va-t'en dormir; tu reviendras demain; je ne connais point André, et je ne comprends rien aux extravagances que tu dis. Retire-toi, et laisse-nous dormir, s'il te plaît. — Quoi! s'écrie André, tu ne sais pas ce que je dis? Certes, je suis bien sûr du contraire; mais puisque les parentés de Sicile s'oublient en si peu de temps, rends-moi au moins mon argent et mes habits que j'ai laissés là-haut, puis je m'en irai volontiers. — Tu rêves, sans doute, bonhomme, » répondit la fille en souriant malicieusement ; et elle referma aussitôt la fenêtre.

André, déjà trop certain de son malheur, pensa se désespérer, et résolut d'obtenir à force d'injures ce qu'il n'avait pu gagner à force de prières. Il jure, il peste, il crie de toutes ses forces, et, armé d'une grosse pierre, il frappe contre la porte à coups redoublés et menace de l'enfoncer. Plusieurs des voisins qu'il avait éveillés, croyant qu'on voulait faire pièce à cette bonne dame, lassés d'entendre tout ce bruit, se mirent aux fenêtres, et, semblables à une troupe de chiens qui aboient dans la rue après un chien étranger, s'écrient tout d'une voix : « C'est bien infâme de venir, à l'heure qu'il est, dire et faire de pareilles impertinences à la porte d'une femme d'honneur ! Au nom de Dieu, bonhomme, retire-toi, et laisse-nous en repos. Si tu as quelque chose à démêler avec cette dame, reviens demain, et ne nous romps plus la tête de tout ce vilain tintamarre. »

Un galant de la dame qui était dans la maison, et qu'André n'avait ni vu ni entendu, encouragé par les paroles des voisins, courut aussitôt à la fenêtre, et d'une voix fière et terrible : « Qui est là-bas ? » s'écrie-t-il. André lève la tête et voit un homme, qui, autant qu'il en put juger, lui parut un vrai coupe-jarret. Il avait une barbe noire et épaisse, et, comme s'il sortait d'un profond sommeil, il baissait et se frottait les yeux. « Je suis frère de la dame du logis, » répondit-il tout effrayé de cette voix. Mais celui-ci, sans attendre qu'il eût achevé de répondre, et prenant un ton plus rude et plus menaçant que la première fois : « Scélérat, ivrogne, dit-il, je ne sais ce qui me tient que je n'aille t'assommer et te donner autant de coups de bâton que tu en pourras porter, pour t'apprendre à troubler ainsi le repos d'autrui ; » et, après ces mots, il ferma aussitôt la fenêtre.

Quelques-uns des voisins, qui connaissaient sans doute la trempe de cet homme, dirent à André, avec douceur : « Au nom de Dieu, mon ami, retirez-vous, et ne vous faites pas tuer. Allez-vous-en, vous dit-on, c'est le plus sûr parti que vous puissiez prendre. »

Le Pérousin, aussi épouvanté du son de voix et des regards de celui qui l'avait menacé, que persuadé de la sagesse de l'avertissement et des conseils des charitables voisins, triste et désespéré d'avoir perdu son argent, reprit, pour s'en retourner à son auberge, le même chemin qu'il avait suivi avec la petite chambrière, et, comme il pouvait à peine résister à la puanteur qu'il exhalait, il crut devoir aller du côté du port pour se laver. Il se détourna à main gauche, et entra dans la rue Catellane. Comme il gagnait le haut de la ville, il aperçut de loin deux hommes qui venaient vers lui, munis d'une lanterne sourde. Craignant que ce ne fût la patrouille ou des malfaiteurs, il voulut les éviter, et se cacha dans une masure qu'il découvrit à ses côtés. Les deux hommes y entrèrent un moment après, comme s'ils se fussent donné le mot pour le suivre. Ils s'arrêtent tout proche de lui, posent à terre plusieurs instruments de fer, et les examinent au clair de leur lanterne. Pendant qu'ils causaient sur ces divers instruments : « Que veut dire ceci? dit l'un d'eux à son compagnon. Je sens une puanteur si forte, que de ma vie je ne crois en avoir senti une pareille. » Il tourne aussitôt la lanterne de côté et d'autre, et voit le malheureux André. « Qui est là? » Point de réponse. Ils s'approchent avec la lanterne, et, le voyant tout barbouillé, lui demandent qui l'avait mis dans cet état. Le pauvre hère, un peu rassuré, leur conta sa triste aventure. Les deux inconnus, cherchant dans leur esprit où l'on pouvait lui avoir joué le tour, imaginèrent que ce devait être dans la maison de Scarabon Boute-Feu. « Bonhomme, lui dit alors l'un d'eux, tu dois, malgré la perte de ton argent, remercier le ciel de ce que tu es tombé dans les commodités, et que tu n'aies pu rentrer dans la maison : tu n'en aurais pas été quitte pour la perte de ton argent, car on t'aurait infailliblement égorgé pendant ton sommeil. Mais à quoi bon les pleurs? Il faut te consoler et prendre ton parti. Tu arracherais plutôt les étoiles du ciel qu'un seul des écus qu'on t'a pris. Tu cours même risque d'être assassiné, si l'amoureux de la donzelle apprend que tu aies ébruité ton aventure. » Puis, après s'être parlé à l'oreille : « Ecoute, lui dirent-ils, comme nous avons compassion de toi, si tu veux nous aider dans l'exécution d'une entreprise que nous avons projetée, nous te promettons un butin qui te dédommagera de reste de ce que tu as perdu. » André, au désespoir et ne sachant où donner de la tête, répondit sans balancer qu'il ferait tout ce qu'ils voudraient.

On avait enterré à Naples, le jour précédent, l'archevêque de cette ville, nommé Philippe Minutolo, avec de très riches vêtements et un rubis à son doigt, qui valait plus de cinq cents ducats d'or. Leur dessein était de voler ce tombeau. Ils le déclarèrent à André, qui, plus intéressé qu'avisé, prit avec eux le chemin de la cathédrale. Comme l'odeur qu'il exhalait était toujours très incommode : « Ne saurions-nous, dit chemin faisant un des compagnons, trouver un moyen pour le laver, afin qu'il ne nous infecte plus? — Rien de plus aisé, répondit l'autre ; nous voici tout proche d'un puits auquel on laisse ordinairement une corde et un grand seau. Allons-y de ce pas, et nous le laverons. »

Arrivés à ce puits, ils trouvèrent bien la corde, mais point de seau. Quel parti prendre? Il fut résolu d'attacher le maquignon au bout de la corde, et de le descendre lui-même dans le puits, où il pourrait se baigner de pied en cap. On convint qu'il secouerait la corde, quand, après s'être lavé, il voudrait qu'on le remontât. A peine l'y avaient-ils descendu, qu'un détachement de la patrouille, excédé de fatigue et brûlant de soif, marche vers ce puits dans l'intention de s'y désaltérer. Les compagnons d'André les ayant entendus venir, et craignant d'être arrêtés, prirent aussitôt la fuite, et n'en furent point aperçus. Quand les autres arrivèrent, André était parfaitement débarbouillé. Ayant mis bas leurs armes, leurs pavois et leurs casques, les voilà à tirer la corde, jugeant, par sa résistance, que le seau était tout plein. Arrivé au haut du puits, André lâche la corde, et s'élance avec vivacité sur le bord. Les soldats, saisis de frayeur, et croyant avoir puisé le diable, s'enfuirent à toutes jambes, ce qui jeta le Pérousin dans un étonnement d'autant plus grand, que s'il ne s'était bien tenu, il serait tombé au fond du puits, non sans risque de se tuer ou de se blesser dangereusement. Sa surprise augmenta, lorsque, descendu à terre, il vit des armes qu'il savait bien que ses compagnons n'avaient point apportées. Frappé de crainte, et ne sachant ce que cela signifiait, il prit le parti de s'en aller, mais sans savoir où. A quelques pas de là, il rencontra les deux inconnus qui revenaient pour le retirer du puits. Etonnés de le voir, ils lui demandent qui l'en avait retiré; il répond qu'il n'en sait rien et leur raconte comment la chose s'était passée. Ils lui dirent alors par quel motif ils avaient pris la fuite, et lui apprirent par qui il devait avoir été retiré du puits.

Comme il était déjà minuit, sans s'amuser davantage à discourir, nos trois associés marchent en diligence vers l'église. Ils s'y introduisent, et vont droit au tombeau de l'archevêque. Il était couvert d'une grande pierre de marbre, qu'ils vinrent à bout de soulever par le moyen de leurs instruments, et qu'ils étayèrent ensuite de manière qu'un homme pouvait y passer. Quand cela fut fait : « Qui y entrera? dit l'un d'eux. — Ce ne sera pas moi, répondit l'autre. — Ni moi non plus, répliqua le premier ; mais qu'André y entre. — Je n'en ferai rien absolument, dit André. — Tu dis que tu n'y entreras point? répliquèrent alors ses deux compagnons, en se tournant vers lui; par la sembleu, il faut bien que tu y entres, sans quoi nous allons t'assommer. » Le maquignon, les jugeant très capables d'effectuer leurs menaces, ne se le fit pas dire davantage, et il entra. Comme il descendait : « Ces coquins-là, dit-il en lui-même, m'ont bien la mine de vouloir me filouter. Si je suis assez fou pour leur donner tout, je suis presque sûr que, dans le temps que je serai occupé à sortir du caveau ils décamperont et ne me laisseront rien ; c'est pourquoi je ne ferai point mal de me payer par mes mains. » Il se souvint de l'anneau précieux dont il leur avait entendu parler ; et la première chose qu'il fit, quand il fut descendu, fut de le tirer du doigt de M. l'archevêque et de le mettre en lieu de sûreté. Il prit ensuite la crosse, la mitre, les gants, les habits pontificaux ; en un mot, il dépouilla le prélat jusqu'à la chemise, et donna tout cela à ses camarades, disant qu'il n'y avait plus rien de bon à prendre. Ceux-ci se tuaient de dire que l'anneau devait y être, et qu'il n'avait qu'à bien chercher. André, le bon André, leur protestait qu'il ne le trouvait point. Eux, aussi rusés que lui, insistèrent de nouveau, et pendant qu'il faisait semblant de chercher, ils ôtèrent l'appui qui soutenait la pierre, et, prenant la fuite, ils le laissèrent ainsi enfermé dans le tombeau. Vous devez penser dans quelle situation se trouva le malheureux André ; il essaya plusieurs fois de soulever le marbre avec la tête et avec les épaules, mais ses efforts furent inutiles. Accablé de douleur et de fatigue, il tomba évanoui sur le corps de l'archevêque. Qui les eût vus dans cette position, aurait eu de la peine à distinguer lequel des deux était le mort. Ayant repris ses sens, il gémit, il se désespère, se voyant dans la cruelle alternative, ou de périr de faim et de misère dans ce tombeau, ou d'être pendu comme un voleur, si l'on venait à le découvrir dans ce lieu.

Tandis qu'il était en proie à ces tristes réflexions, il entendit marcher dans l'église. Il se figura, avec raison, que c'étaient des voleurs, qui y étaient conduits par le même appât qu'il l'avait été lui-même avec ses compagnons ; ce qui ne fit que redoubler ses craintes. Ceux-ci, après avoir ouvert le tombeau et appuyé la pierre qui le couvrait, firent les mêmes difficultés pour y entrer. Personne n'osait y descendre ; enfin un prêtre de la bande termina la contestation en disant : « Il faut convenir que vous êtes bien poltrons ! Pour moi, qui n'ai point peur des morts, j'y entrerai avec plaisir. » Le voilà dans l'instant ventre à terre sur le bord du caveau, et tournant le dos à l'ouverture, il y introduit d'abord ses jambes l'une après l'autre, pour passer ensuite plus sûrement le reste du corps. André, qui s'était un peu rassuré et qui avait entendu tout ce qu'on avait dit, n'en fait pas à deux : il se lève, et, saisissant le prêtre par une jambe, il le tire à lui de toute sa force. Celui-ci de crier aussitôt, et de faire des efforts pour s'échapper. Il faillit s'évanouir de peur ; mais, rassemblant le peu de forces qui lui restaient, il sortit du trou ; et, sans songer à refermer le tombeau, il suivit de près ses camarades qui s'étaient enfuis, ausssi vite que s'ils eussent eu cent diables à leurs trousses. André, tout joyeux de cet événement inattendu, ne perd pas un instant pour sortir du tombeau, et, muni du rubis, se sauve promptement de l'église. Il courut longtemps les rues sans savoir où il allait. A la pointe du jour, se trouvant sur le port, il se reconnut et gagna le chemin de l'auberge. L'hôte et ses compagnons de voyage lui ayant témoigné combien ils avaient été toute la nuit en peine de lui, il leur raconta sans déguisement tout ce qui lui était arrivé. L'aubergiste lui conseilla très fort de sortir promptement de Naples. Il ne tarda pas à suivre ce conseil et s'en retourna à Pérouse avec son beau rubis, qui le dédommagea de la perte de ses écus. »

Boccace.

Des moyens préservatifs contre les maladies vénériennes

« A toute époque, des médecins ont proposé avec confiance de nombreux procédés tendant à prévenir l'affection
des organes génitaux à la suite d'un coït suspect. Les
précautions recommandées par Moïse après l'acte vénérien en paraissent une preuve, et l'habitude que les peuples d'Orient ont de se mettre dans le bain après le coït,
ainsi que l'impose leur religion, tire probablement sa
source du Lévitique. Des lotions avec l'urine, le vin tiède
ou le vinaigre ont été conseillées dès le XIV° siècle ; beau-

coup d'autres ont proposé des lotions vinaigrées avant et après le coït ; Bayfort proposa le suc de citron étendu dans un peu d'eau, moyen qui jouit encore de quelque crédit parmi les libertins et dans les lieux de débauche. L'alcali volatil mêlé dans de l'eau dont on fait usage dans le Nord et dans quelques contrées de l Italie ; l'eau de chaux ; l'eau de savon ; la dissolution de potasse caustique assez é'en-due pour ne produire sur la langue qu'un effet légèrement styptique ; l'essence de térébenthine à la dose de 6 à 8 gouttes mêlées dans un verre de vin ; la dissolution d'alun ; l'eau végéto-minérale ; les corps gras en onctions sur les organes génitaux ; des frictions pratiquées aux aines et sur le membre viril avec de l'onguent mercuriel ; des lotions et des injections avec la dissolution de sublimé corrosif ou de mercure doux, ou du tartrate de mercure ; le bol d'Ar-ménie, le sang-dragon et une infinité d'autres moyens qui, après avoir été conseillés par beaucoup de médecins recommandables, n'en ont pas moins été délaissés à cause de 'eur inefficacité. » GIRAUDEAU.

Cold-cream et pommade de concombre. — « En graisser le gland, le prépuce et même la verge avec soin dans tous les rep'is. Ces pommades ne sont pas très-homogènes ; elles renferment de l'eau qui souvent n'est pas bien mélangée, de sorte que certains points ne sont pas graissés. En voici une qui n'a pas ces inconvénients, qui présente assez de solidité pour être mise dans une boîte, et que l'on peut couler toute chaude dans un flacon. Il suffit pour s'en ser-vir de la chauffer légèrement à la flamme d'une lampe ou d'une bougie.

« Cire vierge, 5 gr. ; blanc de baleine 10 gr. ; huile d'amandes, douces, 30 gr. Faire selon l'art une pommade qu'on peut durcir à volonté en augmenant la dose de cire. » FORT.

Néanmoins ces pommades ne protègent pas le méat uri-naire.

« *L'usage des baudruches (capotes Condhomes)* inventées

par un médecin anglais dont elles portent le nom, est aujourd'hui le moyen sur lequel les libertins fondent leur sécurité avec le plus de confiance. Ces petits sacs ou sachets sont préparés avec l'appendice cœcal des animaux qu'on fait sécher après l'avoir bien lavé, et qu'on assouplit ensuite en le frottant entre les mains avec du son et un peu d'huile d'amandes douces. » — On s'assure qu'ils n'ont ni éraillure ni perméabilité en les emplissant d'eau ou en soufflant dedans. L'air intérieur ne doit pas fuir par pression. En cas de fuite on approche la capote de la joue et le souffle indique le point de solution. La capote peut s'érailler suivant sa longueur (capote en caoutchouc) ou en cercle (baudruche travaillée). La baudruche non travaillée est la meilleure (elle est moins souple mais plus résistante). On laisse au bout un petit espace permettant le mouvement et l'éjaculation. La capote est le plus sûr et le plus commode des moyens préventifs. Mais elle ne préserve pas le scrotum et la région pubienne (contre les parasites et affections). Aussi fera-t-on bien de se dénuder le moins possible.

Moyens sanitaires. — «Multiplier pour les vénériens les moyens de secours de toute espèce : hôpitaux et consultations publiques et gratuites avec distribution de médicaments et bains sulfureux. Répandre dans le peuple des idées justes sur la maladie syphilitique et le traitement qu'elle réclame. Augmenter la surveillance sur les filles publiques et multiplier les visites. Encourager l'emploi des moyens préservatifs en éclairant le public sur leur mode d'action. Adopter la méthode de traitement qui abrège le plus la durée des symptômes locaux primitifs, qui sont essentiellement contagieux. Enfin cartes personnelles avec état sanitaire. » Bruxelles 1853. Dr SEUTIN, rapporteur.

Recette générale. — Dans tout coït suspect : 1° lavage des deux sexes; 2° dénudation, séjour et contact les moindres possibles; ne pas porter les mains à la figure, surtout aux yeux; 3° employer la capote, en laissant au bout un petit espace pour le mouvement et la sortie du sperme ; 4° uriner et se laver les mains et les sexes aussitôt après. On peut, en outre, avant et après le coït, se laver les mains, la verge et le pubis à l'eau de Barèges ou sulfure de potassium étendu d'eau, qui a la propriété de détruire les poux, gale, prurigo, porrigo, eczéma, impetigo, etc.

PARASITES ANIMAUX

La première et la moindre des affections qu'on puisse partager avec une femme est certainement celle de ses parasites animaux ou végétaux. Ils sont tous très-contagieux, très-désagréables et se multiplient avec une abondance et une rapidité désolantes.

Ils se communiquent par le contact, le linge, les chaises, les animaux... Le plus fréquent est le pediculus pubis (pou du pubis ou morpion).

Poux. — Trompe molle rétractile, à crochets et quatre stylets aigus. Pattes terminées par un crochet aigu qui forme, avec une dent correspondante de l'extrémité inférieure de la jambe, une pince servant à s'accrocher à la base des poils. Le *morpion* a les pattes, surtout les postérieures, pourvues de pinces rousses, grosses, très-crochues. Il pique très-fortement et détermine la production de taches rouges, parfois même la sortie de petites gouttelettes de sang. Il se fixe aux poils du pubis, aisselles, barbe, sourcils, cils. Les œufs (lentes) du pou sont attachés aux cheveux par une sorte de gaîne. Les jeunes en sortent six à huit jours après la ponte et sont aptes à se reproduire au bout de dix-huit jours. Aussi s'explique-t-on la rapidité avec laquelle ces animaux pullulent.

On détruit le pou de la tête et du corps par les soins de propreté ; le pou du pubis et la phthiriase (infection du pou

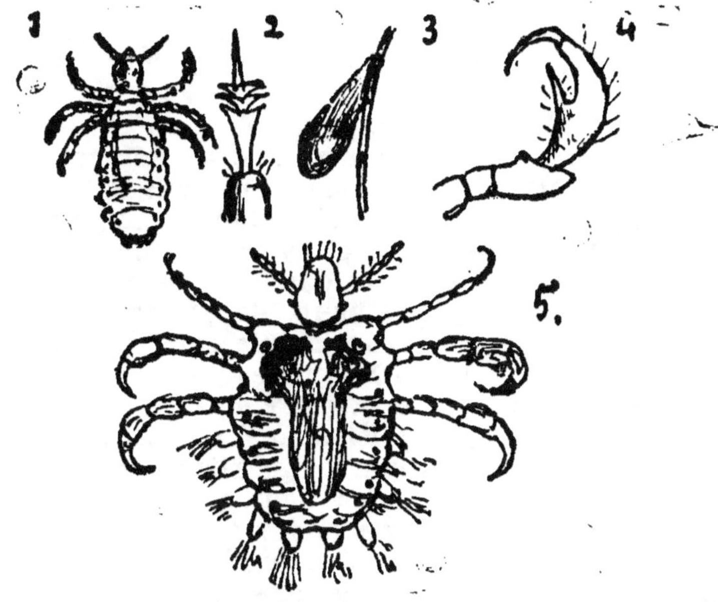

Poux — (insectes)

1 Pou de la tête — 2. Son suçoir.

3. Lente ou œuf attaché au cheveu. La larve
en sort au bout de 5 ou 6 jours et peut reproduire au
bout de 18 jours.

4 Crochet du pou de la tête.

5. Pou du pubis ou morpion (pediculus
pubis).

des malades) par les bains sulfureux, la pommade mercurielle ou onguent gris en frictions, et aussi par l'eau phagédénique, la pommade d'Helmerich ou la décoction de tabac.

Gale (1) (sarcopte de la gale, ou sarc. scabiei, arachnide du genre acaride). — Acarien à peine visible à l'œil nu, blanc laiteux, mou, subarrondi. Sur le dos, des poils rares, raides, spinescents, et des sortes d'aiguillons coniques (quand le sarcopte avance, ces poils s'abaissent; quand il s'arrête, ils se redressent et, se fixant dans le derme, servent à maintenir l'animal). Quatre paires de pattes. Les deux paires antérieures terminées par un ambulacre tubuleux, raide, finissant en ventouse. Les deux paires postérieures sont plus courtes et terminées chez la femelle par une longue soie creuse (chez le mâle, la troisième paire se termine par une soie plus longue; tandis que la quatrième paire a un ambulacre semblable à celui des deux paires antérieures). La bouche comprend deux mandibules terminées en crochet avec prolongement formant une pince didactyle, deux pattes-mâchoires, et une lèvre inférieure, qui porte en son milieu une languette lancéolée. Le mâle est long de $0^{mm}21$ et large de $0^{mm}16$. La femelle, plus grande, est longue de $0^{mm}36$ et large de $0^{mm}25$. Les œufs sont ovoïdes, longs de $0^{mm}15$ et larges de $0^{mm}9$. Les femelles seules creusent des galeries; le mâle et les larves habitent dans leur voisinage, sous une lamelle épidermique. La femelle pénètre sous la peau à l'aide de son rostre, qu'elle enfonce en se redressant sur les longs poils de ses pattes postérieures (au bout de six à sept heures, l'animal a disparu, insinué sous l'épiderme). Les sillons qu'elle produit sont courbes, rarement rectilignes; ils offrent à l'extérieur l'apparence d'une traînée d'épingle; de distance en distance, ils présentent de petits pertuis, qui donnent accès à l'air et permettent la

(1) **Cauvet.**

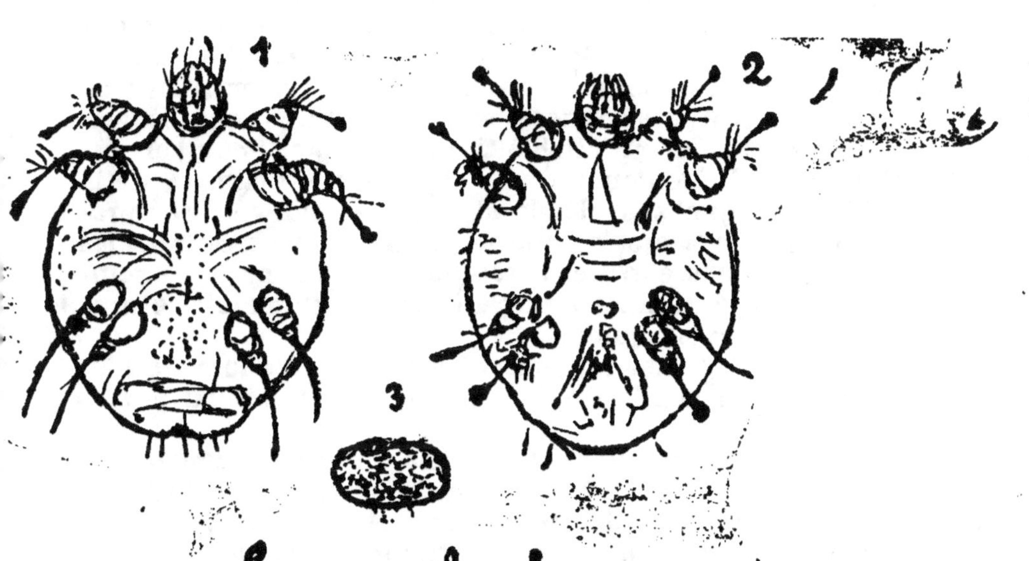

Sarcoptes de la gale (Arachnides)

1. Sarcopte femelle (4 pattes antérieures terminées par un ambulacre ; les 4 postérieures par des soies)

2. Sarcopte mâle (4 pattes antérieures et les 2 dernières à ambulacre ; la 3e paire à soies)

3. Œuf.

Ces acariens très grossis sont vus par la face ventrale.

sortie des jeunes. Sur leur parcours se trouvent des larves ou des œufs, des excréments et des débris de la dernière mue. Les sillons sont longs de $0^{mm}2$ à $0^{mm}4$, blanchâtres, gris ou noirâtres, selon la profession. A leur extrémité se voit l'éminence acarienne, petite bosselure sous-épidermique blanchâtre où est blotti le sarcopte. Pour l'en extraire, il suffit d'enfoncer une aiguille au voisinage de la bosselure jusque sous l'animal, puis de soulever avec précaution. Sur le trajet ou auprès du sillon, se montrent les vésicules, petites élevures arrondies transparentes au sommet, souvent entourées d'une auréole inflammatoire et que le sarcopte n'habite jamais.

Le liquide qu'elles renferment est séro-visqueux (on les croit produites par le dépôt d'un venin sécrété par le sarcopte).

Les sarcoptes attaquent l'intervalle des doigts, la face antérieure du poignet, la face interne des avant-bras, le pénis, les malléoles, les plis articulaires et les seins, chez la femme. L'acarus peut vivre longtemps hors du corps humain.

La gale est caractérisée par la présence de sillons et par le prurit violent qui se manifeste, surtout la nuit, dans les parties envahies. Elle guérit en quelques heures par des frictions énergiques sur tout le corps avec la pommade d'Helmerich ou l'eau de Barèges (bains sulfureux). Le sarcopte est tué par presque toutes les médications externes (sels alcalins, acides, bases benzine). Souvent la gale s'accompagne d'ecthyma, d'eczéma, d'érythème, de lichen, etc.

Pommade d'Helmerich. — Soufre sublimé, 200 gr.; carbonate de potasse, 100 gr.; eau distillée, 100 gr.; axonge, 100 gr. Mêlez après avoir fait dissoudre le carbonate de potasse dans l'eau, 25 gr. et plus, si cela est nécessaire ; en frictions vives après un bain savonneux suivi de rudes frictions.

Bain sulfureux ou de Barèges artificiel. — Pour un bain :

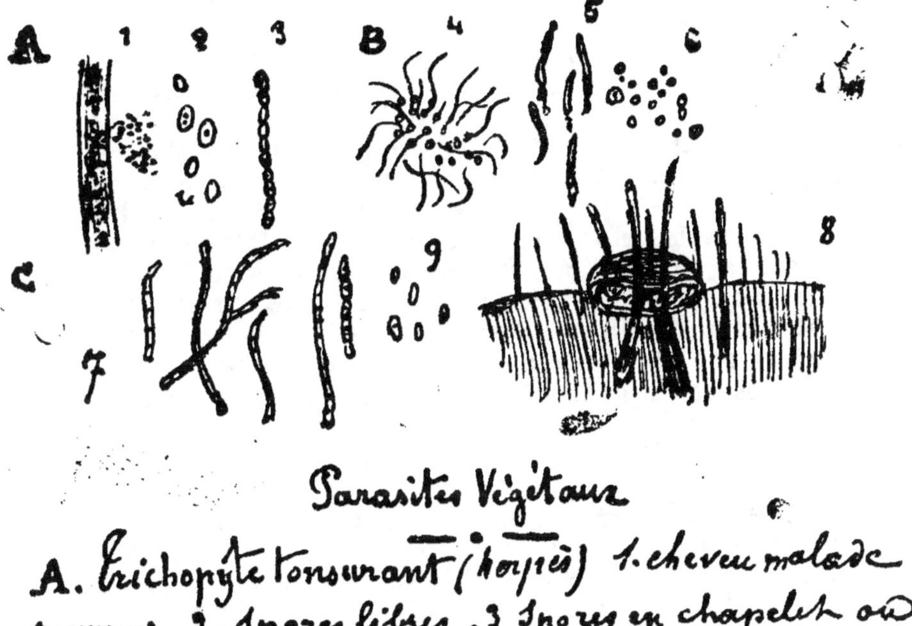

Parasites Végétaux

A. Trichophyte tonsurant (herpès) 1. cheveu malade rompu. 2. Spores libres. 3 Spores en chapelet ou filament moniliforme

B. Microspore furfur (pityriasis versicolor) 4 fragment du champignon. 5 Spores en voie de germination. 6 Spores.

C Achorion de Schoenlein. 8 godet favus. 7 filaments du réceptacle. 9 Spores.

50 à 125 gr. de polysulfure de potassium (foie de soufre « solide ou li uide » obtenu par fusion de 1 de soufre et 2 de carbonate de potasse).

Eau de nicotiane. — Nicotiane, 60 gr. Faire bouillir pendant un quart d'heure dans 1.000 gr. et filtrer dans un linge.

Punaise des lits (insecte hétéroptère).— Infecte, grisâtre, mais rouge-brun après avoir sucé du sang. Elle se cache, le jour, dans les fentes des parquets ou des lits, derrière les tableaux, les tapisseries, les biscuits des soldats ; elle en sort dès que la lumière est éteinte. Sa piqûre est douloureuse et produit souvent sur la peau une petite ampoule à point central foncé. Elle pond ses œufs en mai. On détruit les punaises par l'essence de térébenthine, la poudre récente de pyrèthre, le gaz sulfhydrique. On dit que la passerage (*lepidium ruderale*) mise sous le lit, a la propriété de les tuer ou de les éloigner. Cette punaise est tuée par la punaise mouche ou réduve masqué.

Puce (insecte diptère). — Sa piqûre produit une tache rougeâtre punctiforme entourée d'une auréole tuméfiée plus ou moins grande. Cette tache, surtout après quelques heures, ressemble assez aux pétéchies ; elle en diffère en ce qu'elle persiste sous la pression du doigt, qui efface momentanément les taches pétéchiales.

PARASITES VÉGÉTAUX (CHAMPIGNONS).

Teigne ou **Herpès tonsurant**. — Le *Tricophyte tonsurant* (arthrosporès) est composé de spores longues de 0mm4 à 0mm10 de millim., rondes ou ovales, transparentes, incolores. Ces spores apparaissent à l'intérieur de la racine du cheveu sous forme d'un amas arrondi, d'où naissent des filaments articulés moniliformes (en chapelet) composés de spores placées bout à bout et dirigés dans le sens de la longueur du cheveu. A mesure que celui-ci grandit, le champignon se développe jusqu'à ce que la partie envahie soit hors du follicule à 2 ou 3 centim. au-dessus du niveau de l'épiderme ; le cheveu devient plus gros, gris, opaque, perd sa cohésion, se ramollit et se brise quand il se casse avant de sortir de la peau ; le conduit pilifère se remplit de matière sébacée, bientôt poussée au dehors par le cheveu qui la soulève. Il se forme ainsi une sorte de saillie demi-transparente et le cuir chevelu prend l'aspect dit chair de poule ; la maladie est parfois longue, mais les cheveux repoussent toujours. La plaque (souvent plusieurs), qui n'a d'abord que quelques millimètres, s'étend peu à peu en prenant une forme ovoïde ; la surface, sale *grisâtre*, a l'aspect d'une brosse et ressemble à une tonsure récente.

Traitement. — Au début, pommade un peu résolutive à l'oxyde de zinc ou au tannin, puis pommade à l'huile de cade tous les deux jours, puis cautérisation au nitrate d'argent.

« Chez une jeune vachère de seize ans, on constatait l'existence du tricophyton sur le côté gauche du cou, sur l'épaule, passant derrière l'épaule et par devant sous le sein gauche, puis descendant vers le flanc du même côté et qui, après avoir contourné la fesse, venait s'éteindre vers la vulve.

« Un jeune vacher qui soignait un veau malade lui avait, dans une conversation plus ou moins intime, passé la main droite sur le cou, sous le sein, sur le côté gauche et... le reste, semant ainsi de la graine de tricophyton sur tout son côté gauche.

« Une jeune femme dont l'amant, étudiant en médecine, avait une éruption sur la partie antérieure de la cuisse, présentait aussi sur la fesse une série de petites taches rouges qui se réunirent et ne formèrent plus qu'une seule et grande tache, à la périphérie de laquelle on trouva des spores (jamais au centre de la tache) analogues aux spores du pityriasis simplex du cuir chevelu. »

Teigne décalvante ou microspore d'Audoin, filaments ondulés, parallèles aux stries des cheveux, sans granulations intérieures, ramifiés et constituant autour du cheveu une sorte de gaine feutrée, épaisse de 0^{mm}015. Les branches se terminent à la surface externe de la gaine et se couvrent complètement de spores rondes ou ovales, pressées les unes contre les autres, transparentes et gonflées par l'eau. Leur diamètre est de 0^{mm}001 à 0.005. Il s'élève à la surface de la peau à une hauteur de 1 à 3 mm., et se reproduit par segmentation des extrémités. Le cheveu devient transparent, gris et tombe huit jours après. L'alopécie peut atteindre toutes les parties velues du corps sans causer ni inflammation du derme, ni hypertrophie de l'épiderme, ni vésicules, ni pustules. Même traitement que précédemment.

Teigne mentagre ou sycosis. — Le *microspore mentagrophyte* est dans le follicule pileux, près la racine du poil, entre celui-ci et son follicule. Les spores rondes adhèrent à la fois au poil et à sa gaine dont on ne peut les enlever sans détacher la gaine. Les filaments sont granulés à l'intérieur et produisent des rameaux striés, bifurqués. La mentagre attaque toutes les parties poilues de la face, surtout le menton. Son éruption est précédée de cuisson et même de douleur et de tension. La maladie débute par des pustules plus ou moins discrètes, présentant un poil à leur centre et gonflées par un pus blanc jaunâtre; plus tard, elles se rompent, se dessèchent, et il en résulte une croûte brunâtre : ces éruptions se répètent, la peau s'épaissit, se couvre de tubercules et de croûtes qui donnent au visage un aspect hideux, les poils tombent.

Traitement. — Emollients (cataplasmes, eau de sureau), douches de vapeur et onctions avec l'onguent napolitain; cautérisations au nitrate d'argent. Eaux sulfureuses.

Pityriasis versicolor. — Le *microspore furfur* est formé de cellules allongées et ramifiées et d'amas de spores réfractant fortement la lumière. Il se développe sur les parties du corps non exposées à la lumière, surtout sur la peau de la poitrine et du ventre.

Teigne favus.—L'*achorion de Schœnlein* (tribu des oïdées) se développe tantôt dans la profondeur du follicule pileux, et alors il est constitué par des spores simples ou **articulés** bout à bout, formant à la surface du poil une plaque ou gaine réticulée; tantôt dans des dépressions de la surface de la peau ; réuni en amas qui ont l'apparence d'un godet : favus Le favus devenu volumineux, l'épiderme desséché se desquame et le champignon apparaît à l'air libre. Le favus est alors un corps solide en croûte hémisphérique, irrégulière, jaune soufré, pâle, convexe inférieurement, d'abord concave, puis plane à sa surface supérieure. Sa dimension varie de 1 à 15 mm. sur 1 à 5 d'épaisseur. Le favus se développe habituellement à la tête (1). La teigne débute par des élevures grosses comme des têtes d'épingle, avec favus central jaune; bientôt ce corps forme un bourrelet circulaire autour d'un cheveu; à mesure que les concrétions jaunes augmentent de volume, la forme de godet s'accentue. Ces croûtes d'abord séparées se réunissent en une croûte unique qui forme sur le cuir chevelu une calotte croûteuse, sèche, jaunâtre, inégale, fendillée, à odeur d'urine de chat, et d'où surgissent çà et là des mèches de cheveux agglutinés et décolorés. Les croûtes sont le siège de vives démangeaisons. Le bulbe pileux n'est pas atteint, mais le conduit pilifère étant oblitéré par les croûtes, les cheveux ne peuvent pousser et le bulbe s'atrophie, d'où l'alopécie. Cette affection est très-longue, elle arrête le développement des enfants.

Traitement. — Toniques et reconstituants ; couper les cheveux très-courts, appliquer la nuit des cataplasmes de fa-

(1) Cauvet.

rine de lin ; pendant le jour, graisser la tête avec du sain-
doux très-frais et la maintenir propre avec des lotions
d'eau de savon. Quelques jours après, étendre une couche
d'huile de cade et épiler. Après l'avulsion, humecter la peau
avec une solution très-faible de sublimé. Si les cheveux repoussent, les arracher encore une fois, puis recouvrir la
tête d'une pommade au turbith minéral.

MALADIES SIMULÉES

Corps étrangers au Vagin simulant une grossesse.
Velpeau cite une fille qui parvint en se bourrant le vagin *de chiffons*
à simuler un accouchement complet, après s'être dite enceinte
pendant près de trois ans.

Ambroise Paré cite comme exemple d'illusion diabolique une
jeune fille qui publiait partout que le diable, une nuit, l'avait
engrossée ; elle eut en effet les douleurs de l'enfantement pendant lesquelles il sortit « du corps d'icelle fille des clous de fer,
des petits tronçons de bois, de verre, des os, pierres et cheveux,
des estoupes et plusieurs autres choses fantastiques et étranges ».
Ce genre de supercherie n'était pas inconnu des anciens,
puisque, dans le *Truculentus,* Plaute met en scène la courtisane Phronésie qui simule un accouchement pour s'attacher le
guerrier Stratophane.

WITKOWSKI.

Sang des règles. — L'imperforation de l'hymen peut déterminer des accidents très graves. Le sang des règles s'accumule
dans le vagin, dans la cavité utérine, qui se distendent peu à peu ;
et à la fin surviennent de violentes douleurs qui engagent les
parents à demander un examen. Dans un cas de ce genre un
confrère appelé trouva une fille de 18 ans en proie à des coliques intenses survenues brusquement ; le ventre avait le volume
de celui d'une femme enceinte de 5 ou 6 mois, et à la vulve se présentait une tumeur violacée du volume d'une orange faisant
saillie entre les grandes lèvres. La malade ne pouvait uriner et
éprouvait de très grandes difficultés pour aller à la selle. Notre
confrère pensa de prime abord à un accouchement prématuré...(1)
mais une incision cruciale de l'hymen donna issue à 1 litre 1/2
de sang noirâtre. La membrane était fort épaisse, comme
charnue.

TILLAUX.

(1) La distension de la vessie par l'urine a donné lieu à la même erreur.

Tumeur artificielle des bourses. — « Certains conscrits profitent de la perméabilité du tissu cellulaire du scrotum pour tenter de se faire réformer ; imitant le procédé des bateleurs qui produisent des hydrocéphales artificiels en introduisant de l'air sous le cuir chevelu d'un enfant, ils insufflent le tissu cellulaire des bourses ; celles-ci augmentent alors de volume et simulent une tumeur. »

Witkowski.

Cryptorchidie. — « Un paysan, pour se faire exempter aussi, était parvenu à simuler une cryptorchidie en maintenant ses testicules dans le canal inguinal à l'aide d'un bandage approprié. »

Mal d'amour et langueur. — « Une honnête dame venant à être malade du mal d'amour qu'elle portait à son serviteur, sans vouloir hazarder ce petit honneur qu'elle portait entre ses jambes, à cause de cette rigoureuse loi d'honneur tant recommandée et prêchée des maris, et d'autant que de jour en jour elle allait brûlant et séchant, de sorte qu'en un instant elle se vit devenir sèche, maigre, allanguie, tellement que comme auparavant elle s'était vue fraîche, grasse et en bon point, et puis toute changée par la connaissance qu'elle en eut dans son miroir : « Comment, dit-elle alors, serait-il donc dit qu'à la fleur de mon âge, et qu'à l'appétit d'un léger point d'honneur et volage scrupule pour retenir par trop mon feu, je vinsse ainsi peu à peu à me sécher, me consommer et devenir vieille et laide avant le temps, ou que j'en perdisse le lustre de ma beauté qui me faisait estimer, priser et aimer, et qu'au lieu d'une dame de belle chair, je devinsse une carcasse ou plutôt une anatomie, pour me faire chasser et bannir de toute bonne compagnie, et être la risée d'un chacun ? Non, je m'en garderai bien. » Et par ainsi exécuta tout ce qu'elle avait dit, et se donnant de la satisfaction et à son ami, reprit son embonpoint et devint belle comme devant. »

Brantome.

De même du *veuvage* : « Nos veuves déplorées dépitent le ciel, maugréent la terre, maudissent le monde ; les unes font des évanouissements ; les autres contrefont les mortes ; les unes font les transies, les autres les folles, les forcenées et hors de leurs sens, qui ne connaissent personne, qui ne veulent manger, qui ne veulent parler. — Une dame de par le monde disait à sa fille : « Faite l'évanouie, ma mie, vous ne vous contraignez pas assez. »

Tumeurs et fièvre merdeuses. — Un homme était porteur d'un ventre si colossal qu'il ne ressemblait à rien ; seul un potiron sur sa tige pouvait lui être comparé. Un beau jour, il tomba malade, et ce ventre, si extraordinairement volumineux, augmenta encore ; il souffrait beaucoup, mais il n'existait ni diarrhée, ni constipation, pas de vomissements, à peine quelques nausées. Médecins sur médecins furent appelés, et chacun de porter un diagnostic plus ou moins fantaisiste, lorsqu'une nuit, tout à coup, huit ou dix mois après le début de ses souffrances, notre homme est réveillé par un mal soudain, et n'a que le temps de sonner son domestique pour qu'on lui apporte en hâte un vase de nuit ; mais à peine celui-ci est-il rempli jusqu'au bord, que nouveau coup de sonnette, nouveau vase demandé, nouveau vase rempli ; troisième coup de sonnette, troisième vase rapporté et rempli ; le domestique est..... sur les dents, et suffit à peine à la consommation des pots de chambre ; enfin, au dix-septième, l'intestin était satisfait, et notre homme éprouvait un de ces bien-êtres comme il n'en avait eu depuis longtemps. Sa maladie avait donc consisté tout simplement dans une rétention fécale de dix-sept pots de chambre, ce dont personne n'avait eu garde de se douter, d'abord par la difficulté d'explorer un pareil abdomen, ensuite par la régularité de son fonctionnement intestinal, tel que, comme l'employé de bureau modèle, il consultait chaque jour sa montre pour ne pas oublier l'heure réglementaire de sa présentation aux water-closets.

Et le lendemain, Trousseau, en arrivant à l'Hôtel-Dieu, s'empressa d'aborder ses collègues réunis dans la salle des médecins, qui devisaient encore de ce malade et du diagnostic de cette affection, leur disait : « Vous savez : Un tel », et chacun de s'écrier : « Saprelotte ! oui, nous le savons, sa tumeur ? Aurait-il succombé ? — Sa tumeur, répond Trousseau d'un air bourru, cette fameuse tumeur, c'était de la ..... !   Dr LASSÈGUE.

Une femme de 65 ans avait des accès fébriles à type tierce depuis 15 jours, entre 2 et 4 heures du soir, avec garde-robes régulières et faciles et tumeur globuleuse dure, peu mobile, et de la grosseur du poing dans l'hypocondre droit en dehors de la ligne mamelonnaire, s'enfonçant sous les côtes et se confondant à la percussion avec le foie, dont elle semblait être une dépendance. On administra le sulfate de quinine (60 centigr.), le soir, en vue de l'accès du lendemain et pour ne pas rester inactif. Le lendemain pas d'accès, plus de tumeur. Le sulfate de quinine a produit un effet purgatif. — Au mois de novembre l'accident se reproduisait avec tumeur semblable, mais constipation incomplète et quelques coliques, sans fièvre : 20 grammes d'huile de ricin firent disparaître la constipation et la tumeur. — Nous n'ajouterons qu'un mot pour conclusion, c'est qu'il ne faut pas oublier le précepte applicable à toutes les tumeurs abdominales dont le diagnostic laisse quelque incertitude : « Vider préalablement le tube intestinal. »

Dr HANTZ.

Excès d'embonpoint — (P. 98 [11].)

Prolapsus facétieux d'un boyau culier. — (P. 97.)

Mal d'enfant. — « Une dame espagnole, étant en mal d'enfant, se fit allumer une chandelle de Notre-Dame de Montferrat qui aide fort à enfanter pour la vertu de ladite Notre-Dame. Toutefois ne laissa d'avoir de grandes douleurs et à jurer que plus jamais elle n'y retournerait. Elle ne fut pas plutôt accouchée qu'elle dit à la femme qui la lui donnait allumée : Serrez ce bout de chandelle pour une autre fois. »

BRANTOME.

Constipation et extase dus au jeûne. — « Après le quaresme et les ieusnes du grand iubilé, pour la première foys depuis huict mois, elle eust besoing d'aller en la chambre dorée, et, de faict, y alla. Puis là, relevant honnestement ses cottes, elle se mit en debvoir et posture de faire ce que nous paouvres pécheresses faisons ung peu plus souvent. Ains la sœur Pétronille n'eut d'aultre valiscence que d'expectorer ung commencement de la chouse, qui la tint en haleine, sans que le reste voulust yssir du réservoir. Encores qu'elle tortillast son bagonisier, jouast des sourcils et pressast tous les ressorts de la machine, son hoste preferoyt demourer dans ce benoist corps, mettant seulement la teste hors la fenestre naturelle, comme grenoille prenant l'aër, et ne se sentoyt nulle vocation de tomber en la vallée de misère, parmy les aultres, alléguant qu'il n'y seroyt point en odeur de saincteté. Et il avoyt du sens pour ung simple crottin qu'il estoyt. La bonne sainte, ayant usé de toutes les voyes coërcitives iusqu'à enfler oultre mesure ses muscles buccinateurs et bender les nerfs de sa face maigre de manière à les faire saillir, recogneut que nulle souffrance au monde n'estoyt si griefve, et sa douleur atteignant l'apogée des affres sphinctérielles : « O mon Dieu ! dit-elle en poussant de rechief, ie vous l'offre ! » Sur ceste oraison, la matière pierreuse se cassa net au razibus de l'orifice et choppa comme ung caillou contre les murs du privé, faisant croc, croc, croooc, paf ! Vous comprenez, mes sœurs, qu'elle n'eut aulcun besoing de mouschecul, et remit le reste à l'octave. — Ceci parce qu'elle avoyt fait vœu de ne iamais gouster de viande, ni cuicte, ni vifve, et ne mangeioyt que ung frusteau de pain par iour ; — mais, aux festes à doubles bastons, elle ioignoyt à son ordinaire un peu de poisson au sel, sans aulcun soupçon de saulce. A ceste diette, elle devint maigre elle-mesme, iaune comme saffran, seiche comme ung os de cimetière, veu que elle estoyt de complexion ardente, et ung qui auroyt eu l'heur de la congner en auroyt tiré du feu comme d'ung caillou. Cependant, si peu qu'elle mangeast, elle n'avoyt point pu se soustraire à une infirmité de laquelle nous sommes plus ou moins subiectes pour nostre malheur ou pour nostre bonheur, puisque, si ce n'estoyt pas, nous pourrions estre bien embarrassées. Ores, ceste chouse est l'obligation d'expulser villainement, et après le repas, comme tous les animaulx, ung bran plus ou moins gracieux selon les personnes. Ainsi, sœur Pétronille différoyt des aultres en ce qu'elle fiantoyt sec et dur qu'auriez dict des crottes de biche en amour, lesquelles sont bien les coctions les mieulx cimentées que aulcuns geziers produisent, si, par adventure, vous en avez rencontré soubz vos pieds en ung sentier de forest. Aussi, pour leur dureté, sont nommées des *nouées* en langaige de haulte venerie. Cecy de sœur Petronille n'estoyt doncques point surnaturel, veu que les ieusnes entretenoyent son tempérament en cuisson permanente. Suyvant les vieilles sœurs, sa nature estoyt si bruslante, que en la mettant dans de l'eaue elle y faisoyt *frist* comme ung charbon. Il y lia eu des sœurs qui l'ont accusée de cuire secrettement des œufs, la nuict, entre ses deux orteils, afin de supporter ses auteritez. Le jour entier elle demeurait l'œil fixe comme une étoile et voyait les anges. »

Balzac.

Vents punais.—« Jenin de Quinquenais pissant sur le fessier de sa femme abattit le vent punais qui en sortait comme d'un magistral éolipyle. J'en fis naguère un dixain joliet

> Jenin, tastant un soir ses vins nouveaulx
> Troubles encor et bouillants en leur lie
> Pria Quelot apprester les naveaulx
> A leur soupper, pour faire chère lie
> Cela fut faict. Puis, sans mélancholie,
> Se vont coucher, belutent, prennent somme.
> Mais ne pouvant Jenin dormir en somme,
> Tant fort vesnoit Quelot, et tant souvent,
> La compissa. Puis, « Voilà, dist-il, comme
> Petite pluie abat bien un grand vent. »

Rabelais.

On les combat par la magnésie calcinée qui absorbe les gaz (une cuillerée dans un verre d'eau sucrée), par l'anis, et surtout par l'habitude de se retenir.

Asphyxie des nouveau-nés. — Dès qu'un enfant vient en état de mort apparente, on cherche à le ranimer en établissant la respiration artificielle soit par l'insufflation directe de bouche à bouche, ou à l'aide d'un tube laryngien, soit par des pressions.

régulières et intermittentes exercées sur la base de la poitrine.... D'après la *Gazette des Hôpitaux* deux personnages célèbres, Voltaire et madame de Genlis, furent laissés pour morts au moment de leur naissance. Voltaire avait été jeté sur un fauteuil ; son grand-père, qui ne voit pas le paquet s'assied dessus et l'enfant produit le bruit d'un soufflet qu'on écrase. Il dut à cette circonstance les soins qui le rappelèrent à la vie.

WITKOWSKI.

Baillements, vapeurs, maux de tête, communiqués par une personne qui vous regarde avec une grande attention ou qui vous fixe des yeux. En Portugal on le guérit ainsi: « Une femme se met à bâiller vis-à-vis du malade, d'une manière extraordinaire, ouvrant continuellement une grande bouche, action qui est toujours accompagnée de grimaces à faire peur, d'autant plus que cette femme est choisie entre les plus vieilles et les plus laides ; le malade bâille à son tour en regardant la vieille. Ensuite cette femme applique au malade un parfum composé d'encens mêlé avec de l'ail, du sel, du laurier et du romarin, et finit par cracher trois fois sur son pied. Il faut répéter trois jours de suite la même cérémonie. Alors on prétend que la vieille a attiré à soi tout le mal et, en le faisant accroire, elle exige son paiement et va tâcher de se guérir elle-même de son mal qui ne vient que du défaut d'exercice. »

Simulation de hernies par piqûres d'abeilles pour échapper à la conscription : rien dans les efforts de toux ; deux points noirs avec aiguillons oubliés parfois et bordés d'une ligne jaunâtre dentelée.

Accès de nerfs dans le coït. —«Plusieurs dames font les esvanouyes et se pasment dans ces doux altères de plaisir, mais assez aisément pourtant retournent à soy-mesmes : plusieurs, quand elles sont là, s'écrient : « Hélas ! je me meurs ! » et se laissent aller comme du tout immobiles et insensibles. D'autres raidissent et tendent si violemment leurs nerfs, artères et membres, qu'ils engendrent la goutecrampe ; d'autres font peter leurs os, comme si on leur rhabillait de quelque rompure. J'ay ouy parler d'une, à propos de ses esvanouissements, qu'ainsi que son amoureux la maniait dessus un coffre, que quand ce fut à la douce fin, elle se pasma de telle façon qu'elle se laissa tomber derrière le coffre à jambes ribaudaines et s'engagea tellement entre le coffre et la tapisserie de la muraille, qu'ainsi qu'elle s'efforçait à s'en dégager et que son amy lui aidait, entra quelque compagnie qui la surprit faisant ainsi l'arbre fourchu. Une autre ainsi que son ami la tenait embrassée et investie sur le bord de son lit; quand ce vint sur la douce fin qu'il eut achevé et que par trop il s'étendait, le pied lui glissa, et tomba du nez, de la bouche et du menton sur le cas de sa maîtresse, qui venait fraîchement d'être barbouillée de son... bouillon, que vous eussiez dit qu'il vénait de frais de savoner sa barbe .»

Cocuage et Jalousie

Le cocuage n'étant rien
Qu'une douleur imaginaire,
Il ne vous fait ni mal ni bien
Quand on vous en fait un mystère;
Et de cette façon, je tiens qu'il est plus doux
D'être cocu qu'étre jaloux.

Voir les remèdes contre le cocuage, p. 18².

La Mélancolie « est une humeur noire qui nous ronge le cœur ; la joie, au contraire, est un bien précieux et salutaire ; rien n'est si sain que de rire. Caton lui-même aimait la galté et l'allait chercher à la taverne. Ce philosophe n'aurait pas eu la folie de se faire mourir s'il eût eu ce jour-là une bouteille ou deux de bon vin sur l'estomac et une demoiselle à ses côtés. Un homme joyeux est presque sûr de vivre longues années ». — Elle tient d'ordinaire à la continence (p. 102) ou à la constipation (p. 86¹).

La Jalousie. — « L'amour subsiste longtemps, lorsqu'il est nourri par la jalousie : voulez-vous le bannir, bannissez-en la défiance. »

Les maux les plus cruels ne sont que des chansons
Près de ceux qu'aux maris cause la jalousie.
Figurez-vous un fou chez qui tous les soupçons
    Sont bienvenus, quoi qu'on lui die.
Il n'a pas un moment de repos en sa vie.....
Le moindre bruit éveille un mari soupçonneux :
Qu'à l'entour de sa femme une mouche bourdonne,
    C'est cocuage qu'en personne
    Il a vu de ses propres yeux...
Pauvres gens, dites-moi qu'est-ce que cocuage?
    Quel tort vous fait-il, quel dommage?...
    En mettez-vous votre bonnet
    Moins aisément que de coutume?
    Cela s'en va-il pas tout net?...
Eh bien, l'honneur, l'honneur, je n'entends que ce mot.
Apprenez qu'à Paris, ce n'est pas comme à Rome,
Le cocu qui s'afflige, y passe pour un sot ;
Et le cocu qui rit, pour un fort honnête homme.
Quand on prend comme il faut cet accident fatal,
    Cocuage n'est point un mal!

La Fontaine.

« Vous ne sçavez pas non plus si le cocquaige n'est pas ung bon hazard, producteur de cervelles bien guarnies et mieulx faites que toutes aultres. Cherchez donc mieux que des ventositez sous le ciel »   BALZAC.

Aussi :   Vieux galants qui craignez d'apprendre
             Quel est votre sort,
       Voulez-vous ne jamais surprendre
             Vos belles en tort ?
       Quand vous rentrez, frappez bien fort ;
       L'amant s'échappe sans esclandre,
       Et sans soupçon votre œil s'endort.
       Amants qui près de votre belle
             Guettez le moment,
       Quand l'époux ronfle à côté d'elle
             Conjugalement,
       Il faut frapper tout doucement :
       Qui rend une femme infidèle,
       Doit le faire au moins décemment.
                      DÉSAUGIERS.

« La jalousie, dit Diderot, est la passion d'un animal indigent et avare qu craint de manquer ; sentiment injuste de l'homme ; conséquences de nos fausses mœurs et d'un droit de propriété étendu sur un objet sentant, pensant, voulant et libre. »

Insouciance et folie amoureuses. — « Mais luy toujours
pensant à elle, négligeant ses plaids, ses cliens, ses voleries et
tout, il allait par le palais comme un avare qui quert un bien
perdu, soucieux, songe-creux, même qu'un jour il compissa la
robe d'un conseiller, croyant être jouxte le mur où les avocats
vuydent leurs causes. »

Balzac.

— Las ! mon père, la voulenté de Dieu est-elle que ie meure !
ou que, de saige et saine compréhension, ie soys brouillée de cervelle ! De ce, il y ha grant dangier. Ores que, en moy, les choses
s'esmeuvent et s'entrechauffent, ie ne suis plus en mon sens, ne
me soulcie de rien, et pour aller à homme, saulteroys par-dessus
les murs, iroys à travers champs, sans vergongne, et mettroys
tout en descombres, pour seulement veoir ce qui ardoyt si fort
au moyne des Carneaux. Et, pendant ces raiges qui me labourent
et me picquotent l'âme et le corps, il n'y ha Dieu, ni diables ; ie
trespigne, ie cours, ie romproys les buyes, les poteries, l'autru-
cherie, basse-court, mesnaige et tout, tant que ie ne sçauroys
vous dire. Mais ie n'ose vous advouer tous mes meschiefs, pour
ce que en en parlant i'en ay l'eaue en la bouche, et la chouse que
Dieu me mauldisse, me desmange trez-bien... Que la follie me
happe et me picque, et occise ma vertu. Hein ! Dieu, qui m'aura
chevillé ceste grant amour au corps, me damnera-t-il ?...

Sur ce proupos, ce feut le prebstre qui se gratta l'aureille, tout
esbahy des lamentations, profundes sapiences, controverses et
intelligences, qu'ung pucelaige secrétoyt.

— Ma fille, dit-il, Dieu nous ha distinguez des bestes, et faict
ung paradiz à gaignér ; et, pour ce, nous donna la raison, qui est
ung gouvernail à nous diriger contre la tempeste de nos ambi-
tieux dezirs... Et il y a manière de transborder son engin en sa
cervelle, par ieusne, labeurs excessifs et aultres saigesses... Et
au lieu de petiller et fretiller comme une marmotte deschaisnée,
il faut prier la Vierge, se couchier sur la dure, raccoustrer vostre
mesnaige, et non faire de l'oysiveté...

— Eh ! mon père, quand, à l'ecclise, ie suis en ma chaire, ie ne vois ni prebstre, ni autel, ains l'enfant Jesus qui me remet la chouse en goust. Mais, pour finer, si la teste me tourne et que, mon entendoire dévallée, ie soys dans les gluaux de l'amour...

— Si telle vous estiez, dit imprudemment l'abbé, vous seriez dans le cas de saincte Lidoire, laquelle dormant un jour bien fort, les iambes de cy, de là, par ung moment de grant chaleur, et vestue de légier, feut approchée par ung ieune homme, plein de mauvaisetié, qui, de pied coy, l'enchargea d'ung enfant; et comme ce maltalent ladicte saincte feut de tout point ignorante, et bien surprinse d'accouchier, croyant que l'enflure de sa bourse estoyt une griefve maladie, elle en feit pénitence comme d'un péché véniel, veu qu'elle n'avoyt perceu aulcune liesse de ce maulvais coup, suyvant la déclaration du meschant homme, lequel dit. sur l'eschaffaud où il feut deffaict, que la saincte n'avoyt auculnement bougé...

— Oh! mon père, dit-elle, soyez seur que ie ne bougeroys pas plus qu'elle!

BALZAC.

Coliques par indigestion. — Aussi, tant fut embarqué de victuailles, tant fut sucé de flacons et ruyné de ragousts que les trongnes des convives se cardinalisèrent et leurs pourpoints firent mine de crever, veu que tous estoyent bourrez comme cervelas de Troyes, depuis l'entonnoir jusques à la bonde de leurs panses. Rentrez dedans la salle, ils tressuoyent desja, souffloyent et commencoyent à mauldire leurs franches lippées. Le Roy (Louis XI) feit le silencieux. Ung chascun se tut d'autant plus voluntiers que toutes leurs forces estoyent bandées à faire la décoction intestine de ces platées confltes en leur estomach, lesquelles se tassoyent et gargouilloient très fort. L'ung disait à part luy : « J'ay esté déraisonnable de mangier de cette saulce. » L'autre se grondoyt d'avoir thézaurisé d'un plat d'anguilles arrangées avecques des câpres. Cettuy-là pensoyt en luy-mesme : « Oh, oh, l'andouille me cherche chicuane. » Le cardinal, qui estoyt le plus ventru d'eulx tous, siftloyt par les narines comme ung cheval effrayé. Ce feut luy qui premier feut contrainct de donner yssue à ung notable rot ; et lors il eust bien voulu estre en Allemaigne, où l'on vous salue à ce subject ; car entendant ce langaige gastréiforme, le Roy resguarda le cardinal en fronssant les sourcils. « Qu'est-ce à dire ? feit-il. Suis-je donc un simple clercq ? » Ceci fut entendu avec terreur, pource que d'ordinaire le Roy faisoyt grand estat d'ung rot bien poulsé. Ses aultres convives se délibérèrent de résoudre aultrement les vapeurs qui grenouilloyent desjà dans leurs cornues pancréatiques. Tous les convives en estoyent à ne scavoir comment arrester le mouvement du bran, auquel la nature ha donné, encore mieulx qu'à l'eau, la vertu de tendre à un certain niveau. Leurs dites substances se modifloyent et couloyent en travaillant, comme ces insectes qui demandent à yssir de leurs cocquons, faisant raige, tormentant et mécognoissant la maiesté royale : car rien n'est ignorant, insolent comme ces maudits objeis et sont importuns comme tous les détenus auxquels on doit la liberté. Aussi glissaient-ils à tout propos comme anguilles hors d'un filet ; et ung chacun avait besoin de grands efforts et sciences pour ne point se couchier devant le Roy. Loys unze print beaucoup de plaisir à interroger ses hôtes, et se plut beaucoup aux vicissitudes de leurs physionomies sur lesquelles se réflétoyent les grimaces breneuses de leurs fronssures. Le conseiller de justice dit à Olivier : Je donneroys bien mon office pour être au clos Bruneau environ un demi-septier de minutes. — Oh, il n'y a pas de jouissance qui vaille un bon caz. Et d'aujourd'hui je ne suis plus étonné des sempiternelles chieures de mouche, respondit le barbier. Le cardinal, cuydant que la dame avoyt obtenu quittance en la court des comptes, laissa le flocquard de son cordon aux mains du Roy en faisant un hault-le-corps comme s'il avoyt oublié de dire ses prières et se dirigea vers la porte. « Qu'avez-vous, monsieur le cardinal ? dit le Roy. — Pasques Dieu ! ce que j'ay. Il paroist que tout est de grand mesure chez vous, Sire ! »

Le cardinal s'évada, laissant les aultres estonnez de sa subtilité. Il marcha glorieusement vers la chambre basse, en laschant un petit les cordons de sa bourse ; mais quand il ouvrit la benoiste huysserie, il treuva la dame (1) en fonctions sur la chaire comme ung pape en train d'être sacré. Lors, rengainant son fruit mûr, il descendit la vis pour aller au jardin. Cependant, aux dernières marches, l'aboyement des chiens le mit en grand peur d'être mordu à ung de ses précieux hémisphères ; et ne sachant où se délivrer de ses produits chimiques, il revint en la salle, tout frissonnant comme un homme qui ha esté à l'aër. Les aultres voyant rentrer ledit cardinal, cuydèrent qu'il avoyt vuidé ses réservoirs naturels et desgraissé ses boyaux ecclésiastiques et le cuydèrent bien heureux. Aussy le barbier se leva-t-il vitement comme pour inventorier les tapisseries et compter les solives, mais gaigna avant qui que ce feust la porte, et desserant son sphincter par advance, il fredonna un refrain en allant au retrait.

Arrivé là force luy feut comme à La Balue de murmurer des paroles d'excuses à ceste breneuse éternelle, en fermant l'huys avec autant de promptitude qu'il l'avoyt ouvert. Puis revint

(1) C'était un mannequin. — Aux aliments, Nicole avait fait mettre des drogues laxatives.

avec son arrière-faix de molécules agrégées qui encembroyent ses conduits intimes. Ainsi feirent processionnellement les convives sans pouvoir se délibérer du plus de leurs sauces et se retreuvèrent bientost tous en présence de Loys unze aussy empeschez qu'auparavant et se regardèrent avec intelligence, en se comprenant du cul mieux qu'ils ne se comprirent jamais de bouche ; car jamais il n'y a d'équivoque dans les transactions des parties naturelles et tout y est rationnel, de facile entendement vu que c'est une science que nous apprenons en naissant. « Je cuyde, dit le cardinal au barbier, que cette dame flantera jusques à demain. Qu'a donc eu la Beaupertuys d'inviter ici une telle diarrhéique ? — Voilà une heure qu'elle travaille à ce que je ferais en un pouce de temps. Que les fièvres la prennent ! » s'écria Olivier le Daim.

Tous ces courtizans entrepruis de coliques piétinaient pour faire patienter leurs matières importunes, lorsque ladite dame reparut en la salle. Croyez qu'ils la treuvèrent belle, gracieuse et l'auroient bien baisée là où leur demangeoit si fort : et jamais ne saluèrent le jour avec plus de faveur que cette dame libératrice de leurs pauvres ventres infortunés.

La Balue se leva. Les autres cédèrent, par honneur, estime et révérence de i'Ecclise, la place au clergié. Puis prenant patience, ils continuèrent à faire des grimaces, dont le Roy riait en lui-même avec Nicole qui l'aidait à couper la respiration à ces dévoyez. Le bon capitaine écossais qui avait plus que tous les autres mangé d'un metz auquel le cuisinier mit une poudre de vertu laxative, embrena son hault de chausses en cuydant ne laschier qu'un legier pet. Il s'en alla honteux dans un coin, espérant que devant le Roy, la chose serait assez sage pour ne rien sentir. En ce moment le cardinal revint horrifiquement matagrabolizé parce qu'il avoyt treuvé la Beaupertuys sur le siège épiscopal. Ores, dans son torment ne sachant si elle estoyt en la salle, il revint et fit ung Oh ! diabolique en la voyant près de son maître.

— Qu'est cecy ? demanda le Roy en regardant le prêtre à lui donner la fièvre. — Sire dit, insolemment La Balue, les chouses du purgatoire sont de mon ministère et je dois vous dire qu'il y a de la sorcellerie dans cette maison. — Ah ! petit prêtre, tu veux plaisanter avec moi, dit le Roy. A ces paroles, les assistants ne surent plus distinguer leurs chausses de leur doublure et se couchièrent de peur, à se rompre la gorge. — Oh ! me manquez-vous de respect ? dit le Roy, qui les feit blesmir. Holà, Tristan, mon compère, cria Loys unze par la fenestre en la levant soudain, monte icy ! Le grand prevost de l'hôtel ne tarda point à paroistre et comme ces seigneurs estoyent tous gens de rien, eslevez par la faveur du Roy, Loys unze, par un temps de cholicque, pouvoyt les dissoudre à son gré de sorte que, hormis le cardinal, qui se fioyt sur sa soutane, Tristan les trouva tous roides et pantois. — Conduis ces messieurs au prétoire, sur le Mail, mon compère ; ils se sont embrénis à trop manger. — Suis-je pas une bonne raillarde ? luy dit Nicole. — La farce est bonne mais horde en diable, respondit-il en riant. — Ce mot royal feit connaître aux courtizans que le Roy n'avait pas voulu jouer cette foys avec leur tête, ce dont ils bénirent le ciel. Ce monarque aimait fort ces salauderies. Ce ne estoyt point d'un méchant homme, comme le dirent les convives en se mettant à l'aise au bord du Mail, avec Tristan qui en bon français leur tint compagnie et les escorta chez eux. Voilà pourquoi depuis oncques ne faillirent les bourgeois de Tours à couchier le Mail du Chardonneret, vu que les gens de la court y avaient été.

BALZAC.

Grossesse extra-utérine. — Il vient de se passer à Saumur (Maine-et-Loire) une petite aventure qui ne manque pas d'un certain relief.

Un certain soir, une jeune dame bien nippée, mise comme les belles madames du grand monde quand elles vont à la messe, et accompagnée de 2 beaux mècieu, bien frigants, se présentait dans un grand hôtel de la ville et s'installait dans la plus belle chambre de l'établissement.

Cette belle dame aux formes arrondies et mamelonnées paraissait être dedans une position intéressante bigrement avancée car, à peine dans sa chambre, elle fut prise de douleurs et ses deux compagnons l'installèrent sur un lit avec mille précautions. Nom d'un boudin ! le mal ne faisait qu'aller en augmentant, les douleurs se succédaient. Bref, on sonna les domestiques, bientôt tout l'hôtel fut sens dessus dessous et pendant qu'une bonne prodiguait de douces frictions à la malade, une autre courait ventre à terre chercher une sage-femme.

Bientôt, toute la ville de Saumur connut la nouvelle. Quelle était cette étrangère ? disaient les badauds. Les uns affirmaient que c'était une grande princesse qui en revenant d'un pélerinage à Lourdes, s'était trouvée indisposée ! — La grâce l'a touchée, disaient les autres, vous verrez que la sainte vierge permettra qu'elle enfante sans douleur !

Pendant ce temps, les douleurs de l'étrangère devenaient plus embistrouilleuses, ses nobles compagnons étaient anxieux. Enfin, on entend les pas d'un cheval, c'est la sage-femme. Bonne Ste-Vierge, il était temps ! vivement, celle-ci se débarrassa de ses vêtements et s'approcha du lit où la jeune dame se tordait dans les dernières douleurs.

Vite, du fil, des ciseaux et de l'huile d'olive ! s'écria la sage-femme, puis après s'être barbouillé les doigts, elle se mettait en devoir de farfouiller son ministère, lorsque soudain elle rencontra dessous sa main un appendice qu'en semblable circonstance elle n'avait pas l'habitude de trouver là. Epouvantée, la sage-femme récula. Sapré màtin ! y avait de quoi — les témoins de cette petite scène rigolaient comme des baleines ; y a que la pauvre sage-femme qui était bien embistrouillée de cette affreuse plaisanterie. Tout le monde dedans lhotel s'était aussi laissé prendre à cette farce dont le héros était, nous dit-on, un jeune officier de cavalerie qui s'était empenaillé en femme à la suite d'un pari. — Enfin, tout s'est passé pour le mieux, on fit forcé excuses à la sage-femme, qui quoique femme d'esprit a trouve que la farce était un peu trop raide. (BERLURON.)

REMÈDES CONTRE LE COCUAGE

L'emprisonnement des femmes chez les Orientaux. (Voir p.

L'infibulation chez les Indiens.—Elle consiste à leur passer un anneau en métal à travers les grandes lèvres de façon à rendre toute introduction impossible.

L'anneau d'Hans Carvel :

> Une nuit qu'ayant tenu table
> Et bu force bon vin nouveau
> Carvel ronflait près de Barbeau,
> Il lui fut avis que le diable
> Lui mettait au doigt un anneau,
> Qu'il lui disait : « Je sais la peine
> Qui te tourmente et qui te gêne,
> Carvel, pitié j'ai de ton cas ;
> Tiens cette bague et ne la lâches ;
> Car tandis qu'au doigt tu l'auras
> Ce que tu crains, point ne seras,
> Point ne seras sans que le saches...
> Là-dessus achevant son somme,
> Et les yeux encore aggravés,
> Il se trouva que le bonhomme
> Avait le doigt... où vous savez.

LA FONTAINE.

Les ceintures de chasteté en Italie, Espagne, Portugal, France... — « Un mari commanda pour sa femme un brayer à cadenas, et l'imposa de force à sa chaste moitié, qui dépitée du procédé prit l'empreinte de la clef, en fit fabriquer une semblable et perdit sa vertu. »

Infibulation. — « Les religieux turcs Calenders se passaient à travers les lèvres de l'orifice préputial un anneau de fer qui les obligeait à la continence. De même, à Rome, on appliquait l'infibulation (de fibula, boucle) aux jeunes gens pour empêcher la masturbation et le coït prématuré, aux gladiateurs et aux chanteurs pour conserver leur vigueur et leur voix. Les dames romaines étaient, paraît-il, très friandes des acteurs et tenaient beaucoup à les défibuler dans l'espoir, dit Broca, de recueillir tous les profits de la continence longue et forcée qui leur était imposée. Elles faisaient aussi infibuler leurs esclaves pour être assurées qu'ils ne se fatigueraient pas avec d'autres femmes. Voici, d'après Celse, le mode opératoire de cette pratique singulière : « On perce le prépuce avec une aiguille chargée d'un fil, on noue ensuite les deux bouts de ce fil qu'on a soin de mouvoir tous les jours jusqu'à ce que les bords des trous qu'on a ouverts soient cicatrisés. Alors on ôte le fil qu'on remplace par une boucle qui sera d'autant meilleure qu'elle sera plus légère. » Dans l'Inde et dans quelques contrées d'Afrique, la Nubie, par exemple, on a coutume de préserver les jeunes filles d'une défloration trop précoce en cousant leurs grandes lèvres ou en passant entre ces replis un anneau infibulateur semblable à celui des Calenders turcs. Au moyen-âge, des seigneurs défiants avaient recours à un autre moyen, non moins barbare, pour s'assurer de la fidélité de leurs femmes : ils cadenassaient leurs organes sexuels à l'aide d'une « ceinture de chasteté » dont on peut voir un spécimen aux musées de Cluny et de St-Germain. Encore aujourd'hui le Musulman qui part en voyage a soin de se prémunir contre les dangers de l'absence. Il se contente du cadenas si le voyage est court, et de la fibule s'il est long. Le docteur Caffe a préconisé l'infibulation pour les filles atteintes de crétinisme afin d'empêcher leur reproduction. Aran employait le même procédé contre la chute de la matrice. »

Witkowski (Générat. hum.).

Le Bât..— Un peintre était, qui, jaloux de sa femme
Allant aux champs, lui peignit un baudet
Sur le nombril, en guise de cachet.
Un sien confrère amoureux de la dame
La va trouver, et l'âne efface net
Dieu sait comment ; puis un autre en remet
Au même endroit. Ainsi que l'on peut croire,
A celui-ci par faute de mémoire
Il mit un bât ; l'autre n'en avait point.
L'époux revient, veut s'éclaircir du point :
« Voyez, mon fils, dit la bonne commère,
L'âne est témoin de ma fidélité.
— Diantre, soit fait, dit l'époux en colère,
Et du témoin, et de qui l'a bâté. »

La Fontaine.

Ceintures. — « Du temps du roy Henry, un quincailléur apporta une douzaine de certains engins à la foire de St-Germain pour brider le cas des femmes, qui estaient faits de fer et ceinturaient comme une ceinture et venaient à prendre par le bas et se fermer à clef ; si subtilement faits qu'il n'estait pas possible que la femme, en étant bridée une fois, s'en put jamais prévaloir pour ce doux plaisir, n'ayant que quelques petits trous mênus pour servir à pisser. Aussi elles purent bien dire : « Adieu, bon temps ». Si y en eut-il une qui s'avisa de s'accoster d'un serrurier fort subtil en son art à qui ayant montré le dit engin et le sien, son mary étant aux champs, il lui forgea une fausse clef que la femme fermait et ouvrait à toute heure.

MALADIES DE LA VERGE & DE L'URÉTHRE

Phimosis & Paraphimosis

Rétrécissement de l'ouverture antérieure du prépuce **en avant** (*phimosis*) ou en arrière du gland (*paraphimosis*) empêchant la sortie ou la rentrée du gland.

Le **paraphimosis** étrangle le gland, d'où : douleur, inflammation et parfois gangrène. *Réduction :* on prend la verge de la main gauche en cherchant à ramener le prépuce en avant, et on refoule le gland avec le pouce de la main droite.

Le **phimosis** est congénital ou accidentel (suite d'inflammation ou de chancres). Parfois le prépuce forme **un** conduit au-devant du gland ou s'accole à lui par du tissu cicatriciel. Parfois l'orifice est si étroit que l'urine arrêtée dans la poche préputiale l'irrite et y dépose des sédiments calculeux. Une matière caséeuse infecte et douloureuse s'y amasse aussi et l'enflamme. Le coït est douloureux **avec** déchirures.

Traitement. — Dilatation, incision, excision...

POSTHITE, BALANITE, BALANO-POSTHITE

Inflammation du prépuce (*posthite*) et du gland (*balanite*) ou des deux (*balano-posthite*), par suite de phimosis, de coït avec une femme affectée de vaginité, ou par malpropreté de certains sujets.

TUMEURS DU PÉNIS (cancer et végétations)

Végétations. — Saillies (non syphilitiques) de forme variée (crêtes de coq, choux-fleurs, framboises) siégeant sur le prépuce et le gland, et analogues aux verrues et poireaux (masse de tissu conjonctif et d'épithélium remplie de vaisseaux). Elles sont dues à des irritations (contact répété du liquide de la leucorrhée, blennorrhagie, vaginité ou chancre et du cérumen en excès). Ces petites tumeurs acquièrent parfois vite un grand volume et s'ulcèrent en simulant un cancroïde.

Traitement. — Soins de propreté (lavages). Si elles sont pédiculées, on les excise avec une partie du tissu sain (crainte de récidive). Si elles sont volumineuses, on emploie l'écraseur linéaire (crainte d'hémorrhagie).

Cancer du pénis (tumeur de la variété épithéliale). — Débute par la peau de la vergé (prépuce) ou le gland. Elle s'accroît vite, s'arrête un moment au niveau de l'enveloppe fibreuse des corps caverneux et envahit ceux-ci. Souvent : rétention d'urine due à l'oblitération du méat par la tumeur, ou à l'aplatissement du canal.

Traitement. — Amputation rapide dans les tissus sains.

CIRCONCISION

« Les femmes, au commencement du monde ou peu après, ensemble conspirarent escorcher les hommes touts vifs, parce que sus elles maistriser vouloient en touts lieux. Et fut cestui decret promis, confermé et juré entr'elles par le sainct sangbregoi. Mais, ô vaines entreprinses des femmes ! Elles commencearent escorcher l'homme, ou gluber, comme le nomme Catulle, par la partie qui plus leur haite : c'est le membre nerveux, caverneux. Plus de six mille ans ha, et toutesfois jusques à présent n'en ont escorché que la teste. Dont par fin despit, les Juifs eulx-mesmes en circoncision se le coupent et retaillent, mieulx aimants estre dicts recutits et retaillats maranes, que escorchés par femmes, comme les aultres nations. Ma femme, non dégénérante de ceste commune entreprinse, me l'escorchera, s'il ne l'est. J'y consens de franc vouloir, mais non tout : je vous en asseure, mon bon roi.

La **circoncision** (de *circum* autour, *cœdere* couper) consiste à retrancher circulairement une portion du prépuce chez les enfants nouveau-nés; coutume qui paraît avoir eu pour but, chez les Egyptiens, les Hébreux et les Musulmans, d'empêcher l'accumulation de la matière sébacée sécrétée à la base du gland. On pratique sur les filles dans certaines contrées de l'Afrique une opération analogue consistant à exciser une portion des petites lèvres de la vulve qui prennent quelquefois dans ces climats, un accroissement démesuré. Chez les Bosjemans (Afrique) elles acquièrent des dimensions telles qu'elles descendent parfois jusqu'aux genoux et forment un repli muqueux d'un brun forcé. Léon l'Africain rapporte que de son temps des hommes faisaient déjà métier de circonscrire les femmes et parcouraient les rues en criant: « Qui veut se faire couper ?»(Voir Tablier des Hottentotes, p. 756). L'hypertrophie des petites lèvres s'observe encore dans l'éléphantiasis de la vulve. La circoncision est en certains cas une opération chirurgicale nécessitée par des affections du pénis ou du prépuce telles que le phimosis et le paraphimosis. (p. 20.)

Opération. — « 1º *Procédé de Mayerne.* » On retire la peau du prépuce en arrière, en attirant en avant sa muqueuse autant que possible ; en cet état on applique sur le prépuce, en avant du gland, des pinces à anneaux, et d'un coup de bistouri, on coupe tout ce qui dépasse de ces pinces en avant. Guillemeau qui rapporte ce procédé, ajoute qu'on peut remplacer les pinces par deux petits casseaux serrés sur le prépuce et liés aux deux extrémités.

Lisfranc faisait saisir le bord libre du prépuce à l'aide de plusieurs pinces, pour attirer également la peau et la muqueuse en avant ; puis il plaçait en travers la pince à anneaux, et opérait la section d'un coup de ciseaux.

Toutes ces façons de faire exposent à laisser la muqueuse plus longue que la peau et trop étroitement appliquée sur le gland ; on néglige aussi le frein, qui est généralement trop serré dans le phimosis. Ricord a ainsi formulé et complété le procédé.

Procédé de Ricord. — L'opération est divisée en trois temps. Dans le premier temps, on tire le prépuce en avant ; on trace, avec de l'encre ou du nitrate d'argent, la ligne sur laquelle on veut inciser : puis on abandonne le prépuce à lui même. Par là on s'assure du retrait qu'il éprouvera après la section, et si la ligne fixée se trouve trop en avant ou trop en arrière de la couronne du gland, on en trace une autre au point convenable.

Dans le second temps, on ramène le prépuce en avant, on place immédiatement derrière la ligne tracée des pinces à anneaux, et l'on coupe au-devant d'elles tout ce qui les dépasse.

Le troisième temps a pour objet d'emporter un excès restant de la membrane muqueuse ; on saisit donc le bord de cette membrane au milieu de sa partie supérieure ; on la fend d'un coup de ciseaux jusqu'au niveau de la peau : on l'ébarbe de chaque côté, et l'on détache le frein.

[Je pratique la circoncision de la manière suivantes : la peau de la verge étant légèrement tirée en arrière, une des branches d'une pince à griffes est indroduite par l'ouverture préputiale et enfoncée assez loin en arrière afin de saisir en même temps la muqueuse et la peau. Cela fait, je place en arrière de la pince, t en avant du gland qu'elle refoule, une pince formée de deux branches parallèles. Les branches ne sont pas pleines, nais creuées à jour d'une rainuré assez large pour laisser passer la lame u bistouri. Les deux branches dont les bords constituent ette rainure n'ont pas la même épaisseur ; celle qui répond du ôté du gland est lisse et bien moins épaisse, afin que la partie u prépuce qui ne doit pas être enlevée ne soit pas trop serrée ntre les mors de l'instrument et que la pression porte surtout ur la partie qui doit être retranchée. Cette disposition des mors st représentée en coupe au bas de la fig. 601.

Le prépuce étant donc tiré en avant par les pinces à griffes, 'applique la pince en avant du gland, je serre fortement les mors, uis je passe entre le gland et la pince et à travers tout le préuce deux ou trois fils d'argent auxquels je laisse une assez rande longueur (fig 600). Engageant le bistouri d ns la rainure es mors de la pince, je coupe le prépuce (fig. 601), j'enlève la ince, je tire le prépuce en arrière, et j'ai alors en avant du land deux ou trois fils (fig. 602) qu'il suffit de séparer à leur artie moyenne, au niveau du gland (fig. 603) pour avoir six oints de suture passés avec trois piqûres d'aiguille seulement. l reste toujours une petite couronne de muqueuse préputiale on coupée ; si elle est étroite on peut la sectionner d'un coup e ciseaux d'avant en arrière jusqu'à la couronne et la rabattre, ais le plus ordinairement, comme l'anneau constricteur est au ommet du prépuce, on peut se contenter de rabattre ce lambeau e prépuce, lequel reproduit une sorte de court prépuce normal, t l'application de la muqueuse sur la peau se fait d'ordinaire si ien que dans la plupart de ces cas les points de suture sont utiles.

Dr L. Le Fort.

CHANCRES

« Il l'accrocha par la braguette, toutefoys ce
luy feut un grandheur, cas il luy perça une
bosse chancreuse qui le martyrisait depuis
longtemps. »

RABELAIS.

Les **chancres** ou ulcérations primitives par contagion vé-
nérienne (ou inoculation) sont *mous* (simples) ou *indurés* (syphilitiques, infectants ou de la vérole) (1); ils tirent leur nom
de leur base qui est molle ou indurée. Ils débutent par une
vésico-pustule passant le plus souvent inaperçue. Les chan-

(1) Les chancres *volants* sont des excoriations superficielles passa-
gères, le plus souvent herpétiques, dues à l'irritation du pénis.

cres se montrent de quelques jours à un septénaire après le contact. Ordinairement c'est une petite ulcération qu'on voit comme un symptôme initial.

Quand on inocule le pus du *chancre mou* avec une aiguille on voit :

1er jour : petite aréole inflammatoire autour de la piqûre.
2e   »   papule (bouton plein) à croûte sanguine et aréole.
3e   »   vésicule centrale, jaunâtre, à sérosité louche.
4e   »   pustule (analogue à celle d'ecthyma) de 3 à 4^{mm}.
5e   »   rupture ; le pus s'écoule, le derme est ulcéré.
Jours suivants : l'ulcération se creuse et s'élargit ; bords à pic, fond grisâtre à pseudo-membrane assez adhérente.

Enfin, cicatrisation au bout de quelques semaines.

Le *chancre mou* a trois périodes : 1° *Progrès :* l'ulcération se creuse et s'étend. Le 7e jour elle a 1 cent. ; le 14e elle en a 2 et s'arrête, mais peut grandir encore. 2° *État :* stationnaire pendant quelques jours, souvent deux ou trois semaines, parfois en dépit de tout traitement. 3° *Cicatrisation :* la pulpe qui recouvrait le fond de l'ulcère tombe ; le fond devient rougeâtre et se comble ; les bords se régularisent, la sécrétion purulente cesse et la cicatrisation se fait.

Le chancre mou dure de quelques semaines à plusieurs mois ; il est peu douloureux et guérit, d'ordinaire, avec cicatrice sans induration.

Chancre mou.

Inoculable et sur le malade même(1)(d'où parfois sa multiplicité, et symétrie dans rainure interfessière, fente vulvaire, et doigts).

Ulcération arrondie, profonde, à bords perpendicu-

Chancre induré.

Inoculable, mais mou sur le malade même (en général unique).

Ulcération arrondie superficielle (comme si on avait

(1) Aussi dans les cas douteux : auto-inoculation du malade.

laires (à l'emporte-pièce); à fond recouvert d'une pseudo-membrane gris jaunâtre.

Pus abondant (comme celui d'une plaie suppurante simple).

Il siège sur une *base molle* (parfois induration inflammatoire ou médicamenteuse (1) rouge, perdue insensiblement dans les tissus et d'une dureté analogue à celle qui entoure les phlegmons.

Accidents locaux seulement, sans gravité, sauf parfois les complications.

Parfois, lymphangite et adénite ou *bubon chancreux,* ne ressemblant ni au bubon simple de la blennorrhagie, ni à l'adénopathie syphilitique, il siège aux ganglions inguinaux superficiels ; son pus est inoculable et donne un chancre mou. Quand il s'ouvre, l'ouverture a les caractères de l'ulcération chancreuse. Il est monoganglionnaire.

enlevé une partie des tissus vivants en dédolant).

Sérosité peu abondante.

Repose sur une *base indurée* (2) située au-dessous et autour du chancre qu'elle soulève d'ordinaire. Induration blanchâtre, bien tranchée et cartilagineuse au tact.

Accidents locaux et généraux (secondaires et tertiaires, ou vérole).

Adénopathie, ou induration et tuméfaction des ganglions inguinaux du côté correspondant (8 à 10 jours après l'apparition du chancre), sans symptômes inflammatoires ; les glandes engorgées indurées sont prises par groupes (pléiades ganglionnaires) ; elles roulent sous le doigt et suppurent rarement ; leur pus n'est pas inoculable. La tuméfaction ganglionnaire guérit spontanément.

(1) Par caustiques : acides, nitrate d'argent. Parfois des abcès et fusées purulentes.

(2) L'induration est formée d'un exsudat plastique renfermant un nombre considérable de corpuscules du tissu conjonctif; elle est constante d'après Ricord. Pour d'autres, elle ne l'est pas et peut être à

Traitement du chancre mou. —Soins de propreté et traitement tonique et reconstituant; caustique sulfo-carbonique (pâte demi-solide formée de poudre de charbon de bois ordinaire et d'acide sulfurique).

On en recouvre l'ulcère exactement et on applique de la ouate par-dessus pour protéger les parties voisines. Cette cautérisation est supportable. Quelque temps après, l'eschare tombe avec la pâte sèche, et il reste une plaie simple qui se cicatrise. — Le nitrate d'argent est faible. — Le fer rouge est bon, mais le mercure est détestable (calomel, onguent napolitain : ils étendent la plaie).

Traitement du chancre induré. —Soins de propreté; lavage au vin aromatique, application d'onguent napolitain ou de pommade au calomel. — Avec l'apparition des accidents secondaires : traitement mercuriel (voir : syphilis ou vérole).

Le chancre siège non-seulement à la vulve, mais encore à l'anus, à la mamelle, aux doigts, à la langue, et enfin à l'œil, ce qui est très-grave. « C'est, a dit Ricord, un accident qui ne saute que rarement aux yeux; et ce n'est pas, dans tous les cas, celui qui rend le plus ordinairement l'*amour aveugle.* » Les modes de contagion sont : le jet de salive imprégné de pus contagieux, ou le contact du doigt maculé de pus virulent, ou enfin le baiser sur l'œil par une personne atteinte de plaques muqueuses buccales.

———

peine sensible. Le chancre induré et le mou sont sujets à l'inflammation, à la gangrène et au phagédénisme ou extension rapide de l'ulcération.

Echauffement du prépuce par malpropreté ou excès de frottement d'après ces vieux proverbes : « trop gratter cuit ; tant grate chèvre que mal cuit ; tant chauffe-t-on le fer qu'il rougit ; jeu qui trop dure ne vaut rien » L'échauffement n'est rien et disparaît par repos de l'organe et lavage à l'eau dégourdie. Il n'a rien de contagieux. *L'inflammation* a été étudiée p. 20 (posthite balanite...) ; p. 47 (abces de la grande lèvre...) et p. 85 (fissure anale chez les pédérastes...)

Blennorrhagie. — *Ecoulement purulent et contagieux de l'urèthre.*

On l'appelle aussi *uréthrite blennorrhagique, chaude pisse cuite, pisser des lames de rasoir, blennorrhée ou goutte militaire.* On l'appelle aussi parfois vérole bien qu'elle n'ait rien de commun avec elle. Ainsi Ronsard répondit à un ministre protestant qui lui reprochait ses débauches :

> Tu m'accuses, cafard, d'avoir eu la *vérole* :
> Un chaste prédicant de fait et de parole
> Ne devrait jamais dire un propos si vilain :
> Mais que sort-il du sac ? Cela dont il est plein.

De même Voltaire dit que quand trente mille hommes çombattent en bataille rangée contre des troupes égales en nombre, il y a environ vingt mille *vérolés* de chaque côté. La chaudepisse, les chancres et les parasites sont les principales plaies de la société.

Marche. Après incubation de 4 à 5 jours, parfois de plusieurs se.

maines, le mal s'annonce par de la cuisson au méat pendant la miction, ou par un écoulement plus ou moins abondant, avec douleur vive le long de l'urèthre, depuis le méat jusqu'au col vésical, douleur exaspérée par le passage de l'urine, les érections (de fréquence variable) et surtout l'éjaculation (avec sensation de déchirement). Cette douleur est tantôt nulle, tantôt si vive que le patient se cramponne à un meuble pendant la miction. Le méat rouge, saillant, un peu douloureux au toucher, suinte un pus jaunâtre, puis vert, tachant le linge, et qui, touchant le méat urinaire de la femme, lui donne la blennorrhagie (son contact accidentel avec la conjonctive y cause une ophthalmie blennorrhagique très-grave). Il n'y a pas deux blennorrhagies semblables. On constate l'écoulement en pressant la verge de bas en haut, et, chez la femme, en entrant le doigt dans le vagin et pressant, en ayant de haut en bas, le canal de l'urèthre : le linge verdit alors.

Durée. — De quelques jours à plusieurs mois.

Terminaison. — Guérison spontanée et rapide ; guérison lente ; blennorrhée ou goutte militaire caractérisée par une goutte de pus ou muco-pus à l'extrémité de l'urèthre (le matin au lever) due à une inflammation chronique située vers le bulbe, où siègent aussi les rétrécissements consécutifs assez fréquents.

Complications. — Nombreuses et fréquentes : 1° par propagation (balanite, posthite, balano-posthite, phimosis, paraphimosis, prostatite, vésiculite, épididymite, cystite, angio-lencite et adénite (bubon), épanchement plastiques, noyaux indurés des corps caverneux ; 2° par influence générale sur l'économie (arthrite blennorrhagique). D'après Ricord on peut attraper la blennorrhagie avec certaines « honnêtes » femmes, témoin cette plaisante recette pour attraper la chaude pisse : « Prenez un femme lymphatique, pâle et blonde, qu'elle soit leucorrhéique. Dinez de compagnie, commencez par les huîtres et continuez par les asperges.

Buvez sec et beaucoup . vins blancs, champagne, café et liqueurs, tout est bon. Dansez après votre repas. Buvez force bière dans la soirée. La nuit venue, conduisez-vous vaillamment. Deux ou trois rapports ne sont pas de trop, et mieux vaut davantage. Au réveil n'oubliez pas de prendre un bain chaud et prolongé. Ne négligez pas non plus de faire une injection. Ce programme rempli, si vous n'avez pas la chaude pisse, c'est qu'un dieu vous protége. » RICORD.

Traitement. — Rien à faire dans l'*état aigu* avec douleur, érections et complications inflammatoires : repos assis ou mieux couché, lotions à l'eau de guimauve ou de son, bains, et si les douleurs et tensions inflammatoires sont vives, sangsues au périné (8 à 10). Tisane ou limonade pour délayer l'urine qui alors irrite moins le canal. Pas de marche du moins sans suspensoir (petit sac en toile supportant les testicules crainte d'orchite (1). Ce sac est pendu à une ceinture faisant le tour du bassin (reliée à elle en arrière par deux lacets ou sous-cuisse). Conserver ses habitudes de régime ordinaire, mais pas de repas copieux ni de boissons trop excitantes (rien n'empêche de prendre du thé, café, vin à dose modérée). S'il y a constipation : lavements, laxatifs et purgatifs (sulfate de soude 30 à 40 grammes dans un verre d'eau). Bains de temps à autres. Contre les érections nocturnes douloureuses : saupoudrer le drap de camphre ; oindre la verge en se couchant avec de la pommade camphrée et prendre en même temps une de ces pilules.

Extrait thébaïque, 0.50 centigr. Camphre, 1 gr. m. pour 10 pilules.

Quand l'état aigu est apaisé, le méat moins enflammé et l'écoulement moins vert et parfois moindre, le patient continue les moyens de la période inflammatoire par pure pré-

---

(1) Orchite due à marche et à rétention du sperme. (Voir *Physiologie humoristique de la génération*).

cautiou, excepté la tisane. On peut prendre matin et soir une de ces pilules :

Poivre cubèbe 30 gr. ; poivre de cachou 3 gr. Limaille de fer 2 gr. Baume de copahu *q. s.* pour faire un opiathomogène qu'on peut durcir avec un peu de magnésie calcinée. On divise cette pâte en grosses pilules ou bols de 6 gr. chacun.

Enfin *injections* (pas dans l'état aigu) deux ou trois fois par jour avec du vin, de l'alcool étendu d'eau, du sous-nitrate de bismuth (n'agit que mécaniquement en recouvrant la muqueuse d'une couche de poudre. Il n'est pas douloureux). Enfin injection de Ricord :

1° Eau distillée 200 gr. ; sulfate de zinc et acétate de plomb *aa* 2 gr.

2° Eau distillée 200 gr. Sulfate de zinc 1 gr. Acétate de plomb 2 gr. Laudanum de Sydenham et teinture de cachou *aa* 4 gr.

En général, l'injection rappelle en partie l'état aigu . il faut persister.

RÉTRÉCISSEMENT DE L'URÈTHRE

1° Inflammatoire (par turgescence de la muqueuse enflammée)) 2° spasmodique (spasme du sphincter uréthral de la partie membraneuse); 3° symptomatique (par tumeur du voisinage); 4° organique ou rétrécissement vrai, permanent ou progressif.

Causes des rétrécissements organiques. — Presque exclusifs à l'homme (adolescence et âge adulte) : traumatisme de l'urèthre (plaies, contusions, déchirures par des calculs ou instruments); cautérisations, injections caustiques et surtout blénnorrhagie.

Une plaie de la muqueuse donne un tissu cicatriciel dont la rétraction amène un rétrécissement (une chute sur le périnée peut causer la rupture de la muqueuse, une hémor-

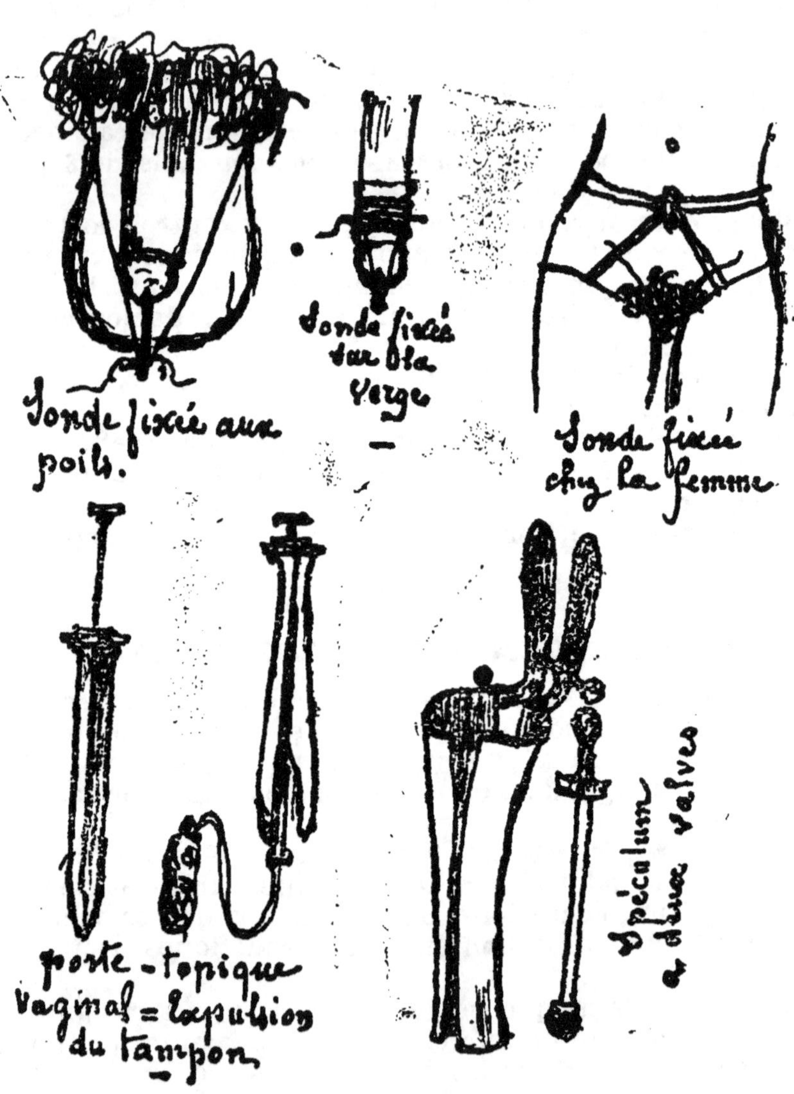

Sonde fixée aux poils.
Sonde fixée sur la Verge
Sonde fixée chez la Femme
porte-topique vaginal = Expulsion du tampon
Spéculum à deux valves

rhagie et un rétrécissement consécutif). Sans doute la coarctation est due à l'état aigu, et la blennorrhagie chronique en serait un symptôme.

Anatomie pathologique. — Parfois du tissu cicatriciel (rétrécissement traumatique). Dans les rétrécissements par inflammation de l'urèthre, c'est différent. Le rétrécissement siège d'ordinaire au collet du bulbe (à l'union du bulbe et de la partie membraneuse de l'urèthre et parfois dans la portion spongieuse).

Il est peu marqué, ou il est tel (traumatique) qu'il arrête la plus petite bougie. Il croît souvent à la longue et est tantôt linéaire (comme formé par une ligature), tantôt allongé (2 ou 3 centimètres de long), parfois rejeté sur le côté ; rectiligne ou sinueux. La muqueuse paraît saine, lisse, blanchâtre et très-adhérente aux tissus sous-jacents. La lésion siège soit dans le tissu cellulaire sous-muqueux, soit plus souvent dans le tissu spongieux des parois de l'urèthre ; l'inflammation de la muqueuse gagne les aréoles du tissu spongieux périphérique qui deviennent le siège d'un dépôt plastique, tandis que le tissu fibreux enflammé commence à se rétracter. Là, l'induration est annulaire (comme un collet de hernie) et se resserre de plus en plus comme un tissu cicatriciel. Il peut admettre une bougie de dimension supérieure à son calibre, mais perd à la longue son élasticité. Cette matière plastique se perd insensiblement sur les parties saines. Parfois au niveau du rétrécissement, une ulcération perceptible à l'endoscope de Désormaux. — Le gland grossit dans les cas de vieux rétrécissements par suite de la gêne circulatoire du gland vers le bulbe. En avant du rétrécissement, l'urèthre est un peu rétréci en infundibulum du méat vers le point rétréci ; en arrière, au contraire, il se dilate en poche (comme dans tous rétrécissements de canal) où l'urine s'accumule souvent. La muqueuse enflammée sécrète du muco-pus. Souvent de petites éraillures grandissant quand le rétrécissement augmente et que la rétention d'urine se complète : elles causent parfois l'infiltration urineuse. Parfois calcul au fond de la poche. Souvent la vessie est altérée (hypertrophiée parfois), sa muqueuse enflammée et l'urine ammoniacale avec pus, lequel même peut s'infiltrer entre les tuniques au niveau de la base de la vessie ou dans le tissu cellulaire du bassin. Enfin, parfois prostatite et néphrite. — Début insensible. Aux premiers symptômes, le rétrécissement est déjà ancien : c'est d'abord le jet d'urine, en vrille, en tire-bouchon, bifurqué ou en arrosoir (variétés dues à la différence de forme du rétrécissement) ; parfois cette modification est due à l'accolement des lèvres du méat par du mucus et n'existe qu'au début de miction. C'est le contraire dans le rétrécissement. Peu après, la dilatation de l'urèthre en arrière du point rétréci sert de réservoir à l'urine ; et, après la miction, le patient contracte les muscles du périnée et secoue la verge pour chasser le liquide restant qui mouille son linge. Parfois la dilatation s'ulcère (cause de vives douleurs dans la miction) avec écoulement mucopurulent, parfois blennorrhagiforme.

La dilatation progresse avec le rétrécissement et le col de la vessie peut perdre sa force tonique, d'où l'incontinence d'urine. La coarctation progresse, l'urine perd son jet, bave aux pieds du patient, traverse le point rétréci moins facilement, et si ce point devient très-étroit, le liquide peut goutter et même n'être plus excrété. L'urine séjournant dans la vessie s'altère, devient ammoniacale et remplit la vessie, d'où fréquence des envies d'uriner (souvent toutes les heures avec efforts inouïs et vains). Enfin, rétention complète (strangurie). La dysurie est la difficulté d'uriner ; l'ischurie, l'urination goutte à goutte (symptômes variables avec les sujets, sans doute selon la force d'impulsion ou, l'élasticité des rétrécissements).

On n'est sûr du rétrécissement qu'après exploration directe du canal de l'urèthre (1) avec une sonde métallique ou une

(1) Jadis avec une bougie en cire ou porte-empreinte de Ducamp,

bougie en gomme élastique (à olive terminale). On peut savoir : 1° la mesure du rétrécissement (par la grosseur de l'olive qui le traverse) ; 2° sa forme (la bougie en place s'échauffe et en prend la forme) ; 3° sa longueur et son siège. par la longueur de la bougie quand l'olive est en avant et en arrière du rétrécissement ; 4° le nombre (parfois trois ou quatre rétrécissements trahis par l'olive).

Complications. — Rétention d'urine, infiltration urineuse par les éraillures de l'urèthre et de la vessie ; tumeurs, phlegmons et abcès urineux ; cystite et néphrite (complications toutes graves). — *Pronostic* sérieux : le rétrécissement ne se guérit pas spontanément, et le traitement peut exposer à des hémorrhagies, infiltration sanguine ou urineuse et fièvre uréthrale intermittente avec les trois stades nets (parfois la fièvre est pernicieuse et grave : cet accident peut survenir après le plus simple cathétérisme.)

Traitement. — Dilatation, uréthrotomie ou scarification.

FISTULES URINAIRES

Congénitales. — Le méat urinaire s'ouvre sur le dos de la verge (épispadias) ou au contraire au-dessous (hypospadias, plus fréquent).

Accidentelles (de la vessie ou urèthre) ; 5 variétés : vésico-rectales, uréthro-rectales, uréthro-périnéales, uréthro-scrotales et uréthro-péniennes. Ces fistules ont : 1° un orifice muqueux pouvant occuper tous les points de la muqueuse des voies urinaires, depuis la base de la vessie jusqu'au gland ; 2° un ou plusieurs orifices cutanés (plus petit que l'autre) à bords saillants et indurés (sensibles au tou-

mais son extrémité peut se casser au point rétréci, et quand on la retire, elle s'effile dans ce point dont on ne peut connaître la longueur.

cher dans le rectum); 3° un trajet variable droit ou sinueux à parois indurées.

Causes. — Souvent par plaies pénétrantes de la vessie ou de l'urèthre. La cloison vésico-rectale peut être perforée par un calcul ulcérant, un abcès ou la ponction de la vessie par le rectum. De même une fistule uréthro-rectale peut résulter d'une blessure du rectum dans certaines tailles. Une infiltration urineuse guérie se termine d'ordinaire par une fistule. Les éraillures situées en arrière du rétrécissement causent souvent des fistules par abcès urineux ou infiltrations locales et enkystées.

Symptômes. — Présence anormale d'un orifice avec écoulement continu ou intermittent d'urine.— *Marche, terminaison* : La guérison spontanée est rare. Le plus souvent, elle est interminable. Elle altère la peau avec production d'érythème, érysipèle, phlegmons... Le malade exhale une mauvaise odeur.— *Diagnostic :* 1° fistule *vésico-rectale :* écoulement par l'anus d'urine gazeuse et fécale avec inflammation du rectum et vessie (d'où fétidité). On la distingue d'une fistule uréthro-rectale par le cathétérisme. Dans le premier cas, l'urine retirée contient des matières fécales. Dans la fistule uréthro-rectale, il sort par l'urèthre, en dehors de la miction, un liquide fétide, stercoral et des gaz ; et il s'écoule de l'urine par l'anus au moment de la miction seulement. En passant une sonde dans l'urèthre et le doigt dans le rectum, on sent le *contact* de l'instrument au-dessous et en avant de la prostate. Le siège seul distingue les fistules du périnée, scrotum et pénis. Celles du pénis (uréthro-pénienne) sont d'ordinaire traumatiques.

Traitement. — Varie avec la fistule.

MALADIES DE LA PROSTATE

PROSTATITE OU INFLAMMATION

1° *Aiguë*. — Tuméfaction, puis suppuration partielle o totale de la prostate, dont l'enveloppe limite la poche purulente. Parfois du pus dans le périnée ou la muqueuse uréthrale. — Symptômes : douleur au périnée exaspérée par la pression avec envie d'uriner et écoulement muqueux par l'urèthre, cystite du col et souvent du ténesme vésical.

La prostate grosse et douloureuse est sensible au toucher rectal et quand on introduit une sonde dans l'urèthre, sonde qu'elle empêche souvent d'entrer dans la vessie. Parfois des envies d'aller à la selle et même du ténesme anal. Rarement des symptômes généraux fébriles, presque toujours les symptômes locaux empêchent la marche et condamnent au repos. — Cette inflammation peut se terminer par résolution, par l'état chronique dit hypertrophie de la prostate et par suppuration. Quand celle-ci se montre six à huit jours après le début de la maladie, il se forme un abcès constatable à travers la paroi du rectum et limité par l'enveloppe fibreuse de la prostate. L'évacuation du pus a lieu d'ordinaire par l'urèthre, le rectum, la vessie (ou les deux à la fois) et parfois par la peau du périnée à suite de fusée dans le tissu cellulaire. La suppuration exagère les symptômes locaux et fébriles (surtout quand le pus fuse dans le périnée).

2° *Chronique*. — Symptômes moins vifs, l'écoulement est transparent, visqueux, plus abondant, dit parfois prostatorrhée. — Sangsues à l'anus à intervalles, révulsifs, bicarbonate de soude en boisson.

Tumeurs de la prostate. — Par hypertrophie, tubercules, calculs, cancer. Grosses, elles sont accessibles à l'exploration par l'urèthre et le toucher rectal, douloureuses, avec rétention ou incontinence incomplète d'urine et modification du jet. — Diagnostic difficile. — L'hypertrophie affecte les gens âgés et cause des envies fréquentes d'uriner et une rétention incomplète d'urine ou parfois l'incontinence (par dilatation du canal). C'est une tumeur ordinairement régulière.

MALADIES DU CORDON SPERMATIQUE

—

HÉMATOCÈLE

Infiltration ou épanchement (1) de sang dans le tissu cellulaire du cordon à suite de coup. L'infiltration se résorbe ; mais le sang peut se transformer comme dans la tunique vaginale et causer un kyste hématique (d'ordinaire au centre du cordon et au-dessous des fibres du crémaster). Cette hématocèle peut causer celle du scrotum et de la tunique vaginale.

Symptômes. — Tumeur rapide, molle, rarement fluctuante, douloureuse, parfois avec ecchymose et se développant (en boudin) de bas en haut, du testicule jusque parfois à l'anveau inguinal. La peau est mobile. Le canal déférent est introuvable en arrière.

Terminaisons possibles : résorption du sang : formation de caillots et de masses fibrineuses ; kyste hématique, abcès ;

Diagnostic. — Dans l'hématocèle de la tunique vaginale, le testicule est difficile à trouver, et la tumeur est ovoïde et non allongée comme dans l'hématocèle du cordon. La her-

---

(1) Le sang est infiltré ou réuni en foyer.

nie épiploïque est réductible et descend lentement au fond du scrotum. L'hydrocèle du cordon n'est pas brusque.

Pronostic. Traitement. — L'hématocèle par épanchement est assez grave. La tumeur croissant peut nécessiter la ligature. Mais le repos au lit, de légers purgatifs et les résolutifs font d'ordinaire disparaître la tumeur. Si l'épanchement ne se limite pas vite, comprimer le cordon près l'anneau. Inciser si le foyer s'enflamme ou si l'épanchement considérable ne promet pas la résolution.

HYDROCÈLE DU CORDON

Infiltration ou épanchement de sérosité entre les divers éléments du cordon. Elle est *infiltrée* ou *enkystée*.

Il existe deux autres variétés d'hydrocèles par oblitération incomplète (fœtale) du canal vagino-péritonéal, soit du côté de la tunique vaginale (la pression refoule alors la sérosité dans la cavité péritonéale), soit du côté du péritoine (avec hydrocèle ordinaire coïncidante; cette hydrocèle est parfois en bissac).

Hydrocèle infiltrée ou diffuse. Chez l'adulte; souvent sans cause connue, et coïncidant parfois avec une anasarque, ascite, hernie ou tumeur abdominale.

L'infiltration séreuse siège dans les mailles du tissu cellulaire (au-dessous du crémaster, devant les vaisseaux spermatiques et le canal déférent), et peut, en écartant les cloisons de ce tissu, former un vrai épanchement.

Symptômes. — Tumeur allongée, indolente, pâteuse, renflée et parfois fluctuante en bas; gagnant souvent l'anneau inguinal; transformable à la pression, et stationnaire, mais parfois énorme.

Hydrocèle enkystée. — Développement dans une partie non oblitérée du canal vagino-péritonéal, ou dans une bourse séreuse due au frottement d'un bandage herniaire.

Transformation d'une hématocèle ; distension des mailles cellulaires par une hydrocèle infiltrée.

Le kyste (rarement plus grand qu'un œuf) est unique ou multiple, parfois en chapelet (de 3 ou 4 tumeurs) occupant tout le cordon; mais, chez l'enfant, avoisinant l'anneau inguinal et pouvant être contenu dans ce canal. Sa paroi est mince ou épaisse (1). Sa cavité unique ou cloisonnée, à sérosité claire, mais parfois lie de vin ou chocolat.

Symptômes. — Tumeur allongée, indolente, régulière, fluctuante ou résistante (2), mobile (pouvant rentrer parfois dans le canal et la cavité abdominale), parfois transparente (par épaississement de la paroi et altération du liquide contenu). Si le kyste siège en bas, on voit par transparence autour de lui les éléments du cordon.

VARICOCÈLE

Varices du cordon, surtout à gauche et chez l'adolescent, à suite de compression des veines spermatiques par hernie épiploïque, bandage, tumeur ou colon iliaque obstrué de feces. A gauche, en effet, les veines spermatiques sont plus longues et tombent à angle droit dans la veine rénale (gêne circulatoire), tandis qu'à droite elles se jettent dans la veine cave sans brusquerie. (Dans ces veines pas de valvules, ou alors des rudiments.) La varicocèle est parfois héréditaire.

L'altérat on des veines est la même que dans les varices ordinaires.

Symptômes. — Début lent. Scrotum et cordon plus gros du côté malade. Tumeur diffuse, pâteuse, bosselée à circonvolutions flexibles s'affaissant sur le doigt. A la vue, on croirait à un paquet de vers sous-cutanés. La tumeur diminue dans le repos couché et disparaît si on soulève le testicule,

____

(1) Dans ces cas, le kyste serait une hématocèle transformée.

(2) Dure comme une tumeur solide i le liquide la distend beaucoup.

mais reparaît alors **si** on met le doigt sur l'anneau inguinal (arrêt de circulation). Elle est d'ordinaire douloureuse, parfois atroce avec exacerbations (cas de suicide **et** de mélancolie). La douleur **se** calme quand on soutient le scrotum. Parfois d'énormes varicocèles sont indolentes, et **des** petites très-douloureuses.

Terminaison. Traitement. — Il disparaît spontanément après plusieurs années. Suspensoir soutenant les testicules et calmant la douleur. (Compression, ligature ou enroulement des veines variqueuses, cautérisation et injections de perchlorure de fer).

MALADIES DU SCROTUM (Bourses)

HÉMATOCÈLE

Epanchement ou infiltration de sang dans les tuniques pariétales (du scrotum) ou vaginales.

Hématocèle pariétale. — 1° *Par infiltration* à suite de choc, pression vive, ou opération. Le scrotum est tendu, luisant, puis violet ou noir (coloration pouvant gagner le périnée et même les cuisses et l'abdomen); 2° *par épanchement* (1), mêmes causes (fréquence chez les cavaliers), avec infiltration périphérique considérable (comme dans la précédente). Le sang épanché est liquide ou coagulé.

Hématocèle de la tunique vaginale. — 1° *Spontanée* (à suites) par rupture vasculaire d'une pseudo-membrane de vaginalité préalable? Liquide citrin ou sirupeux et lie de vin ou chocolat, rarement coagulé. La paroi vaginale est doublée d'une pseudo-membrane (inflammatoire ou fibrineuse?) de 1 à 5 ou 6^{mm}: très-adhérente, à face interne chagrinée et s'incrustant parfois à la longue, d'où résistance variable au toucher et fluctuation rare.

La tumeur est douloureuse (passagère) ou non, opaque, croît insensiblement et ressemble à une hydrocèle ordinaire. Le testicule est difficile à limiter. La tumeur, d'ordinaire stationnaire, peut subitement gonfler à suite de coups, et parfois suppurer.

---

(1) De quantité variable, sans doute entre dartos et couche muscu-

2° *Traumatique* par effort violent, contusion ou rupture d'un vaisseau du scrotum, du cordon, ou du testicule (à suite de plaie ou opération). Il coïncide parfois avec une infiltration ou épanchement des parois des bourses. Le sang écoulé dans la tunique vaginale y dépose des concrétions fibrineuses avec dépôt de sérum coloré, ou s'épaissit en mélasse, ou même suppure, ou forme, s'il y a hydrocèle, une sérosité sanguinolente sans concrétions. — La tumeur est rapide, pyriforme comme l'hydrocèle, et parfois plus grosse qu'une orange fluctuante, opaque, à douleur nulle ou un peu intense, avec ecchymose colorant la peau ; puis consistance solide, surtout si la couche fibrineuse doublant la vaginale devient fibreuse ou s'incruste.

Traitement. — Repos couché avec suspensoir ; résolutifs ; incision simple ou multiple.

HYDROCÈLE DU SCROTUM

> « Vous êtes malade à ce que ie voy à vostre physionomie et j'entends le mal : vous avez un flux de bourse, mais ne vous souciez. » (*Pantagruel*, ch. XVII.)

Epanchement séreux dans es enveloppes du testicule.

1° Par infiltration (œdème du scrotum). Causes : anasarque dans mal de Bright, ou du cœur ; rupture ou ponction néfaste d'hydrocèle, et chez gens faibles à longues bourses.

2° Par épanchement (hydrocèle de la tunique vaginale), de 1 ou parfois des 2 côtés, à suite d'irritation du testicule, cordon ou scrotum. L'hydrocèle est congénitale si la cavité de la tunique vaginale communique avec le péritoine. Pas

de fausses membranes à moins d'hématocèle antérieure
D'ordinaire, le testicule est postéro-interne à l'épanchement
et souvent aplati, et plus gros si l'hydrocèle est due à une
orchite. Le liquide (de quelques cuillerées à 1 litre et plus)
est citrin, clair, parfois visqueux et brun ou séro-sanguinolent. Il est albumineux et parfois avec cristaux de cho-
lestérine en suspension.

Début lent d'ordinaire. Tumeur molle, fluctuante, peu
douloureuse mais gênante; ovoïde à grosse extrémité inférieure, transparente (on la place entre une bougie et un
écran percé d'un trou de 5 à 6 centimètres. On voit que le
testicule est postérieur).

Variétés d'hydrocèle. — Elle peut être petite (à peine
grosse comme un œuf), en bissac, surmontée d'un kyste
formé dans un diverticulum de la tunique vaginale, laquelle
offre parfois en haut des culs-de-sac en doigt de gant, dont
l'un est la partie inférieure du canal vagino-péritonéal non
oblitéré de la tunique vaginale. Dans ce cas le liquide de
l'hydrocèle distend le diverticulum et parfois plus que la
tumeur, vu la minceur de la fibreuse en cet endroit qui est
alors très-transparent (de là la description de cloisons
fibreuses dans l'hydrocèle). — Enfin, si le liquide est très-
abondant, pas de fluctuation alors pour la constater : d'une
main on soulève la tumeur et on tend là peau au-dessus
d'elle, de l'autre on frappe un coup sec sur le point saillant
d'où une ondulation caractéristique.

Marche rapide (en quelques semaines) ou d'ordinaire lente
et chronique (des années). La disparition spontanée, rare
a lieu parfois à suite de choc ou chute, déchirant la tunique
vaginale et chassant le liquide dans les mailles cellulaires
où il est résorbé (parfois aussi la chute est cause de récidive). — Parfois l'hydrocèle se complique d'hématocèle traumatique et de vaginalité, d'où le trouble de la tumeur, et
de plus de la douleur s'il y a vaginalité.

Traitement. — Mal sans gravité. Mais la peau de la verge peut descendre et faire disparaître en partie cet organe (gêne des fonctions génitales). — Dérivatifs, vésicatoires; appliquer une solution de chlorhydrate d'ammoniaque; ponction suivie d'injection iodée.

ÉLÉPHANTIASIS DU SCROTUM

> « Je le trouvai à Nancy des-
> crottant ses bourses étendues
> sur une table comme une cape
> à l'hespagnole. » (*Panta-*
> *gruel,* ch. viii.)

Développement énorme des bourses par hypergénèse der-mique. On en a vu qui pesaient de 50 à 90 kilogr. Rare en France, fréquent près des tropiques.

Eléphantiasis du clitoris. — « Une femme, outre une syphi-lide squameuse et ulcéreuse des jambes, avait une grosse tumeur vulvaire bilobée, bosselée, d'un Kilog, appendue au clitoris, ainsi qu'une couronne de tumeurs moindres entourant l'anus. La tumeur formée aux dépens des petites lèvres en occupait es 3/4 supérieurs et englobait le prépuce. Gosselin l'a consi-lérée comme un éléphantiasis verruqueux et végétant, (il y avait es poussées inflammatoires avec fièvre). L'ablation en a été aite au point d'attache par le thermocautère Paquelin. »

MALADIES DU TESTICULE

CONTUSION. — PLAIE

La contusion intense est douloureuse. Au moment de la violence extérieure : vomissement, syncope, accidents nerveux, et parfois orchite traumatique ou hématocèle (épanchement sanguin) du testicule.

Les plaies par instruments piquants ou tranchants guérissent spontanément; mais possibilité de perte du testicule par issue de sa substance.

ORCHITE ET ÉPIDIDYMITE

> « Saulve Tevot le pot au laict! mieulx serait poinct de cœur n'avoir, que poinct n'avoir de génitoires; car là consiste, comme en un sacré répositoire, le germe conservatif de l'humain lignage. »
> (*Pantagruel,* ch. VIII.)

Inflammation et tuméfaction du testicule et de l'épididyme, tuméfaction accrue par des produits plastiques. La tunique vaginale, d'ordinaire enflammée dans l'orchite blennorrhagique, est injectée et contient 1 à 2 cuillerées de liquide clair et fibrineux. — Causes : blennorrhagie, traumatisme, oreillons, variole, opérations.

Symptômes. — Tuméfaction douloureuse chaude, sensible au moindre contact, et souvent avec névralgie des régions lombaire et inguinale du même côté. Le testicule peut grossir comme le poing. Parfois le doigt sent le liquide vaginal avant de toucher la glande congestionnée. D'ordinaire, l'orchite arrête l'écoulement de l'urèthre. Son intensité peut causer des symptômes fébriles (surtout un embarras gastrique).

Marche. — Le testicule gonfle 5 à 6 jours, puis diminue (le 8e jour) ainsi que la douleur. Alors l'épididyme gonflé se distingue, et en saisissant les bourses pour isoler le testicule, on palpe de l'autre main le liquide de la tunique vaginale, parfois visible par transparence (s'il est abondant).

L'orchite traumatique peut suppurer. C'est exceptionne pour l'orchite blennorrhagique. L'orchite est un mal sans gravité qui guérit au bout de 3 ou 4 semaines, avec induration de la tête de l'épididyme persistant de quelques mois à 1 an et plus. Cette infiltration plastique (1) obture le canal de l'épididyme et empêche la sortie du sperme, d'où stérilité dans le cas d'orchite double. Le canal se débouche lentement par résorption de cette infiltration. Aussi pendant tout ce temps, l'épididyme reste gros, bosselé, dur. (Voir *la Physiologie humoristique de la Génération*, pages 89 et 101.)

Traitement. — Guérison spontanée. Suspensoir et repos surtout vers la 2e ou 3e semaine, car c'est à ce moment qu'éclate l'orchite blennorrhagique à suite d'excès d'exercice, de table ou de continence (elle frappe surtout l'épididyme). Bains. Décubitus dorsal, les testicules soulevés par un coussin ou un plan solide en bavette, reposant sur les cuisses. Sangsues (8 à 12, selon le degré de la douleur) sur le trajet (rasé) du cordon (pas sur les bourses qui sont vasculaires); et après leur chute, bain chaud prolongé (rougi par le sang), puis arrêt du sang. Cataplasmes chauds

---

(1) Produits inflammatoires, leucocytes, globules granuleux d'inflammation, granulations graïsseuses, et même globules de pus.

et minces, ou compresses permanentes et renouvelées de laudanum de Sydenham 100 gr., extrait de Saturne 4 gr., eau 500 gr. Pas de diète, et ne pas s'occuper de l'écoulement, lequel reparaît après la guérison.

FONGUS DU TESTICULE

Tumeur végétante née du testicule par inflammation de sa surface (fongus superficiel), ou de son épaisseur (fongus parenchymateux) d'où il sort à travers la tunique albuginée. Selon ces cas, sa masse se confond en un point avec la tunique ou la substance du testicule. Elle est très-vasculaire (comme bourgeons charnus), ferme, mamelonnée, et rouge ou noire selon l'afflux sanguin. Parfois elle détruit tout le testicule, détermine une hydrocèle symptomatique et ulcère les bourses pour bourgeonner au dehors.

Symptômes. — Début lent. Tumeur peu douloureuse, pas très-grave, mais gênante, bosselée, sans symptômes inflammatoires, à croissance insensible : la peau est rouge mince et ulcérée, sans hémorrhagie. D'ordinaire pas plus grosse que le poing. A la pression, une sensibilité comparable à celle du testicule sain comprimé ou d'une orchite.

Traitement. — Exciser la partie fongueuse et cautériser le fond au fer rouge. Pas de récidive.

TESTICULE SYPHILITIQUE

Accident tertiaire de la syphilis (1), altération chronique spéciale d'un puis des deux testicules qui grossissent (rarement plus qu'un œuf) et deviennent un peu douloureux (moins

______

(1) Le malade a des traces de chancre et d'accidents secondaires ou tertiaires cutanés et osseux.

sensible à la pression qu'à l'état sain). D'un ou des deux côtés, une petite hydrocèle transparente. En déprimant le liquide, on sent une tumeur dure, bosselée, près la tête de l'épididyme. Le reste de la glande offre nombre de saillies plastiques en grains de millet (albuginite). Puis souvent le testicule diminue et s'atrophie parfois complètement. Il recouvre très-rarement ses fonctions. Les autres organes sont intacts.

Traitement. — Chaque jour, 25 centigr. à 1 gramme d'iodure de potassium et 1⟮2 grain de proto-iodure de mercure.

KYSTES DU TESTICULE

Hydrocèle enkystée souvent multiple, du volume d'un petit pois à celui d'un œuf. Rarement entre les tuniques albuginée et vaginale (1); le plus souvent entre la tête de l'épididyme et la tunique vaginale (2), ou à l'union de l'épididyme, du testicule et de la vaginale ,près les cônes efférents. Ces kystes sous-séreux sont multiples, unis ou multiloculaires, sessiles, parfois pédiculés et rarement plus gros qu'une groseille; à paroi mince un peu transparente, à contenu fluide, parfois troublé par le nombre de spermatozoïdes mobiles ou non. Ils refoulent l'épididyme et dépriment le testicule. Beaucoup naissent dans les tubes du corps innominé, reste du corps de Wolf; d'autres peut-être aux dépens d'un tube séminifère en diverticulum, tel que le vas aberrans.

Symptômes. — Petite tumeur élastique ou fluctuante au-dessous du testicule qu'elle comprime (d'où douleur) et parfois plus grosse que lui. La douleur s'irradie parfois à région inguino-lombaire.

Traitement. — Comme pour hydrocèle ordinaire.

Kystes du testicule (maladie kystique), d'ordinaire

---

(1) Le feuillet viscéral de la tunique.

multiples, devant la glande, au-dessous du corps d'Highmore. Ils augmentent beaucoup de volume (gênant par le
poids), parfois avec épanchement liquide dans la tunique
vaginale. Ces kystes sont entourés de tissu cellulo-fibreux
plus ou moins dense envoyant des cloisons dans la tumeur.
Parfois des caillots sanguins et masses cartilagineuses.

Symptômes. — Début lent, insensible ; tumeur indolore,
lisse, bosselée selon le nombre des kystes, élastique ou
fluctuante.

Traitement. — Ablation au cas de gêne. Récidive rare.

TUBERCULES DU TESTICULE

Fréquent chez l'adolescent, surtout chez les scrofuleux,
et hâté souvent par une contusion.

Affecte un ou deux testicules et souvent l'épididyme, canal déférent, vésicules séminales et prostate avec phénomènes d'inflammation et d'induration tuberculeuse sensible
à palpation ou au toucher rectal.

Début lent insensible (par la tête de l'épididyme et le tissu
conjonctif) par des granulations grises (comme dans pou-
mons) à la surface et au centre du testicule et de l'épididyme qui se creusent (par travail inflammatoire) d'une caverne suppurant du pus mêlé de matière tuberculeuse et de
tubes séminifères qui sort par le scrotum ulcéré et adhérant
à la tumeur. Douleur sensible au moment de cette adhérence. Après le rejet de toute la matière tuberculeuse, la
fistule se cicatrise, mais le ou les testicules sont perdus, et
la diathère turberculeuse reste.

CANCER DU TESTICULE

De toutes variétés, surtout l'encéphaloïde.

La matière cancéreuse débute par le centre de la glande
qu'elle envahit en comprimant et détruisant les canaux sé-

minifères, la tunique albuginée (distendue par de la sérosité
et l'épididyme), puis par une tumeur rapide refoule le scrotum, lui adhère, l'ulcère, et en sort en champignon. Souvent
elle envahit le cordon spermatique et les ganglions iliaques
et lombaires. Comme tout cancer, ces tumeurs ont dans
leur épaisseur des kystes et points ramollis.

Symptômes. — Diagnostic difficile au début ; testicule plus
gros ; sérosité dans la tunique vaginale ; douleur faible,
puis douleurs lancinantes (inconstantes). La tumeur à bosselures irrégulières, en partie ramollies, grossit énormément ; les veines du scrotum paraissent dilatées. Le cordon
est gros et induré du côté malade. L'ulcère (s'il y en a) a le caractère cancéreux. Et si le mal est ancien, possibilité de tumeurs dans les ganglions iliaques et lombaires (le long du
rachis et des vaisseaux iliaques dont la compression peut
causer l'œdème du membre inférieur.

Traitement. — Mal grave. Abandonné à lui-même, il est
mortel à la longue. Castration à moins de contre-indication,
telle qu'infection des ganglions lymphatiques, cachexie ou
autres tumeurs cancéreuses.

MALADIES DES ORGANES GÉNITAUX DE LA FEMME

ABCÈS DE LA GRANDE LÈVRE

Possibilité de furoncles à la face cutanée des grandes lèvres.

Abcès. — Les superficiels (sous la peau de la grande lèvre) sont momentanés.

Causes. — Chez les femmes jeunes, nouvelles mariées. Par excès de coït, de proportion entre le pénis et la vulve, ou par contusion, malpropreté, vaginité.

Symptômes. — La tumeur (de la glande valvo-vaginale) est au bas de la grande lèvre, chaude, rosée, douloureuse, arrondie, parfois grosse comme un œuf. Au toucher vaginal : masse dure, saillant dans le vagin, et fluctuante à a pression. Si l'inflammation est grande : symptômes généraux. La tumeur se termine par suppuration.

Traitement. — Dès la fluctuation, donner issue au pus (du côté de la peau). Une issue spontanée du côté de la muqueuse laisse une fistule entretenue par les liquides de la cavité vaginale ; dans ce cas on la change en plaie.

MÉTRITES (INFLAMMATION DE L'UTÉRUS)

Métrite aiguë du col ou du corps de l'utérus siégeant sur la muqueuse (métrite muqueuse ou interne) ou sur le tissu propre de l'utérus (métrite parenchymateuse).

Causes. — Avortement, accouchement (métrite puerpérale), abus de coït.

Symptômes. — Douleur variable dans le petit bassin, irradiée souvent aux lombes, aine, cuisse, et excitée par le toucher vaginal rectal ou hypogastrique et le mouvement.

L'irritation gagne la vessie. Besoin fréquent d'uriner et d'aller à la selle, et parfois ténesme vésical et anal. L'utérus est volumineux et chaud. Au spéculum : col tuméfié, suintant du mucopus. Le pus abonde dans la métrite muqueuse et peut manquer dans la parenchymateuse si la muqueuse n'est pas enflammée. Parfois symptômes généraux.

Métrite chronique du corps ou du col. Celle du col fréquente et variée (1), suite d'inflammation chronique manifestée par des douleurs spéciales (pesanteur et névralgie lombo - inguinale pouvant descendre au genou par devant ou par derrière), et un écoulement muqueux ou muco-purulent, d'abondance variable (la femme croit à des pertes blanches). Le doigt peut sentir une ulcération large et profonde. Examen au spéculum.

DÉPLACEMENTS DE L'UTÉRUS
Partiel (flexions de l'utérus) ou total (élévation, abaissement, déviations et renversement)

L'élévation, rare (par adhérences ou tumeurs). **L'abaissement** est la « descente de matrice » dans le vagin : le museau de tanche peut saillir hors la vulve. **Déviations** ou changement de direction de l'axe de l'utérus, qui s'incline en avant, en arrière, ou de côté (anté, rétro ou latéroversion). **Renversement** (en parapluie) : le fond passe à travers l'ouverture du col, pénètre dans le vagin et sort souvent par la vulve ; la face interne de l'utérus devient externe et l'utérus renversé offre une poche tapissée par le péritoine. **Flexions** : l'organe se fléchit sur lui-même avec angle entre le corps et le col qui souvent ne bouge pas, le corps seul s'inclinant en avant, en arrière ou de côté (anté, rétro ou latéroflexion).

---

(1) Cérosions, ulcérations, granulations du col, métrite granuleuse, ulcéreuse, folliculeuse...

TUMEURS DE L'UTÉRUS

(Cancer, polypes, corps fibreux, kystes)

Cancer de l'utérus. — D'ordinaire encéphaloïde **du col** ou du corps, soit en tumeur, soit infiltré dans l'organe, qui grossit sans changer de forme. Plus tard elle envahit le voisinage (vagin, vessie, rectum), qu'elle détruit en partie. Deux périodes : induration et ulcération. Souvent des tumeurs épithéliales au niveau du col et un peu d'épanchement péritonéal près l'utérus.

Symptômes. — Début lent ; diagnostic d'abord difficile entre cancer et corps fibreux. Douleurs souvent lancinantes, avec névralgie réflexe lombo-inguinale et crurale. Écoulement d'abord muqueux et presque incolore, puis séreux **ou** séro-sanguinolent (ichor), fétide. Hémorrhagies fréquentes et abondantes (au début ou plus tard), d'où anémie profonde et grande pâleur de la face déjà jaunie par le cancer. Fécondation possible jusqu'à l'oblitération de la **cavité** utérine par la tumeur.

Le cancer du corps de l'utérus est reconnu au toucher abdominal et vaginal qui soulève l'utérus plus difficilement. Rien au spéculum ; mais si le col est envahi, on voit **une** tumeur mamelonnée ou ulcérée sensible au doigt qui dans la période de ramollissement s'enfonce dans l'ulcération comme dans du beurre et en sort d'ordinaire plein de sang.

La tumeur comprime le voisinage : vessie, rectum, veines iliaques (d'où envies fréquentes d'uriner, constipation, œdème des membres inférieurs), ou envahit ces parties (d'où des fistules vésico-utérines, vésico et rectovaginales). Parfois elle englobe tous les organes de la cavité pelvienne et les ganglions lombaires. *Durée :* 1 à 2 ans. Symptômes généraux au bout de quelques mois. Mort par hémorragie, péritonite, épuisement ou autre complication.

POLYPES DE L'UTÉRUS

A sa surface interne, chez les femmes de 30 à 40 ans. Les *muqueux* sont mous, lisses, vasculaires, souvent à saillies, et recouverts d'épithélium. Les *fibreux* sont durs, fibro-musculaires (1) et recouverts par la muqueuse utérine. Ces polypes indolents de la cavité utérine s'insinuent plus tard dans la cavité du col et deviennent libres dans le vagin : ils sont alors pédiculés. Parfois leur volume dilate et hypertrophie l'utérus (comme dans la grossesse) qui bientôt les chasse dans le vagin. Au cas contraire, ils ne se révèlent que par l'hémorrhagie et la dilatation de l'utérus (les fibreux).

CORPS FIBREUX DE L'UTÉRUS

Tumeurs fibro-musculaires des parois de l'utérus.

Elles sont vasculaires et à marche lente, durent des années).

Les *corps sous-péritonéaux* sont uniques ou multiples dans la cavité abdominale dont ils soulèvent le péritoine (avec ou sans les symptômes des corps sous-muqueux et int   stitiels). Les *corps sous-muqueux* soulèvent la muqueuse et dilatent la cavité utérine (2). Les *corps interstitiels* peuvent saillir en dedans et en dehors de l'utérus. (Dans ces deux derniers cas, l'utérus est plus lourd et dilaté. La tumeur est palpable au toucher abdominal et rectal. Le toucher vaginal peut parfois sentir la tumeur dans le col ou l'utérus. Parfois, à la suite d'effort ou de coup, la tumeur descend dans le vagin et pend même entre les jambes. Elle comprime le rectum (constipation) et la vessie (envie fréquente d'uriner et impossibilité de miction si le col est pressé contre le pubis). Parfois aussi elle presse les veines iliaques d'où l'œdème des membres inférieurs. Elle hypertrophie

---

(1) A fibres musculaires analogues à celles de l'utérus.
(2) Comme la grossesse.

l'utérus et ulcère parfois le vagin. Il y a un écoulement muqueux ou muco-purulent et des hémorrhagies (d'où la pâleur consécutive.

Terminaison. — Guérison spontanée ou état stationnaire (dans la ménopause). — Guérison par opération. — Mort par hémorrhagie ou péritonite.

KYSTES DE L'UTÉRUS

Muqueux ou séreux. Diagnostic difficile tant qu'ils ne sont pas visibles.

KYSTES DE L'OVAIRE

Fréquents (sur 1 ou 2 ovaires) surtout de 30 à 40 ans. Parfois avant les règles, mais pas après (par hypertrophie avec hypersécrétion d'un ovisac).

Les uniloculaires ont une paroi fibrovasculaire de 4 à 5 millimètres doublée d'une séreuse en dedans, du péritoine en dehors. Son pédicule est sur le ligament large et traversé par des vaisseaux volumineux qui vont du ligament large aux parois de la tumeur. L'ovaire est perdu dans son tissu. Le liquide est séreux et transparent, sans albumine, mais parfois visqueux (kystes albumineux).

Les kystes multiloculaires sont coupés par des cloisons formant des loges indépendantes, chacune à liquide de couleur variable (transparent, rouge, brun). Parfois le kyste a des adhérences avec les viscères (intestin) et un volume pouvant remplir toute la cavité abdominale.

Symptômes. — Marche et progrès insensibles; gêne plutôt que douleur. La menstruation d'abord régulière s'arrête ensuite. Tumeur ronde, lisse, d'abord limitable à la palpation. En général, fluctuation (pas les kystes multiloculaires). Matité de la tumeur et de la région ombilicale dans le décubitus dorsal, avec sonorité des flancs et de l'épigaste, sonorité et matité séparées par une courbe à convexité supérieure. Souvent dépression et déplacement de l'utérus, et compression de la vessie (fréquence d'urination), de l'estomac (vomissements), et mêmedu diaphragme (suffocation). La digestion se fait mal et le patient s'épuise. Le péritoine irrité par le frottement de la tumeur exhale un liquide séreux séparant le kyste de la paroi abdominale, couche liquide qu'on refoule avant d'arriver au kyste.

Marche lente de quelques mois ou années ; stationnaires ou causant la mort par suffocation.

Diagnostic. — *Grossesse* : col mou, utérus lourd, gros ; et à son niveau, bruits de cœur et mouvements de fœtus ; enfin, nausées et vomissements. — *Ascite* : Dans le décubitus dorsal, la région ombilicale, mate dans un kyste uniloculaire à parois minces offre dans l'ascite une sonorité surmontant le liquide dans toute position (ici une courbe à concavité supérieure sépare les flancs mats de la sonorité). D'ordinaire, le ventre est plat dans l'ascite, pointu, proéminent en avant dans le kyste. — Un *kyste multiloculaire* a des bosselures larges et plates sans fluctuation.

Pronostic grave. — Mort à moins d'opération.

Traitement. — Ponction : 1° Simple (le liquide se reproduit bientôt ; 2° Suivie d'injection iodée (des succès dans kystes uniloculaires à contenu séreux et même albumineux , si on lave le kyste avant l'injection). Ovariotomie.

FISTULES VÉSICO-VAGINALES

Peuvent longer toute la cloison séparant la vessie du vagin (1). Assez fréquentes près l'insertion du vagin et l'utérus (qui semblent parfois séparés). L'orifice est à peine perceptible, ou large à admettre 2 ou 3 doigts, à bords généra-

---

(1) Coïncide parfois avec fistule recto-vaginale.

lement réguliers et baignés sans cesse par l'urine. — Souvent, à suite de larges fistules, la vessie se rétracte (ne se laissant pas distendre par l'urine). Quand l'urèthre ne sert plus, il peut se rétrécir. Le vagin est parfois rétréci, à brides cicatricielles, dues le plus souvent à la cause de la fistule.

Symptômes : L'urine goutte par la fistule daas le vagin. Si elle est petite, il peut n'en passer qu'une partie et l'urèthre sert encore. Si elle est large, l'écoulement peut être arrêté momentanément par la paroi antérieure de la vessie, qui ferme l'orifice fistuleux et fait hernie dans le vagin.

Dans le doute, un liquide coloré injecté dans la vessie suinte alors par le vagin.

Causes : Ulcération, plaie (1) et surtout accouchement laborieux (la tête du fœtus arrêtée écrase la cloison vésicovaginale contre le pubis, d'où gangrène analogue aux eschares cutanées de la région sacrée comprimée par le lit).

MALADIES DE LA VESSIE

—

PLAIES DE LA VESSIE

Complète ou *incomplète*, selon qu'elle détruit tout ou partie (2) de l'épaisseur de la paroi. *Double*, si elle traverse la vessie en deux points (de part en part). *Simple* ou *compliquée* d'une lésion voisine. *Intra* ou *extrapéritonéale*, selon qu'elle communique ou non avec la cavité du péritoine.

Symptômes : Douleur vive et envies d'uriner. Hémorrhagie et écoulement continu d'urine (plaies complètes). Dans

---

(1) Taille vésico-vaginale, instrument d'obstétrique.

(2) Soit de la face externe, soit de la muqueuse.

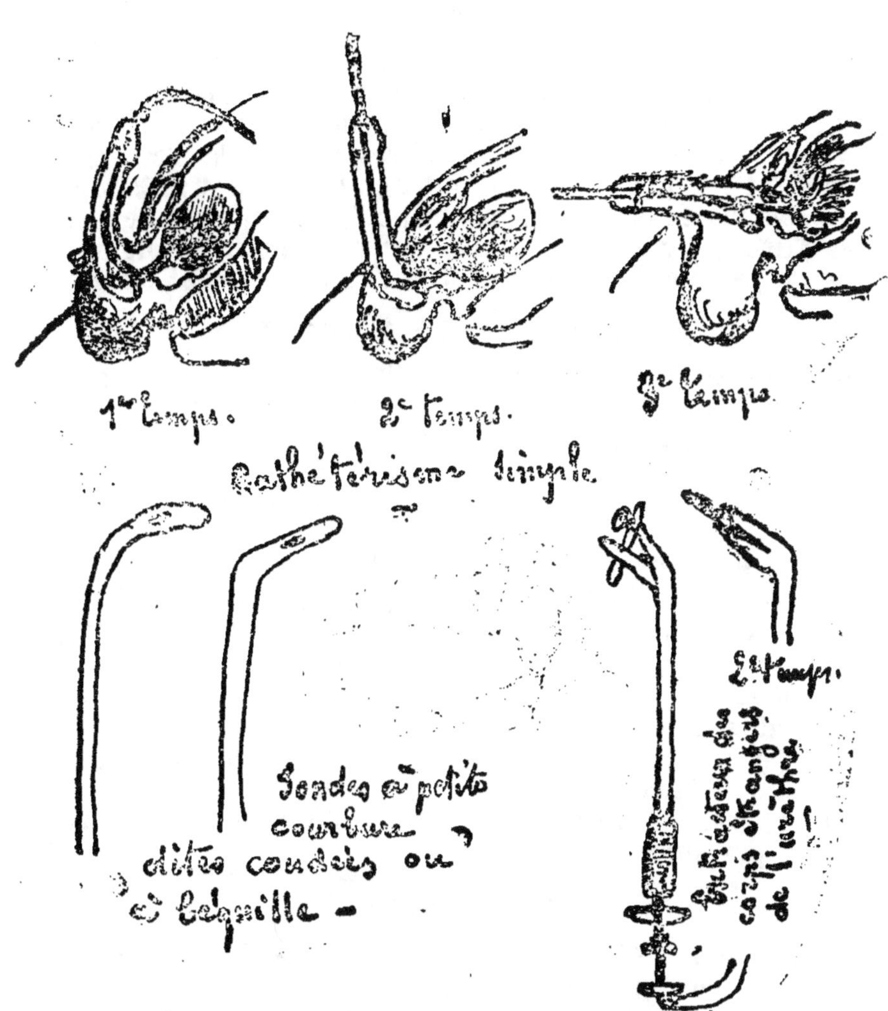

1er temps.
2e temps.
3e temps.
Cathétérisme simple.
Sondes à petite courbure dites coudées ou à béquille —
4e temps.

les plaies par piqûres, l'écoulement cesse quand la vessie s'est en partie vidée. Dans celles par armes à feu, la tuméfaction l'empêche jusqu'à la chute des eschares. Rien au cathéter. On ne peut introduire la sonde si la plaie siège autour du col ou si le col est enflammé. Souvent *infiltration urineuse* (plaies extrapéritonéales) et péritonite par pénétration d'urine dans le péritoine, par propagation inflammatoire ou par blessure de l'intestin (et épanchement fécal) (1).

RUPTURE DE LA VESSIE

Rare et seulement dans la dilatation de la vessie par l'urine. Le plus souvent supéropostérieure et avec déchirure du péritoine et épanchement d'urine. Elle est traumatique (chute, roue de voiture...), rarement spontanée (rétrécissement ou autre obstacle à l'issue de l'urine).

CORPS ÉTRANGERS DE LA VESSIE

Fragments de sonde, de bougies, d'appareils lithotriteurs, de tuyaux de pipe, paille, bois, noyaux de fruits... Par d'autres points que l'urèthre (par les projectiles, par exemple), peuvent entrer des fragments d'habit, boutons, esquilles, etc. Là, ils deviennent le centre de calculs calcaires dont ils ont les symptômes et peuvent causer des fistules vésico-rectales ou vésico-vaginales.

Extraction : Par la plaie. Si impossibilité, on attend et on l'extrait par l'urèthre.

CYSTOCÈLE

Hernie de la vessie, dite *inguinale, crurale, périnéale* ou *vaginale,* selon qu'elle sort par le canal inguinal ou crural le périnée ou le vagin. L'*inguinale,* chez les vieillards af-

---

(2) Souvent ensemble : infiltration et péritonite.

fectés d'atonie ou de paralysie de la vessie, et d'ordinaire
du côté sur lequel ils couchent. A la suite d'effort (toux, etc.)
la paroi antérieure de la vessie (1) entre dans le canal inguinal, puis elle en sort par l'anneau inguinal. La vessie forme
ainsi deux poches intra et extra-abdominales communi-
quant par la partie située dans le canal. Parfois le péritoine,
entraîné par le sommet de la vessie, forme devant la hernie
un sac aplati qui ne la contient pas. *Cystocèles crurale* et
périnéale, très rares; mêmes symptômes que la préc dente.
La pr mière avec changement de siège; la deuxième formant tumeur au périnée.

INFILTRATION, TUMEUR ET ABCÈS URINEUX

Par solution de continuité des voies urinaires. L'urine
s'*infiltre* dans le tissu cellulaire voisin avec symptômes graves, souvent mortels, et parfois forme des dépôts saillants
(*tumeurs urinaires*) et des *abcès urineux* si le tissu cellulaire
entourant le dépôt s'enflamme.

INFILTRATION URINAIRE

Par rupture de la portion membraneuse (partie antérieure) ou parfois spongieuse de l'urèthre, dilatée en arrière
d'un rétrécissement (2). Moins souvent, à la suite de plaie,
fausse route, ouverture d'abcès prostatique dans la vessie
ou l'urèthre; de rupture de vessie par excès de distension
dans la rétention d'urine, ou de perforation par cancer ou
cystite intense avec ou sans calcul.

L'infiltration a lieu : 1° dans le bassin, si la solution de la

---

(1) Cette paroi est sans péritoine. La vessie est derrière le canal inguinal et a des parois molles presque inertes.

(2) Toujours en arrière du rétrécissement.

vessie siège au-dessus de l'aponévrose supérieure du périnée. L'urine alors gagne le tissu cellulaire du petit bassin, entoure la vessie et rectum, remonte dans les ligaments larges, les fosses iliaques et région rénale en décollant le péritoine. L'aponévrose périnéale moyenne l'empêche d'aller au périnée.

2° *Dans le périnée* (1) par solution de l'urèthre au-dessus ou au-dessous de l'aponévrose moyenne : au-dessus, elle atteint la prostate ou la partie postérieure de la portion membraneuse de l'urèthre. L'urine, arrêtée entre les aponévroses supérieure et moyenne, passe de chaque côté de l'aponévrose prostato-péritonéale dans la fosse ischio-rectale en longeant la face inférieure du releveur de l'anus; si l'aponévrose moyenne est éraillée, l'urine descend sur la ligne médiane en avant de l'anus ou bien se comporte comme dans le cas suivant :

Plus souvent la lésion siège en avant de la partie membraneuse ou à la partie spongieuse sous l'aponévrose moyenne. L'urine, arrêtée entre les aponévroses moyenne et inférieure, gagne par le tissu cellulaire (2), en les tuméfiant: la verge, scrotum et paroi abdominale. On l'a vue remonter jusqu'aux aisselles.

Symptômes : Varient avec la plaie et l'infiltration. Si l'urine s'écoule insensiblement avec induration cellulaire partielle, il y a tumeur urinaire. Plus souvent l'infiltration et la gangrène consécutive sont rapides et accusées par de l'emphysème, des escarres et du pus mêlé de tissu cellulaire mortifié. Au niveau de l'infiltration: tuméfaction rouge chaude empâtée (du phlegmon diffus).

Terminaison. — Guérison laissant des fistules urinaires et

(1) Qui contient les muscles du périnée.

(2) Plus fréquente que la première.

cicatrices (on a vu la dénudation des testicules et penis) ou mort par intensité des symptômes et infection purulente, ou fièvre hectique et de suppuration.

Traitement. — Inciser les tuméfactions et arrêter l'infiltration par un rétrécissement infranchissable ou une sonde à demeure. Favoriser la chute des escarres. Toniques.

TUMEURS URINAIRES

Infiltration soit goutte à goutte avec induration cellulaire arrêtant alors l'infiltration, soit par une éraillure de la muqueuse uréthrale dans les tissus voisins (elle est parfois fermée par la cicatrisation). Tumeur dure indolente, sans adhérence, d'un pois à une noisette, siégeant surtout dans l'urèthre. Elle stationne ou disparaît spontanément, ou s'enflamme et s'ouvre au dehors ou dans l'urèthre (dans ce cas l'urine entre au foyer). Si elle est volumineuse avec épanchement et sans issue vers l'urèthre, on peut l'ouvrir.

ABCÈS URINEUX

A la suite d'infiltration urinaire arrêtée par l'induration cellulaire. On les voit selon le siège de la solution dans l'hypogastre, la fosse iliaque ou ischio-rectale, le scrotum et verge. *Symptômes* plus ou moins aigus sont ceux des abcès, tumeurs et infiltration. Ils peuvent s'ouvrir sur la peau, dans le tissu cellulaire voisin ou l'uthrète (dans ce dernier cas, l'abcès est envahi par l'urine et ne se cicatrise pas). Souvent fistule consécutive. Ouvrir l'abcès de suite avec sonde à demeure dans la vessie pour empêcher toute infiltration.

CYSTITE AIGUE

Inflammation aiguë de la muqueuse vésicale dite *cystite du col* si elle occupe l'orifice uréthral.

Causes : *Traumatique* : calculs et lithotritie, rétention, contusion, plaie, sonde permanente ou pression de la tête de l'enfant dans l'accouchement. *Symptômatique* : hémorrhoïdes, rhumatismes, inflammation de l'urèthre. *Cantharidienne.*

Anat. pathol. — Rougeur plus ou moins vive de la muqueuse qui s'épaissit (et parfois s'ulcère ,d'où gangrène et perforation) avec hypertrophie de la tunique musculeuse. Parfois du pus s'infiltre entre les tuniques ou forme au-dessous de la vessie un abcès pouvant fuser vers le périnée ou la fosse ischio-rectale.

Symptômes : Douleur initiale irradiée au périnée, reins, méat urinaire, et exaspéré par la marche et pression sur le ventre. Besoin d'uriner violent (tenesme), difficile (dysurie) et entravé par contractilité moindre de la vessie (rétention d'urine). De même : lourdeur à l'anus, avec envie fréquente d'aller à la selle et tenesme anal. La vessie gonflée forme au-dessus du pubis une tumeur saillante qui disparaît par le cathéter, lequel donne une urine sanguinolente, trouble, déposant du pus surmonté d'un nuage et vite altérable. enfin symptômes fébriles des phlegmasies, parfois avec accidents nerveux.

Formes. — *Légère* : à rétention faible sans fièvre. *Moyenne* ou *intense :* s'il y a *cystite du col* (par extension blennorrhagique) le temesme est plus prononcé et la sonde cause de la douleur en passant, mais non en appuyant contre la vessie : c'est le contraire dans la cystite du corps.

Terminaison. — Résolution (cystite légère). Suppuration (abcès du tissu cellulaire ou des couches muqueuses de la vessie, avec douleur et hémorrhagie à la fin de la miction). Parfois péritonite (rare) et infiltration urineuse par perforation (dans cystite consécutive à une rétention d'urine). — *Pronostic* moins grave chez la femme, vu le facile cathétérisme. La cystite qui complique une rétention d'urine est grave. Parfois récidive, ou paralysie ou hypertrophie (rare) de la vessie. — *Traitement :* 2 à 10 grammes de bicarbonate de soude par jour en boisson ; sangsues au périnée, bains de siège, diète, peu de boissons. Sondez de temps en temps.

CYSTITE CANTHARIDIENNE

A la suite de vésicatoire (prédisposition) ou d'ingestion de cantharides (empoisonnement ou désir érotique). Cinq à dix heures après l'application du poison : inflammation de la muqueuse vésicale avec plaques pseudo-membraneuses, grisâtres, de plusieurs centimètres et tachées de sang. — *Symptômes* de la cystite aiguë, avec douleur plus vive du périnée et du méat. Celle-ci finit avec l'urination. Urine chargée de flocons et fausses membranes, sortant parfois difficilement. Durée : vingt-quatre heures ; symptômes généraux rares.— *Traitement :* enlever le vésicatoire (1) ; boissons diurétiques et cataplasme laudanisé sur le ventre. Dans l'intoxication (parfois grave) par ingestion de cantharides : vomitifs et purgatifs salins (pas d'huile de ricin qui dissout la cantharide) ; émollients, lait, opiacés, bains et injections d'eau tiède émolliente (combattre le priapisme par le camphre).

CYSTITE CHRONIQUE OU CATARRHE DE LA VESSIE

Surtout chez le vieillard. *Causes :* cystite aiguë, stagnation d'urine altérée ; parfois calculs ou tumeurs des parois vésicales, rétrécissements de l'urèthre ou affection prostatique. Souvent spontanée (2) (parfois paralysie concomi-

---

(1) Saupoudré de camphre ou recouvert d'un papier huilé, il n'exposerait pas à ce petit accident.

(2) On l'a attribuée alors à une métastase, répercussion d'exanthème, vie sédentaire...

tante de la vessie, ou néphrite, ou uréthrite). Muqueuse un peu épaissie, rugueuse, à plaques rouges ou noires et mucus épais. Parfois dans la cystite ancienne comme dans l'aiguë (ulcères, pus infiltré entre les tuniques) ou dans le périnée, perforations, hypertrophie.

Symptômes. — Douleur vésicale irradiée au gland et périnée (parfois sensible seulement dans la défécation) **Envie** fréquente d'uriner (1), mais avec rétention (l'urine s'écoule par portions ou d'emblée après expulsion d'un flocon de mucus). Urine parfois sanguinolente (s'il y a ulcération), souvent ammoniacale etfétide après stagnation, louche, floconneuse. Mais par le repos l'urine dépose un nuage de mucus et souvent du pus jaune opaque, indice d'vne suppuration de la vessie ou des reins.

Terminaion. — Dure de quelques semaines à des années. Si le catarrhe est entretenu par une lésion vésicale ou voisine, il ne prend fin qu'avec elle (2).

Traitement. — Supprimer la cause. Traiter le catarrhe (comme pour les autres muqueuses) par les révulsifs, balsamiques, injections, eaux sulfureuses.

TUMEURS DE LA VESSIE

Rares — sur ses parois internes avec saillie dans la **vessie**. — Les *polypes* très-rares sont mours ou durs (3), — les *fongus*, végétations de la face interne (surtout au bas-fond), occupent un point ou une grande étendue, souvent en choux-fleur à large base avec prolongement flottant dans la vessie. — Le *cancer* : 1° par propagation d'un cancer voisin (du rectum, vagin, utérus) ou 2° primitif dans les parois vési-

_____

(1) Réveillant souvent le malade.

(2) On a vu la gangrène, perforation et infiltration.

(3) On ne peut les distinguer des fongus.

cales. Deux périodes (crudité et ramollissement ou ulcération). Il végète dans la vessie qu'il peut remplir. Il affecte rarement la forme encéphaloïde, rarement, la colloïde ou squirrheuse.

Symptômes. Diagnostic. — Début lent, avec troubles fonctionnels. Tumeurs indolores, parfois avec névralgie du col (tumeur) ou pesanteur (cancer). Tantôt pédiculées et pressées par la vessie contre l'urèthre qu'elles bouchent; tantôt grosses et irrégulières, empêchant la vessie de se vider complètement, d'où l'altération d'urine et cystite; ou bien la tumeur avoisine le col et arrête l'urine en gênant le sphincter. — Urine altérée, infecte (parfois un simple trouble avec dépôt nuageux, indice d'inflammation chronique de la muqueuse). Hématurie (surtout dans le cancer dont elle est le premier signe, avec débris cancéreux). Le toucher abdominal et rectal ou vaginal (surtout combiné au cathétérisme) constate une tumeur rétro-pubienne (volumineuse dans le cancer). Enfin cachexie cancéreuse (tumeurs malignes).

CALCULS URINAIRES

Révaux. — Des *tubuli* avec inflammation souvent suppurante du parenchyme (néphrite calculeuse, grave). Des *calices : gravelle* (calculs petits et entraînés par l'urine). Du *bassinet* : plus gros, avec inflammation et déchirure, d'où une urine mêlée de sang et de pus. Il y a pyélite ou pyélonéphrite (s'il y a néphrite).

Uréthraux. — Viennent de la vessie ou se forment dans l'urèthre (surtout dans région membraneuse) en arrière d'un rétrécissement (ou dans un diverticulum accidentel).

CALCULS VÉSICAUX

Un ou plusieurs ; d'un pois à une orange : *simples* (à élément prédominant : acide urique, urate d'ammoniaque, oxalate ou phusphate de chaux, phosphate ammoniaco-magnésien) ou *composés* (formé d'éléments diffèrsnts : mélange d'acide urique avec l'un des sels précédents, ou mélange de ces sels entre eux). Les calculs *fauves* d'acide urique pur ou mêle de phosphates sont fréquents. La couleur *brune* tient à l'oxalate de chaux ; la blanche, aux carbonaies et phosphates ; le gris cendré à l'urate d'ammoniaque. Les calculs muraux ont beaucoup d'oxalate de chaux et souvent du phosphate ammoniaco-magnésien. La consistance est très variable.

Symptômes. — Formation lente et insensible du calcul. Douleur nulle ou vive, D'ordinaire, simple pesanteur au périnée et douleur sourde et irradiée au gland, scrotum, ainc, cuisse, et exaspérée par l'exercice. Urine fréquente, parfois sanguinolente et arrêtée net par le calcul. L'inflammation possible se borne d'ordinaire à la vessie. qui est rétractée, hypertrophiée et violacée (dilatée, si l'urèthre est obstrué), parfois avec les lésions de la cystite. — Toucher rectal nul (à moins de gros calcul). La sonde frémit au choc du calcul pressé par l'urine. On la promène en tous sens en empêchant l'écoulement ; on injecte de l'eau froide pour faire contracter la vessie et faire choquer le calcul pendant l'écoulement ; enfin on varie la position du bassiu (de côté, à genoux, etc.) Souvent un lithotriteur saisit un calcul faible, non révélé par la sonde (1).

Complications. — Cystite chronique (frépuent) ; paralysie ; rétraction et dilatation de la vessie ; enchatonnement de la pierre ; hypertrophie de la prostate.

Traitement. — Soigner la cystite. Extraction par la lithotritie ou la taille.

---

(1) Nombre des calculs difficile à préciser. Leur volume est apprécié par le toucher rectal, le degré d'écart des branches du lithotriteur ; leur densité, d'après le bruit et la résistance.

Certain ministre avait la pierre
On résolut de le tailler ;
Chacun se permit de parler
Et l'on égaya la matière.
— Mais comment, se demandait-on,
A-t-il pareille maladie ?
— C'est que son cœur, dit Florimon,
Sera tombé dans sa vessie.

Désaugiers avait, dit-on, la pierre. « Plusieurs essais de lithotritie furent tentés en vain et il fallut le décider à recourir à l'opération de la taille... Il la supporta avec courage, mais à peine fut-il remis sur son lit qu'il étouffa. Il n'avait pas encore achevé sa 45e année. Sa gaieté était de tous les instants : ce fut entre deux crises qu'il composa, quelques mois avant sa mort, cette épitaphe facétieuse digne de Scarron :

Ci-gît, hélas, sous cette pierre,
Un bon vivant mort de la pierre.
Passant, que tu sois Paul ou Pierre,
Ne va pas lui jeter la pierre.

Il se berçait de l'espoir de guérir et disait très plaisamment dans un couplet d'une chanson adressée à l'un de ses amis :

Je touche, cher Brazier,
A la fin de ma carrière. »

Montaigne avait la *gravelle.* « L'opiniâtreté de mes pierres, dit-il, spécialement en la verge, m'a parfois jeté en longues suppressions d'urine de 3, 4 jours... apportant de cruels efforts. Oh ! que ce bon empereur (Tibère), qui faisait lier la verge à ses criminels pour les faire mourir à faute de pisser, était grand maître en la science de bourrellerie.....

« Il est bon de tumber souvent de l'eau (d'uriner), car nous veoyons, par experience, qu'en la laissant croupir, nous lui donnons loisir de se descharger de ses excrements et de sa lie, qui servira de masticre à bastir la pierre en la vessie : il est bon de ne tumber point souvent de l'eau ; car les pesants excrements qu'elle traisne quand et elle, ne s'emporteront point s'il n'y a de la violence, comme on veoid, par experience, qu'un torrent qui roule avecques roideur balaye bien plus nettement le lieu où il passe, que ne faict le cours d'un ruisseau mol et lasche : pareillement, il est bon d'avoir souvent affaire aux femmes, car cela ouvre les passages, et achemine la grave et le sable : il est bien aussi mauvais, car cela eschauffe les reins, les lasse et affoiblit : Il est bon de se baigner aux eaux chauldes, parce que cela relasche et amollit les lieux où se croupit le sable et la pierre : mauvais aussi est-il, d'autant que cette application de chaleur externe aide les reins à cuire, durcir et petrifier la masticre qui y est disposee : A ceulx qui sont aux bains, il est plus salubre de manger peu le soir, afin que le bruvage des eaux qu'ils ont à prendre lendemain matin face plus d'operation, rencontrant l'estomach vuide et non empesché : au rebours, il est meilleur de manger peu au disner, pour ne troubler l'operation de l'eau, qui n'est pas encores parfaicte, et ne changer l'estomach si soubdain aprez cet aultre travail, et pour laisser l'office de digerer à la nuict, qui le sçait mieulx faire que ne faict le jour, où le corps et l'esprit sont en perpetuel mouvement et action ». (1)

(1) Outre la manière d'uriner, l'usage des bains, lavements, boissons délayantes, notons le choix des aliments (ainsi les eaux calcaires et l'oseille exposent aux calculs, notamment d'urate ou acide oxalique (l'oseille), e l'usage du lait, des eaux médicinales, de l'eau de Seltz, etc.

HYPERTROPHIE, TUBERCULES, VARICES
(de la Vessie)

L'hypertrophie. — 1º *Avec épaississement des parois* par cystite chronique ou obstacle à la miction, peut affecter les trois tuniques ou l'une d'elles. A la sonde : paroi rugueuse, résistante non dilatable d'où fréquence de miction ; 2º *par dilatation de la cavité* (avec paroi épaissie ou amincie). Diagnostic difficile. Traitement ?

Tubercules (miliaires). — Rares (chez tuberculeux).

Varices. — Très rares. Dans calculs de vessie ou hypertrophie de la prostate. Il y a hématurie. Diagnostic douteux.

EXTROVERSION DE LA VESSIE

Assez rare. Dite encore exstrophie, hernie, prolapsus, inversion. Par arrêt de développement : absence de la paroi antérieure et de la partie inférieure de la paroi abdominale. Là, la muqueuse vésicale forme une tumeur rouge suintant de l'urine.

PARALYSIE DE LA VESSIE

Symptôme de l'incontinence et rétention. Paralysie : 1º *Incomplète* : distension de la vessie finissant par le besoin d'uriner qui ne se fait qu'avec efforts. 2º *Complète* : La vessie distendue forme au-dessus du pubis une tumeur plus ou moins vite douloureuse, puis le col cède et l'urine goutte par regorgement. 3º *Paralysie du col* : l'urine goutte : il y a alors incontinence (le col ayant perdu sa contractilité).

Traitement. — Sonder souvent et ne pas laisser séjourner l'urine. Bains; injections d'eau froide ; lavements froids ; et surtout électricité (guérison rare).

NÉVRALGIE DE LA VESSIE

Assez rare. Chez gens irritables. Par accès (comme toute névralgie). Souvent *a frigore*. Idiopathiques ou compliquant une affection quelconque de la vessie. Elle gagne parfois le rectum et coïncide avec névralgie lombo-abdominale. Envies violentes et fréquente d'uriner (peu et très clair). Parfois rétention par contracture du col. Le cathétérisme est alors douloureux. Rien entre les accès. *Traitement* antinévralgique. *Diagnose* : Dans la cystite : fi/vre, état de l'urine et continuité des symptômes.

RÉTENTION D'URINE

Impossibilité d'uriner. **Causes.** 1° *Perte de contractilité de la vessie* (paralysie du corps); 2° *obstacle à la miction* (tumeur de la vessie, caillot ou calcul obstruant le col; contracture du col vésical ou du sphincter uréthral; tuméfaction inflammatoire ou valvules du col; tumeurs prostatiques; rétrécissement ou compression de l'urèthre).

Symptômes. — Lente ou brusque selon la cause, puis permanente. Dans rétention complète : douleur vésicale irradiée aux reins, verge, avec pesanteur au périné, et exaspéré par mouvement et pression (même par l'inspiration). Envies d'uriner. Constipation par compression du rectum. La vessie distendue forme tumeur ronde au-dessus du pubis.

Terminaison. — Souffrance rare, surtout dans l'hystérie, (qui a de l'anesthésie). La rétention liée à un obstacle infranchissable se termine par résorption urineuse. La vessie remplie n'admet pas d'urine. l'urèthre, bassinet, calices sont distendus; le rein ne sécrète plus, d'où urémie avec nausées, vomissements de bile, fièvre nerveuse et odeur d'urine. Si la rétention tient à une paralysie de la vessie ou si l'obstacle peut être vaincu, la vessie se distend jusqu'à ce que l'urine goutte par regorgement : alors pas de symptômes graves.

Traitement. — Vider la vessie, au besoin avec une sonde en gomme (avec ou sans mandrin) ou en caoutchouc vulcanisé. Changer la position du malade ; essayer d'arriver dans la vessie avec douceur. Sinon : ponction.

INCONTINENCE D'URINE

Écoulement involontaire d'urine. 1º *Par paralysie du sphyncter* (ou autre obstacle à l'occlusion du col : tumeur, corps étranger). L'urine s'écoule au fur et à mesure. 2º *Par regorgement*. La vessie se laisse distendre, puis le sphincter cède et la vessie lâche le trop plein. 3º *Incont. nocturne* : La vessie pleine, un réflexe nerveux la vide, souvent inconsciemment, surtout la nuit. Le malade est réveillé par l'humidité (épilepsie, etc.).

MALADIES DE L'ABDOMEN

PLAIES DE L'ABDOMEN

Pénétrante ou **non**, selon qu'elle ouvre ou non le péritoine. 1º **Non pénétrantes**, par piqûre, coupe, écrasement ou projectile... — Comme les plaies ordinaires. Parfois péritonite, surtout dans les plaies contuses compliquées de phlegmons. La cicatrice à suite de perte de substance résiste moins que la paroi, aussi l'intestin la soulève souvent en hernie ventrale ;

2º **Pénétrantes**, perçant le péritoine ou un viscère sans péritoine, comme le rein..., à suite de piqûre, coupe, projectile... Diagnostic et exploration peu faciles, car un style ou sonde introduits dans une piqûre peuvent détruire des adhérences salutoires. — Complications fréquentes consécutives (abcès, péritonites) ou immédiates (lésions viscérales, épanchements péritonéaux, corps étrangers, hernies de l'intestin ou de l'épiploon).

HERNIES ABDOMINALES (EN GÉNÉRAL).

Toute saillie des parois de l'abdomen, par sortie d'un ou plusieurs viscères. La hernie est : 1° **Simple** ou **réductible** (rentre facilement dans l'abdomen) et peu gênante ; 2° **Compliquée** ou **irréductible** et plus ou moins grave.

HERNIES SIMPLES

Toute hernie est formée : 1° d'un *contenu ou viscères herniés*, d'ordinaire intestin ou épiploon (parfois le gros intestin, rarement l'estomac, utérus, vessie, ou surtout la rate et le foie, jamais le duodénum pancréas et rein), ces organes remplissent leurs fonctions. Dans l'entéro-épiplocèle, l'épiploon est d'ordinaire devant l'intestin. Dans la *hernie récente*, la surface des organes contenus formée par le péritoine viscéral est lisse et polie ; mais dans les *hernies anciennes*, il y a perte (1) d'aspect poli, épaisissement, et adhérences surtout entre l'épiploon et la paroi interne du sac pouvant causer de l'étranglement. Si la hernie ancienne n'est pas contenue (maintenue réduite dans la cavité abdominale), l'épiploon s'engraisse et ne peut plus rentrer par le collet. Il rend donc la hernie irréductible.

2° **Un sac** ou *enveloppe mince formée par le péritoine* (quelques hernies, dites akystiques, n'en ont pas) (1). Elles sortent alors en glissant sous le péritoine pariétal comme le cœcum entre l'aponévrose iliaque et le péritoine, qu'il soulève pour sortir par l'anneau inguinal. De même de la vessie et des hernies par plaie du péritoine pariétal.

(1) Comme les altérations de la face interne du sac.

Formation. Un viscère sortant de l'abdomen par un orifice fibreux (canal inguinal, anneau crural, ombilic) pousse devant lui le péritoine pariétal qui l'enveloppe, lequel glisse sur le tissu cellulaire sous-péritonéal lâche qui en permet le décollement, et se laisse distendre par son élasticité.

Description. La poche ou *corps*, située en dehors de l'abdomen, communique avec lui par une ouverture étroite ou *collet*, répondant d'ordinaire à l'orifice abdominal franchi. Dans la hernie *récente*, le collet est formé par le péritoine qui se plisse comme une étoffe dans une bague. Si le sac rentre dans l'abdomen, les plis et le collet disparaissent avec vestiges blanchâtres ou *stigmates* dus aux pressions extérieures). Dans la *hernie ancienne*, le collet comprimé exhale une lymphe plastique qui fait adhérer les replis et s'épaissit en sphincter annulaire à tissu conjonctivo-elastique vasculaire et adhérant aux parties voisines. Aussi le collet se rétracte de plus en plus comme un tissu cicatriciel, en effaçant son ouverture jusqu'à l'oblitérer (1) (rétractilité). Parfois, les collets sont multiples : 1° soit *superposés* une hernie et son collet sont refoulés par un effort et il se fait un second collet à l'orifice abdominal, etc.); 2° soit *adosés* (deux collets se formant côte à côte, avec ouverture au même niveau).

Le péritoine formant le corps du sac est transparent et laisse voir la couleur des viscères herniés (au début). Dans la hernie *récente*, le sac a les caractères anatomiques du péritoine : surface interne lisse, polie, à épithélium normal, sans adhérences. Dans la *hernie ancienne*, le sac s'épaissit, ainsi que le tissu cellulaire sous-péritonéal entraîné avec le sac et qui se charge de graisse. Il y a chute épithéliale et adhérences internes et externes. Souvent elle contient de

---

(1) Quand aucun organe ne le traverse.

la sérosité (rien de tout cela quand la hernie est bien réduite avec un bon bandage).

Irréductibilité du sac. Quand on réduit, le sac suit les
viscères dans la hernie récente, non dans la hernie ancienne.

Symptômes. — Début brusque ou lent, par efforts ; tumeur ronde, mobile, sur les tissus sous-jacents (peau à
couleur et température normales) ; *sonore* à la percussion et
réductible ou disparaissant par la pression, avec *gargouillement* dû aux liquides et gaz intestinaux (en l'absence de sonorité et de gargouillement, l'épigloon seul formerait la
hernie). — Tumeur indolente, avec troubles digestifs (surtout quand c'est l'intestin) ; digestions pénibles, coliques,
météorisme rarement considérable, éructation, parfois nausées et vomissements. Le patient est incapable d'effort, car
le diaphragme, comprimant les viscères, agit sur les points
faibles de la paroi abdominale (1).

HERNIES ABDOMINALES COMPLIQUÉES

Complications des hernies simples : Irréductibilité, Engouement,
Inflammation, Etranglement et ses conséquences (gangrène et anus
contre nature).

Irréductibilité

Symptôme et souvent conséquence : 1° de l'engouement,
inflammation ou étranglement herniaires ; 2° de l'engraissement de l'épiploon ou adhérence des viscères au sac
(*Hernies anciennes*, p.   ).

Engouement

Très rare. Obstacle au cours des fèces par distension de
l'anse herniaire (par les gaz ou solides, surtout dans hernie
volumineuse non contenue.

---

(1) Vieillesse anticipée, d'après Malgaigne.

Inflammation

Ou péritonite herniaire du sac, du contenu ou des deux, par violence, frottement du bandage, efforts... surtout dans la hernie irréductible et grosse et dans la vieillesse.

Symptômes. — Rougeur, douleur, tuméfaction par épanchement dans le sac de sérosité ou de pus, avec pseudo-membranes, puis adhérences; irréductibilité et troubles de l'étranglement, dont il est difficile de distinguer l'inflammation.

Traitement antiphlogistique.

ÉTRANGLEMENT HERNIAIRE

Fréquent et grave, à la suite d'engouement et d'inflammation. — Siège : sac, contenu ou pédicule de la hernie. — Le pédicule étranglé arrête le cours des fèces et du sang.

Sac. — *Paroi* enflammée (rouge, épaisse, pseudo-membraneuse. — Cavité à sérosité ou pus séparant sa paroi de l'intestin. La hernie est sèche, s'il n'y a pas de liquide. — Au niveau du pédicule, des adhérences solides entre le collet du sac et le contenu empêchent le liquide de passer dans le péritoine.

Organes herniés (1). — Épiploon et intestin épais, rouges ou violets. L'intestin est enflammé, œdématié, parfois recouvert de pseudo-membranes et de pus, avec lésions d'arrêt mécanique de la circulation. Sa chaleur est normale. Il n'y a gangrène que s'il offre des taches *feuille-morte* froides et faciles à perforer (2).

---

(1) A l'ouverture du sac dans une épiplocèle, par exemple, on voit d'abord l'épiploon, puis l'intestin.

(2) Si la perforation est spontanée, on trouve des débris fécaux et gangréneux dans le sac.

Pédicule. — Son étranglement peut couper l'intestin d'où une ulcération d'ordinaire profonde, respectant le péritoine. — Adhérences du pédicule séparant la cavité du sac de celle du péritoine.

Causes. — Petites hernies anciennes, surtout chez l'adulte (parfois la hernie s'étrangle à son début). — Efforts, engouement et inflammations herniaires, indigestion, bandage mal fait ou qu'on cesse de porter. Le pédicule est étranglé par torsion de l'anse intestinale, perforation du sac ou brides fibreuses le traversant... D'ordinaire, l'étranglement est dû au collet (1) ou à un anneau fibreux, double débrdement (2); amène la guérison : c'est le cas des hernies qui s'étranglent en se formant, et des hernies crurales aux orifices du fascia crebriformis. (Naturellement ces anneaux sont passifs.) L'étranglement est *consécutif:* suit l'engouement ou inflammation (qui font gonfler les organes herniés), ou *primitif*, dû à un effort ou contraction musculaire addominale chassant des gaz et liquides dans l'anse herniée qui gonfle; la douleur cause une contraction musculaire réflexe permanente, réduisant la cavité abdominale; et l'accumulation du contenu ou l'entrée d'une nouvelle anse dans le sac arrêtent les fèces et la circulation.

Début — 1° brusque à suite d'effort, avec douleur vive et souvent vomissements alimentaires, refroidissement, petitesse du pouls et faiblesse générale, auxquels succèdent bientôt les phénomènes de la rétention fécale; 2° *lente* ou *pseudo-étranglement* à début insensible, mais vite confirmé par les symptômes précédents.

Symptômes. — Irréductibilité avec douleurs spontanées (ou à pression) peu vives et irradiées parfois dans l'abdomen. Fonctions intestinales nulles d'où symptômes d'ob-

---

(1) Vrai sphincter cicatriciel modifié.

(2) Sans incision du collet.

struction : nousées, vomissements alimentaires, puis bilieux et fécaloïdes (1). Ventre ballonné par les gaz, constipation opiniâtre (2). La hernie rougit peu à peu (pas au début) en gonflant (épanchement et inflammation) et augmentant de consistance et de chaleur.

Symptômes généraux (cholériformes). — Faiblesse physique et morale tombant à la prostration ; décubitus dorsal, face pâle grippée, anxieuse, œil fixe, hagard, peau froide, visqueuse, non élastique (un pli au dos de la main persiste quelques minutes) ; extrémités violacées ; pouls lent, filiforme, parfois intermittent ; baisse thermique ; anurie enfin, hoquet de mauvais augure ; et pour *Complications* : inflammation cellulaire autour du sac, phlegmon, gangrène intestinale, péritonite.

Marche (3). — D'ordinaire rapide de 24 à 36 heures, avec mort dans la semaine à moins d'intervention :

1° Rémissions manifestes dans les symptômes, faisant croire à un étranglement intermittent ;

2° Ou marche lente et peu grave de 3 à 4 jours (4), suivie des symptômes d'étranglement.

Terminaison. — Mort par :

1° *Dépression vitale* ;

2° *Gangrène* (avec rémission des symptômes locaux et bien-être, mais les détritus gangréneux et fécaloïdes tombent dans le sac, l'enflament, d'où phlegmons) ;

---

(1) Plus rapides et plus accusés dans l'entérocèle que dans l'épiplocèle.

(2) Mais le patient peut aller à la selle et rendre les matières contenues dans le gros intestin avant l'étranglement.

(3) Symptômes locaux physiques, puis troubles digestifs, puis symptômes généraux, et hoquets et complications.

(4) Forme chronique de l'étranglement.

3° *Péritonite* (par propagation inflammatoire, perforation de l'intestin étranglé ou épanchement des liquides et fèces du sac dans le péritoine). — Dans le cas de *guérison*, l'intestin se réduit spontanément ou à suite d'efforts (1), ou se gangrène en partie ou totalité : ses débris enflamment alors le sac, et un phlegmon consécutif crève en abcès donnant du pus gangréneux et fécaloïde. Les fèces continuent à passer par cette fistule formant un anus contre nature.

Diagnostic. — Antécédents. Explorer avec soin tous orifices et canaux abdominaux, car on peut prendre pour étranglement interne une hernie étranglée, petite (chez gens gras); sans tumeur sensible (celle du trou sous-pubien), ou cachée par une adénite ou phlegmon de l'aine, ou coïncidant avec une maladie à douleurs abdominales, coliques néphrétiques... (choléra, etc.) — De même on a pris pour hernies étranglées des tumeurs inflammatoires de l'aine (ganglions) avec vomissements et constipation (2). — L'inflammation herniaire affecte surtout les grosses hernies contenues : le doigt entre parfois dans l'anneau où elles passent. L'épiplocèle a des troubles digestifs faibles avec symptômes locaux inflammatoires.

Traitement. — Réduire , s'il est encore temps.

GANGRÈNE

(Voir Lésions et Symptômes de l'Etranglement)

ANUS CONTRE NATURE

Orifice anormal (congénital, accidentel ou artificiel), fait

---

(1) On a vu la hernie gangrénée être évacuée comme détritus par le gros intestin pour abcès herniaire.

(2) L'engouement douteux, précède presque toujours l'étranglement.

communiquer l'intestin au dehors soit directement [avec]
un organe creux (vagin).

Causes. — *L'accidentel* par perforation à suite de *plaie
pénétrante* (1) ou de *gangrène herniaire* (voir p. 7²).

Anatomie pathologique. — *L'orifice externe*, peu mani-
festé en général, est large ou réduit à une petite fistule
[anale].

La muqueuse intestinale forme une petite hernie ou tuméfaction plissée (2) autour de laquelle sont les ouvertures des bouts inférieure et supérieure plus large (3) de l'intestin. Ces bouts, adossés au niveau du point étranglé,
s'accolent et, à la chute de l'anse gangrénée, laissent pour
limite une saillie dite *éperon* (4), que les fèces projettent
à l'orifice du bout inférieur qu'il envagine alors comme
une valvule. Dans la lésion ancienne, les bouts s'hypertro-
phient et le supérieur se dilate. La *gangrène de l'anse* intestinale est *totale* (avec adhérence à la paroi abdominale
au niveau de l'étranglement herniaire) ou *partielle* (l'intestin a un simple orifice adhérant à celui de la plaie abdominale. Son calibre peut se rétrécir, mais non s'oblitérer,
et ne laisse passer qu'une partie des fèces. En même
temps des adhérences au niveau du pédicule herniaire re-
lient l'intestin à l'orifice abdominal. Les bords cutanés se
[réunissent] et un tissu cicatriciel soude entre eux les orifices
abdominal et l'intestin (5).

---

(1) [ou s'ouvrant] au dehors par un abcès (celui-ci peut se former autour
de l'intestin comme au cœcum, et ulcérer, à la fois l'intestin et la paroi
abdominale).

(2) Ainsi que la peau qui est altérée par le contact des fèces.

(3) Par où passent les fèces.

(4) Ainsi l'éperon situé au fond de l'infundibulum sépare les orifices
des deux bouts de l'intestin.

(5) La cicatrice disséquée de la cavité péritonéale vers l'extérieur

Symptômes. — Issues (pendant la digestion) de gaz et fèces foncés et odorants s'ils sont près l'extrémité de l'intestin. Si l'éperon est peu saillant et que des fèces entrent
dans le bout inférieur, il y a aussi défécation. Plus l'éperon
est saillant, plus le bout supérieur se dilate et s'hypertrophie, et plus l'inférieur se rétrécit, celui-ci étant plus ou
moins bouché (par un grand éperon), tandis que le bout supérieur travaille plus. D'où parfois le rejet d'épais mucus
blanc, concret, secrété par l'intestin.

Enfin faiblesse et maigreur. Le malade revient bientôt si
l'anus est aux parties inférieures de l'intestin.

Terminaison. — Persistance de l'anus ou mort par inanition s'il est près de l'estomac.

Guérison spontanée par contractions (1) intestinales, et
surtout rétraction du mésentère dont la partie répondant à
l'anus forme entre le rachis et la lésion une corde à traction
continue sur les adhérences intestino-abdominales, qui cè-
dent parfois, d'où l'allongement de l'infundibulum pouvant
conserver les fèces. L'infundibulum se rétrécit en s'allon-
geant, surtout au milieu où il peut finir par s'oblitérer et se
briser. En même temps rétraction de l'orifice cutané. La
guérison peut être incomplète avec persistance de fistule
stercorale. Parfois l'infundibulum est formé en partie par
l'intestin ou le sac (2).

---

offre : 1° des adhérences entre le péritoine pariétal et celui recouvrant
l'intestin ; 2° une couche cicatricielle allant des couches muqueuse et
musculaire de l'intestin vers la peau, et réduite parfois à une ligne ou
conduit de la peau à la muqueuse (*in fundibulum descarpa*).

(1) Vermiculaires des fibres musculaires lisses à la face profonde du
péritoine, dans les mouvements.

(2) D'où 63 variétés admises d'infundibulum membraneux cicatriciel
et intestinal.

Complications. — La muqueuse intestinale se renverse et s'étrangle au niveau de l'orifice; l'infundibulum s'engorge; il y a infiltration fécale dans la paroi abdominale, ou rupture d'intestin. Erythème et érysipèle autour de l'anus.

Traitement. — Propreté. Cure radicale en deux temps : 1° Libre communication entre les deux bouts de l'intestin; 2° oblitération de l'orifice cutané (savoir le début de la lésion pour donner aux adhérence le temps de devenir solides; en 2 ou 3 trois mois).

HERNIES INGUINALES nombreuses

Hernie commune ou oblique externe ou indirecte. Elle est *congétinale* ou *accidentelle*. — Le viscère (intestin) traverse le canal inguinal et fait tumeur au dehors, et aussi (hernie complète) dans le scrotum. Pédicule toujours en dehors de l'artère épigastrique.

1° Congétinale. —Par persistance du canal vagino-péritonéal. La hernie : 1° chute au fond des bourses (1) avec sac formé par la tunique vaginale; 2° ou bien refoule peu à peu le rétrécissement du canal vagino-péritonéal ou le dilate pour gagner le testicule dont peut le séparer une sorte de diaphragme au niveau du cordon,

Hernies vaginales. —1° *Testiculaire* : l'intestin traverse le canal vagino-péritonéal et touche directement la partie inférieure du testicule descendu; 2° *funiculaire* : l'intestin engagé dens le canal vagino-péritonéal en partie oblitéré est séparé du testicule par un diaphragme; 3° *hernie testiculaire* dans le canal ou elle tend à pousser le testicule encore dans l'anneau.

2° Accidentelle. La plus commune. —Evolution à quatre

---

(1) Surtout au moment ou le testicule descend dans les bourses. Souvent aussi plus tard on la constate chez l'adulte d'où le nom de hernie congénitale de l'adulte.

degrés lents ou rapides, savoir : 1° *Pointe de hernie* : l'intestin dilate l'orifice péritonéal du canal inguinal et la fossette inguinale externe ; 2° *hernie inguino-interstitielle* : l'intestin est dans le canal inguinal où il peut persister longtemps, refoulant en avant l'aponévrose du grand oblique ; en arrière le fascia transversalis, et en bas le cordon spermatique. La hernie descend dans le canal d'arrière en avant recouvert par le péritoine pariétal ; tandis que les vaisseaux spermatiques et le canal déférent reculent sous le péritoine de la fosse iliaque. Le pédicule est à l'anneau sous-péritonéal. La hernie peut disséquer les muscles abdominaux et former une grosse tumeur dans l'épaisseur de la paroi abdominale (sans sortir par l'orifice cutané) ; 3° *bubonocèle* : la hernie sort du canal inguinal, recouverte par le sac péritonéal, l'aponévrose d'enveloppe du grand oblique et la peau. Elle simule un bubon ; 4° *oschéocèle* : la hernie descend au scrotum avec le cordon, dans une cavité distincte de la tunique vaginale et antéro-supérieure à elle.

Dans la hernie accidentelle ancienne : adhérence, hypertrophie, et adipose des couches recouvertes. La longueur du canal inguinal est réduite par des tractions de la hernie, et les éléments du cordon sont dissociés au lieu d'être inféro-postérieurs. On trouve parfois des organes autres que l'intestin et l'épiploon.

Causes (voir Généralités) (1). — Présence du canal vaginopéritonéal surtout.

Symptômes (des hernies). — Siège au-dessus de l'arcade crurale : tumeur piriforme à base dans le scrotum et sommet dans le canal inguinal (1).

------

(1) Les hernies inguinales sont 16 fois plus fréqentes que les autres et 4 fois plus chez l'homme que chez la femme.

(1) Elle décrit une légère courbe à convexité supérieure.

Diagnostic. — La *pointe de hernie* se constate en enfonçant très loin le doigt dans l'anneau inguinal **externe** et faisant tousser le malade. Bien explorer dans le cas où certaines hernies interstitielles irréductibles pourraient faire croire à des tumeurs molles (lipomes, abcès). Une *hernie simple et complète* est réductible et a les symptômes des hernies. L'*hydrocèle de la tunique vaginale* est irréductible. Si elle est congénitale, il y a transparence et réduction sans gargouillement. Le canal inguinal est le plus souvent libre. L'*hydrocèle enkystée* du cordon est irréductible, transparente, à développement lent. La *funiculite* (inflammation du cordon), quelle qu'elle soit, est irréductible, avec douleurs spontanées ou par pression, et coïncide avec des lésions (tubercules) du testicule. L'adénite *par ses symptômes* diffère de la hernie étranglée par ses symptômes (voir *les Organes génitaux et l'anus*). Les abcès congestifs sont réductibles, mais situés au-dessous de l'arcade crurale dans la cuisse, et ne vont jamais vers le scrotum. Les *tumeurs graisseuses*, simulant parfois la hernie inguinale, sont irréductibles et opaques. La *hernie congénitale* est rapide à suite d'efforts, grandit vite et souvent descend plus bas que le testicule. *Traitement* palliatif. La hernie inguinale expose aux complications des hernies en général.

HERNIE INGUINALE INTERNE ou DIRECTE

Refoule le fascia transversalis et sort par l'anneau cutané en tumeur globuleuse entrant rarement dans les bourses. Constituée, elle a un pédicule plus court que la hernie commune et situé en dedans de l'artère épigastrique. La tumeur est sous la peau, l'aponévrose d'enveloppe du grand oblique et le fascia transversalis, etc., en dedans du cordon spermatique (1).

---

(1) Facile à distinguer de la hernie commune quand elle est récente.

HERNIE SUS-PUBIENNE ou OBLIQUE INTERNE

Rare. L'intestin s'engage dans la fossette vésico-pubienne, entre l'artère ombilicale oblitérée et le bord externe du muscle droit. La tumeur est petite.

HERNIE CRURALE

Au-dessous de l'arcade crurale, à la partie interne du pli de l'aine. La *hernie moyenne*, la plus commune, a lieu par l'anneau crural. L'*externe*, rare, sort en dehors de l'artère. Dans l'*interne*, plus rare, l'intestin traverse une éraillure du ligament de Gimbernat. Dans ces trois cas non diagnosticables sur le vivant, la hernie gagne le canal crural. Evolution : trois degrés :

1o **Pointe de hernie.** — L'intestin ou l'épiploon entre en partie dans l'anneau crural avec le péritoine et le septum crural. Visible quand le malade tousse.

2o **Hernie crurale interstitielle.** — L'intestin entre dans le canal crural, limité par le pictiné en arrière, la veine crurale en dehors et le fascia crebriformis en avant.

3o **L'intestin sort** par un ou plusieurs orifices du fascia crebriformis et forme dans l'aine au-dessus de la saphène interne et en dehors des vaisseaux fémoraux, qu'elle recouvre en partie, une tumeur sous-cutanée, ronde, parfois bosselée (s'il sort par plusieurs orifices) et recouverte par la peau, le septum crural et le sac. Son pédicule est à peu près vertical et long comme le canal.

Ainsi, dans son évolution, la hernie est verticale dans sa première moitié, postéro-antérieure dans la deuxième, qui forme avec la première un angle droit à sinus antéro-supérieur.

Hernie ancienne. — En vieillissant la hernie augmente l'intestin gagne l'épine iliaque antéro-supérieure et glisse dans les points à tissu cellulaire lâche. Les adhérences dé la peau et aponévroses, en dedans du canal crural, arrêtent la hernie là. L'orifice du fascia crebriformis où passe l'intestin, tiré en haut par les mouvements du corps et les contractions de l'intestin, se cache sous l'arcade crurale où il se confond avec l'anneau crural (1).

Rapports de la hernie ancienne. — Le corps est sous-cutané, dirigé de dedans en dehors et de bas en haut en croisant perpendiculairement en avant les vaisseaux fémoraux. Son pédicule a pour rapports : l'arcade crurale et les vaisseaux spermatiques en avant ; la branche horizontale du pubis en arrière ; la veine fémorale en dehors et la base du ligament de Gimbernat en dedans (dans moitié des cas se trouve sur celui-ci une anastomose artérielle allant de l'épigastrique à l'obturatrice).

Symptômes des hernies. Tumeur molle, hémisphérique, souvent petite, non pédiculée et parfois bosselée (l'intestin sort du fascia crebirformis par plusieurs orifices) presque sous-cutanée à la partie interne du pli de l'aine, au-dessous de l'arcade crurale, mais pas dans le scrotum ; on perçoit les battements fémoraux sur son son côté externe.

Causes. — Rares avant 20 ans (2). Plus fréquent chez la femme où l'anneau crural est plus large.

Diagnostic. — 1o *Hernie encore dans le canal :* la main gauche soulève la paroi abdominale et le doigt enfoncé au-dessous de l'arcade crurale juste en dedans de la fémorale sent le choc de l'intestin quand le patient tousse.

Hernie ancienne (peut être confondue avec l'inguinale).

En suivant du doigt l'arcade crurale, ou joignant par une

---

(1) Ce qui fit croire à l'étranglement des hernies crurales par la base du ligament de Gimbernat, tandis qu'il est dû à l'orifice du fascia crebriformis.

(2) Un cas pour 20 hernies inguinales. Rareté des congénitales.

ligne les épines pubienne et iliaque, le pédicule est au-dessus dans sa hernie inguinale, au-dessous dans la crurale.

En soulevant la hernie inguinale ou abaissant la crurale, le doigt posé sur l'épine du pubis (1) sent bien s'il y a ou non un pédicule au-dessus ou au-dessous. Il est interne dans l'inguinale, externe dans la crurale.

— La hernie réduite, on enfonce le doigt dans l'orifice abdominal : le pouls fémoral est sensible et la tumeur ne se reproduit pas par la toux dans la hernie crurale ; elle se reproduit dans l'inguinale.

Hernies interstitielles.— La paroi abdominale relevée et le pouce en travers sur le trajet du canal inguinal ; l'index de l'autre main piquant au-dessous de l'arcade, vers l'anneau crural, sent par la toux le choc et la sortie de la hernie crurale (rien dans l'inguinale.)

Adénite (facile). — *L'abcès congestif* est fluctuant en dehors de l'artère fémorale avec tuméfaction dans la fosse iliaque et se réduit sans gargouillement. Le rachis est souvent altéré. Enfin dans les *varices du tronc de la saphène*, en pressant d'une main sur le prétendu pédicule, de l'autre sur la tumeur même, elle est dure dans la hernie et disparaît dans le cas de varice en refluant dans les veines. De plus, une varice réduite se reproduit par compression au niveau de l'anneau crural.

Traitement. — Bandage crural (sa pelote d'ordinaire plus petite et plus inférieure que celle du bandage inguinal est repoussée par les mouvements et la station assise).

Complications (des hernies). Etranglement.

---

(1) Les deux épines pubiennes sont distantes de 6 à 7 centimètres chez l'homme, de 8 à 10 chez la femme.

HERNIES OMBILICALES

A travers ou autour de l'ombilic (ou anneau ombilical) (1) 3 espèces :
1º *Congénitales:* 2º *de l'enfance:* 3º *de l'adulte.*

1º Congénitale (intestin grêle , colon transverse et même le foie) à enveloppe mince et transparente formée par le péritoine et superficiellement par une partie d'amnios revêtant le cordon ombilical. Sa surface est souvent inégale et sillonnée par les vaisseaux ombilicaux qui divisent parfois la tumeur en 2 ou 3 lobes. Elle est limitée à la racine de la tumeur par un épais rebord rouge. Du sommet se détache le cordon ombilical. Tumeur petite ou contenant tout l'intestin et le foie qui la pousse à droite ; le cordon semble alors inséré à gauche. L'orifice herniaire est souvent très large, parfois autant que la tumeur.

Cause mécanique aidée par un arrêt de développement retardant le contact des bords de l'ombilic. Hernie : 1º embryonnaire ; 2º fœtale par position vicieuse, pression, tractions par le cordon enroulé autour d'une partie du fœtus.

Symptômes et diagnostic. (On voit parfois le contenu par transparence.) — Petite, avec une simple anse intestinale, elle est réductible. Grosse, elle est souvent irréductible par suite d'adhérence entre son enveloppe et les viscères, ou de rétrécissement de la cavité abdominale (pas d'épiploon chez le fœtus. Si l'intestin adhère , les deux doigts peuvent (à moins de présence du foie, solide) plisser et adosser entre elles les parois de la tumeur sonore.

Terminaison. — La hernie petite n'est pas grave, car à la chute du cordon l'anse intestinale se réduit spontanément et facilement (2). — Volumineuse, elle est grave et finit par

---

(1) En rapport avec les 3 périodes d'évolution.

(2) A la naissance, examiner le cordon avant ligature, car sa racine peut avoir une anse d'intestin.

péritonite généralisé (rarement par étranglement), ou bien sa surface s'enflamme avec bourgeons charnus donnant un tissu cicatriciel dont la rétraction réduit la hernie.

Traitement. — Petite, on la réduit et fixe par bandage après l'inflammation de chute du cordon. Volumineuse, on attend : Bonne position, soins de propreté.

HERNIES OMBILICALES DE L'ENFANCE

A la naissance et dans les premiers jours, rare au bout de 1 ou 2 ans. Hernie petite de l'intestin grêle sans épiploon(1) et recouverte par : péritoine, tissu cellulo-fibreux et peau. La cicatrice ombilicale en tache blanche est tirée au-dessus de la tumeur.

Causes. — Effort (cri, toux, vomissements) aidé par la distension de la vessie ou une tumeur abdominale, et surtout dans le resserrement tardif de l'anneau ombilical.

Symptômes. — Elle est petite, réductible (2), arrondie parfois ou trilobée momentanément par les vaisseaux qui vont de l'ombilic à la cicatrice surmontant la hernie et qui se modifient avec le temps.

Terminaison. Guérison spontanée. Pas de gêne. Jamais d'étranglement. — Réduction avec axis, et bandage ou bandelette de diachylon à laquelle o ajoute parfois une petite pelotte pour repousser l'intestin sans gêner le rétrécissement des bords (3).

HERNIE OMBILICALE CHEZ L'ADULTE

D'un pois au volume d'une tête, son enveloppe parfois mince et transparente (péritoine, couche celluleuse formée

---

(1) Qui ne se développe que plus tard.

(2) Le doigt entre dans l'anneau ombilical après réduction.

(3) La cure radicale par ligature du sac au niveau du pédicule est très rare.

par l'union du fascia superficialis et du tissu cellulaire sous-péritonéal et peau) contient l'intestin grêle, l'épiploon, l'estomac... Le péritoine adhère aux membranes qui le recouvrent et à la face postérieure de l'anneau ombilical. La cicatrice ombilicale ridée remonte au sommet de la tumeur ou sur l'un des côtés et surtout à la paroi inférieuré du pédicule, cette cicatrice étant soudée à la moitié inférieure de l'anneau ombilical. L'intestin sort d'ordinaire par la moitié supérieure de cet anneau, bouchée par un petit peloton graisseux, rarement par une éraillure de la ligne blanche près l'ombilic.

Causes et symptomes (des hernies). — La grossesse et l'ascite y prédisposent en dilatant l'anneau par pression interne. Le contenu est visible par transparence.

Traitement. — Guérison spontanée rare. Réduire et maintenir par un bandage à large pelote (1).

Complications. — Irréductibilité fréquente par adhérence de l'intestin au sac, ou à l'épiploon qui grossit par étroitesse de l'anneau et par mollesse de la paroi abdominale. Volumineuse, elle peut s'enflammer.

Etranglement par le collet, l'épiploon, des bribes, ou et surtout par l'anneau ombilical (très grave, car l'opération de la hernie étranglée n'empêche pas la mort).

---

(1) Crainte dpression doul oureuse d'un seul point de la paroi abdominale.

MALADIES DE L'ANUS ET DU RECTUM
Abcès de la marge de l'anus

1º *Tuberculeux* petits, sous-cutanés, s'ouvrant vite à l'air. 2º *Phlegmoneux* plus grands, dans fosse ischio-rectale entre le rectum et releveur de l'anus en dedans, l'obturateur interne et ischion en dehors ; il peut fuser derrière le rectum d'un côté à l'autre. Parfois d'autres abcès plus profonds dans le tissu cellulaire séparant le péritoine du rectum et du releveur de l'anus (1). 3º *Abcès froids* dans fosse ischio-rectale par carie de l'os coxal, coccyx sacrum ou rachis. 4º *Urineux et stercoraux*. (Voir Hernies et Infiltration urineuse.)

Chute du rectum

Prolapsus de la muqueuse rectale hors l'anus. Fréquente chez l'enfant, forme après défécation un bourrelet rouge pouvant devenir permanent, douloureux et s'ulcérer. Réduire après la défécation. Cautériser. Inciser. Exciser. Ligature.

Hémorrhoïdes

Varices des veines hémorrhoïdales. *Internes* ou *externes* (visibles hors l'anus). Siège : au-dessus de la muqueuse anale, à suite d'étranglement des veines par les fibres musculaires du rectum au moment où elles traversent le tissu cellulaire sous-muqueux pour gagner la couche sous-séreuse. Puis elles grossissent, s'adossent et s'unissent avec aspect de tissu érectile. Les *marisques* sont les vieilles tumeurs flétries.

Causes : Constipation. Gêne circulatoire de la veine-porte *Symptômes :* Douleur surtout dans la défécation ; les hémorrhoïdes internes deviennent alors parfois externes, turgescentes et hémorrhagiques. Pertes de sang variables ou périodiques. Parfois ulcérations douloureuses des tumeurs. Diagnostic difficile d s hémorrhoïd s internes. *Traitement :* Bains locaux, irrigations froides, pommades calmantes. Cautériser. Exciser.

Un jour, dit frère Jean, je m'étais à Sévillé torché le cul d'un feuillet d'unes meschantes clémentines, lesquelles Jean Guimard nostre recepveur avoit jecté on preau du cloistre ; je me donne à touts les diables, si les rhagadies et hémorrhoïdes ne m'advindrent si très horribles, que le pauvre trou de mon clos bruneau en fut tout dehinguandé. — Inian ! dit Homenaz, ce fut évidente punition de Dieu, vengeant le péché qu'aviez faict incagant ces sacrés livres lesquels doibviez baiser et adores, je dis d'adoration de latrie, ou d'hyperdulie pour le moins. »

Rabelais.

On appelle les hémorrhoïdes le *mal de S. Fiacre* ; on le souhaite par imprécation à ceux à qui l'on ne veut pas de bien. « Le mal de S. Fiacre la puisse prendre, ou la puisse faire trotter. » Fontenelle explique plaisamment l'opération de cette maladie en ces six vers burlesques de son Hippocrate dépaysé :

> Grand bien fait ce mal de saint Fiacre
> Que veut dire autant que fi atre
> Quand on vuide le sang du cu
> A gens morne comme un cocu
> A la phrénésie enragée ;
> Par le cu la teste est purgée (1).

Comme « sur le plus beeu trône du monde on n'est jamais assis que sur son cul, » dit Montaigne, et que l'essentiel est d'avoir non un trône mais un siège à jour, léger, peu échauffant, on se trouvera bien de chaises en paille ou des coussins circulaires (annulaires) en caoutchouc qu'on emplit d'air à l'aide d'une tubulure. — En tous cas on « volatilise » très bien les hémorrhoïdes avec un cautère.

(1) Fleury de Bellinnen, Etymologie des proverbes français.

Dilatation du rectum. — « Sur un homme de 40 ans, qui était affecté depuis plusieurs mois d'une paralysie de toute la moitié inférieure du corps, le gros intestin paralysé était énormément dilaté dans toute son étendue, le rectum vers sa partie inférieure n'offrait pas moins de 34 cm de circonférence de telle sorte que on calibre différait à peine de l'excavation pelvienne. »

SAPPEY.

« Sur un homme qui avait été opéré à sa naissance pour imperforation de l'anus, on vit une dilatation extraordinaire de l' *S Iliaque et du rectum*. Ces deux parties du gros intestin formaient ensemble une poche énorme, qui éclata avec un grand tapage quand on y porta le scalpel en laissant sortir une quantité de gaz et de fèces. Mesurée le lendemain, bien revenue sur elle-même et amoindrie, elle avait encore 90 cm au moins de long et 70 c.m. de circonférence à sa partie moyenne. L'anus fut trouvé très étroit, resserré de toutes parts par un tissu cicatriciel résistant. A peine y pouvait-on faire pénétrer l'extrémité du petit doigt ; et immédiatement au-dessus de l'obstacle commençait la dilatation de l'intestin, dont les parois loin d'être étalées et amincies étaient singulièrement hypertrophiées (1) et fortifiées dans toutes leurs parties constitutives. La tunique musculaire et la muqueuse avaient au moins quintuplé de puissance. Le tout avait une épaisseur d'un demi-centimètre environ et l'on voyait, sur la surface interne, des glandules également grossies et des groupes de follicules clos, plus apparents que d'ordinaire. Dans cette poche on trouva nombre de corps trop volumineux et trop durs pour franchir un anus limité de toutes parts par

(1) « Nous avons ici la démonstration la plus évidente du mécanisme suivant lequel se produisent notamment l'hypertrophie compensatrice du cœur par suite de certaines lésions d'orifice, celle de la vessie par suite de rétrécissements uréthraux, etc. Dans tous ces cas, il s'agit également d'un organe creux, contractile, cherchant à se vider et d'un obstacle à vaincre. L'obstacle n'est pas tel qu'il ne cède en partie, sous l'effort. Le dégorgement bien qu'imparfait n'est pas nul, et le résultat de la contracture exagérée est en somme assez satisfaisant pour que cette contracture ait une raison d'être. Telles sont les conditions au milieu desquelles se produit en général la dilatation hypertrophique. »

une cicatrice inextensible, qu'ils bouchaient comme une soupape. Des os de lapin, des noyaux de pêche, jusqu'à un bouton de culotte ont été recueillis plus ou moins incrustés de sels-calcaires ; quelques-uns servant de noyaux à de gros calculs intestinaux. — Cette dilatation simulait une cirrhose atrophique. Le patient mourut étouffé par refoulement du diaphragme. »

(Gazette des Hôpitaux.)

« Chez un ancien militaire constipé depuis 5 jours avec signes de tympanite, on trouva une dilatation générale de tout le tube digestif et de l'estomac lui-même, mais surtout du *côlon ascendant* qui forme une énorme cavité remplie de matières. Les tuniques intestinales étaient hypertrophiées. L'obstruction siégeait à la partie supérieure du rectum et était formée par la torsion du rectum entraîné et déplacé par le côlon distendu. La lumière du canal se trouvait ainsi obturée par ses parois contournées sur elles-mêmes. »

(Gazette des Hôpitaux.)

Symptômes et Traitement. (Voir Constipation, p. 861.)

Rétrécissements du rectum

1º *Inflammatoire* de la muqueuse, rarement de la surface externe du canal avec infiltration plastique revenant insensiblement sur elle-même avec coarctation. 2º *Cancéreux* par infiltration cancéreuse des tuniques du rectum. Le rétrécissement est tubuleux ou linéaire selon qu'il affecte tout ou partie du calibre de l'intestin. Au-dessus, la paroi rectale est amincie, dilatée, susceptible de rupture. *Symptômes* : Début insensible. Le rétrécissement augmentant, les fèces plus rares et moindres s'effilent, à moins de rétrécissement haut placé et d'agglomération au-dessous. Ventre souvent ballonné et douloureux avec symptômes d'obstruction. Les doigts, sondes et instruments révèlent les siège, étendue et longueur du rétrécissement. *Traitement :* Dilatation ; incision.

Cancer du rectum

Primitif ou consécutif (surtout près l'anus) et en céphaloïde ou épithélial. Au début la matière cancéreuse infiltre les parois du rectum, qui se rétrécit peu à peu avec symptômes de rétrécissement. Au toucher rectal, paroi bosselée et indurée. Puis la tumeur s'ulcère et l'anus suinte un liquide fétide (ichor), souvent hémorrhagique. Parfois le cancer gagne le vagin et vessie (homme). *Symptômes* de cachexie cancéreuse. Mal incurable. Extirpation.

Fissure à l'anus

Entre les plis de l'anus et au-dessus (parfois sur une petite hémorrhoïde), les unes invisibles, les autres extra-rectum. Douleur dans la défécation, d'où constipation volontaire avec contracture du sphincter ; le doigt n'entre pas dans le rectum.

Causes : Fèces trop durs. Hémorrhoïdes. Corps étrangers ou pésérastie. *Traitement :* Lavements d'extrait de ratanhia ou monesia. *Dilatation :* On introduit successivement l'index et pouce graissés, et, s'appuyant sur les ischions, on rompt la résistance par une traction lente mais soutenue. Le sphincter est alors déchiré en partie ou totalité, d'où une ecchymose.... Enfin, cautérisation. Incision simple ou sous-cutanée.

Fistule à l'anus

Orifice anormal (avec pus) autour de l'anu.. 1º *Complète*, à deux orifices (rectal et cutané). 2º *Incomplète* ou *borgne* en cul-de-sac à orifices rectal (interne) ou cutané (externe) *Anat-pathol.* L'*orifice rectal* est souvent près de la marge de l'anus (souvent le stylet ne le trouve pas, car il peut glisser entre la muqueuse et son tissu cellulaire dépouillé). L'*orifice cutané* est souvent caché par des végétations, ou multiple en pomme d'arrosoir. Le *trajet* tapissé d'une membrane fongueuse est souvent long, tortueux, inégal, avec culs-de-sac ou clapiers (à fausses membranes épaisses). Exciser ces fusées, crainte de récidive.

Causes. — Abcès de la marge de l'anus, surtout chez les phthisiques.

Symptômes. — La région anale suinte et démange. Autour de l'anus est un orifice par où le stylet entre dans l'intestin (fistule complète) S'il n'entre pas, de l'indicateur gauche introduit dans le rectum (la main droite poussant doucement le stylet) on sent parfois une saillie indurée à orifice central. Le stylet y entre souvent, ou on injecte dans le rectum un liquide coloré qui sort par la fistule. Parfois le stylet entre de 1 décimètre. (Est-ce décollement de la muqueuse rectale ou abcès dans l'espace pelvirectal supérieur dont le pus aurait fusé dans la fosse ischio-rectale en dissociant les fibres du releveur de l'anus? La fistule borgne interne est d'un diagnostic plus difficile. Parfois l'orifice rectal est palpable et admet un stylet courbe. Sinon diagnostic par douleur de défécation, pus dans les fèces et tuméfaction des côtés de l'anus susceptible d'être vidé dans le rectum par compression.

Traitement. — Compression. Ligature. Caustiques. Injections iodées (douloureux et défectueux). Incision (ou écrasement linéaire) et excision du trajet fistuleux avec le bistouri; on enfonce la sonde cannelée dans la fistule. Si elle est borgne externe, on la rend complète : on sort par l'anus la sonde introduite par la fistule ; on incise les parties molles entre fistule et rectum (par le sommet de la fistule), une mèche cératée empêchant l'accollement des lèvres et la récidive. (On peut aussi retourner l'instrument

et inciser la paroi externe opposée à celle déjà incisée. Pansement quotidien en pressant la mèche contre la paroi fistu-
laire. (1)

DE LA CONSTIPATION

« Depuis quatre jours qu'il est ici,
» Voltaire a déjà pris six lavements
» et un procès. »

(Piron.)

« La manière habituelle dont la digestion se fait et surtout se
termine, nous rend habituellement tristes, gais, taciturnes,
moroses et mélancoliques sans que nous nous en doutions et surtout sans que nous puissions nous y refuser. »

Brillat-Savarin.

« Un chansonnier philosophe a dit : « Tous les méchants sont
buveurs d'eau » ; car le vin, les liqueurs et en général tout ce qui
excite la joie et la gaîté augmente ordinairement la constipation ; les constipés sont donc obligés de fuir les réunions joyeuses
et de boire de l'eau, sous peine d'expier un instant de plaisir
par plusieurs jours d'une irritation et d'une tristesse plus pro-
noncées encore que d'ordinaire. » De là cette mélancolie vapo-
reuse de l'âme (p.   ). « Je trouve que votre fille a une maladie
chronique et qu'elle peut péricliter... d'autant que les symptômes
qu'elle a sont indicatifs d'une vapeur fuligineuse et mordicante
qui lui picote les membranes du cerveau. Or cette vapeur, que
nous nommons en grec *atmos*, est causée par des humeurs
putrides, tenaces et conglutineuses qui sont contenues dans le
bas-ventre. »

On les combat par « un bon clystère détersif avec ou sans
catholicon double, rhubarbe, miel rosat et autres, pour balayer,
laver et nettoyer le bas-ventre, » ou par « une bonne médecine
purgative avec casse récente, séné, levantin et autres, pour
expulser la bile ou les mauvaises humeurs. »

Molière.

(1) (La note est p. 87.)

D'ailleurs « c'est la doctrine d'Hippocrate et de Gallien : on eut purger tous les jours (quotidie licet purgare), à condition ourtant qu'on purge avec le séné ».

GUY PATIN.

Et de tout temps les lavements ont été prônés avec succès, usque dans l'état de grossesse, d'après la *Luciniade*.

> « Les lavements sont sains, je consens qu'on les donne
> A toute femme enceinte. Albinus les ordonne
> Contre ces fils d'Eole, abhorrés en tous temps
> Et d'un impur séjour importuns habitants,
> Qu'à grands coups de piston il faut chasser sans cesse
> Comme ennemis jurés de l'état de grossesse. »

La constipation tient d'ordinaire au défaut d'exercice et manque d'air ; à l'action échauffante d'un siége trop rembourré et trop haut, à une constriction par le pantalon ou le corset trop serré, à l'abus de liqueurs, alcools ou aliments excitants, et de médicaments astringents (opium, quinquina, fer), à un excès de travail mental après le repas…. Selon ces cas, chacun peut naturellement remédier de soi-même à son mal.

En tous cas : bonne mastication (car les aliments bien machés sont à demi digérés étant mieux attaqués par les sucs digestifs).(1) — Exercice après les repas (car on digère avec ses jambes autant qu'avec son estomac. Et en effet quelle différence entre la selle du cavalier et du fantassin !) — Distraction (car la contention forcée de l'esprit alourdit à la fois le cerveau et l'estomac). — Enfin usage de bretelles, et au besoin, ceinture de flanelle, bains, et cure de raisins, de lait, de miel ou d'oranges (à gogo, jusqu'à résultat). — Eau de Seltz et limonade dont suivent les formules et qu'on avale en entier :

Eau de Seltz. — Bicarbonate de soude 8 gr. — Acide citrique cristallisé 10 gr pour une bouteille). — Bicarbonate 2 gr., acide tartrique 2 gr. (pour 1 verre) ; — dissoudre l'acide d'abord.

Limonade gazeuse en poudre (pour 1 litre) :
} Sucre râpé 50 gr., acide citrique : 3 gr., (paquet bleu.)
} Bicarbonate de soude, 2 gr. (paquet blanc.)

(1) Voir mon *Anatomie* p. 185.

Si la constipation est due au jeûne ou à la diète (p. 194) on la combattra par une indigestion (p. 191²). Si elle est due à la continence ou à l'inflammation du cordon spermatique chez les gens sujets aux orchites, on recherchera les femmes et les émotions. — Enfin elle peut tenir à l'usage des opiacés, du laudanum, des œufs, du quinquina ferrugineux et autres astringents, ainsi qu'à des hémorrhoïdes, fissures, fistules, ulcérations, retrécissements, chancres. rectites, ou prolapsus auxquels est souvent exposé le rectum, endroit si délicat, violé de si bonne heure, et toujours si chaud et si sujet à congestion puisqu'on s'assied dessus ! Elle peut tenir aussi au pincement d'une hernie, à la grossesse, à divers états nerveux, et à la mauvaise habitude de se retenir... La constipation siège d'ordinaire dans le flanc gauche (rectum, siliaque) ou dans le flanc droit (colon ascendant, cœcum avec typhlite), aussi ses effets se manifestent généralement sur une moitié (droite ou gauche du corps) : Injection de l'œil correspondant avec la dilatation de la pupille ; congestion de la face, de la gorge, des gencives, du poumon (avec gène respiratoire) et du crâne (avec migraine) du côté constipé. Enfin lourdeur ou malaise général dont on ne se rend pas compte. ralentissement du pouls, faiblesse, perte d'appétit, aigreurs d'estomac, vomissements, gonflement du ventre avec ballonnement et gargouillement dans les fortes inspirations ; urination plus ou moins rare et épaisse ; froid aux mains et aux pieds, étouffements, palpitations, fatigue à la marche, bouffées de chaleur, pertes séminales, étourdissements, engourdissements et tendance au sommeil, rougeur ou paleur du visage, et éruptions cutanées diverses par suite d'infection momentanée par les gaz que l'intestin absorbe très facilement.

La constipation peut avoir des accès brusques faisant croire à une péritonite, à un étranglement, etc. Enfin possibilité de diarrhée car les matières durcies agissant comme corps étrangers, provoquent une sécrétion plus ou moins abondante, qui se fait jour entre la masse et les parois intestinales ou même à travers un voit canal qui se creuse dans cette espèce de bouchon, comme on le chez quelques vieillards dont le rectum loge dans ses creux des boulettes de matières durcies dites *scybales* constatables au doigt :

Un vieux pitaud se sentant à son aise
De plus ouvrer n'avait cure ou bien peu
Au frais l'été, l'hiver au coin du feu
Le quart du jour, il ronflait dans sa chaise
Constipé fut. Pour prompt soulagement
Quelqu'un lui dit qu'au lieu de lavement
Il valait mieux prendre un *suppositoire*.
Tel mot pour lui fut du haut allemand
Sa femme crut qu'on parlait d'écritoire
Ça, lui dit-elle, apprêtez vous, Grégoire
Lors en état se met le bon vieillard
Elle bien fort pousse le calemar
Lui de douleur crie au meurtre. fait rage
Paix, dit la vieille, encore un tantinet
Ia pour si peu ne faut perdre courage
Plus ne me reste en main que le cornet.

La constipation est le plus souvent une difficulté plus ou moins grande de l'évacuation des matières fécales, soit que cette évacuation soit pénible, que les matières soient dures ou rares, ou qu'elles ne soient rendues qu'à un certain nombre de jours d'intervalle. Elle est d'ordinaire symptomatique et passagère. Si elle s'opiniâtre, elle constitue une affection déterminée par l'accumulation des fèces dans l'intestin, néanmoins quelques individus n'en ont que très-peu et sont constipés, comme dans la colique de plomb, la convalescence des maladies graves... La constipation est due alors à l'absence de liquides dans l'intestin, et un purgatif n'en évacue que des fluides dont on a forcé la sécrétion. »

Ainsi « le nombre non plus que la régularité ne suffisent pour déterminer s'il y a ou non constipation. mais il est aussi nécessaire d'avoir la quantité. C'est une question de doit et d'avoir, d'entrée et de sortie. On peut comparer celà à la vessie d'un homme qui urine 5 ou 6 fois dans la nuit. A-t-il pour celà vidé sa vessie ? Non, car il peut avoir une rétention vésicale et rien ne dit que, malgré ces mictions répétées, il ne reste pas encore une certaine quantité de liquide dans le réservoir vésical. On peut donc avoir de la constipation tout en ayant une diarrhée de 5 à 6 selles par jour. Aussi en ordonnant alors de l'opium, on fournit un nouvel aliment à cette constipation, on met un nouveau bouchon à la bouteille du malade. »

(Voir tumeur et fièvre merdeuse, p. 19ᵌ).

Mécanisme de la constipation. — Les causes de l'expulsion des fèces sont :

1º *Le mouvement peristaltique* (reflexe) *des intestins et la contraction* des muscles des *parois abdominales* « que la membrane musculeuse de l'intestin soit frappee de paralysie ou simplement d'atonie et les matières cesseront de progresser de haut en bas, comme dans la méningite, péritonite, colique de plomb, congestion du cerveau ou de la moëlle (notamment dans la variole, où cette congestion comprime sans doute l'origine des nerfs d'où la paresse du rectum et de la vessie). De même dans divers états nerveux tels que l'hysterie surtout, et à suite d'excès de travail intellectuel ou d'usage d'astringents...

(Voir dilatation du rectum, p. 841).

2º *Sécrétions diverses*, telles que bile, mucus intestinal... ces sucs versés dans l'intestin facilitent le glissement des matières fécales. Aussi leur suppression constipe, comme à la suite d'ictère spasmodique, de purgatifs à trop petite dose, de convalescence de fièvres graves... En l'absence de bile, les fèces sont infects et incolores. On se trouvera donc bien de manger du foie gras.

3º *Liberté du calibre de l'intestin*. Qu'une cause interne ou externe comprime le tube digestif et il y aura constipation. Ces causes sont les calculs, œgagropiles, scybales, vers, grossesse, kystes du foie et autres, luxation de la rate, ceintures, étranglement, etc., etc.

Enfin si la paresse de l'intestin vient de l'abus des purgatifs ou des lavements, on cessera les premiers et on prendra des lavements froids dans le second cas.

Remèdes usuels:Peur, froid aux pieds, chaleur, électricité...etc.

Foire militaire. — « Il tira Panurge en place, et apperceut que sa chemies estoit toute foireuse et embrenée de frais. La vertus retentrice du nerf qui restrainct le muscle nommé sphincter (c'est le trou du cul) était dissolue par la véhémence de la paour qu'il avoit eu en ses phantastiques visions. Adjoinct le tonnerre de telles canonnades, lequel plus est horrifique par les chambres basses que n'est sus le tillac. Car un des symptomes et accidents de paour est que par lui ordinairement s'ouvre le guischet du serrail onquel est à temps la matière fécale retenue. Exemple en messer Pantolfe de la Cassine, senois, lequel en poste passant par Chambery, et chez le sage mesnager Vinet descendent, print une fourche de l'estable, puis lui dist : « Depuis Rome jusqu'ici je n'ai été d'enbas : de grâce prends cette fourche et fais moi peur » A donques Vinet lui donna un si grand coup entre col et collet qu'il le jeta par terre à jambes ribaudaines... A bonne heure avoit le Senois ses chausses détachées : car soubdain il fianta plus copieusement que n'eussent faict neuf bufles et quatorze archipresbtres d'Ostie. Exemple aultre on roi d'Angleterre, Edouard le quint. Maistre François Villon, banni de France, s'estoit vers lui retiré : il l'avait en si grande privaulté receu, que rien ne lui céloit des menues négoces de sa maison. Un jour, le roi susdict, estant à ses affaires, montra à Villon les armes de France en paincture, et lui dist : « Voids-tu quelle révérence je porte à tes rois françois ? Ailleurs n'ai-je leurs armoiries qu'en ce retraict ici près ma selle persée. — Sacre Dieu, respondit Villon, tant vous êtes sage, prudent, entendu et curieux de votre santé. Et tant bien estes servi de vostre docte médicin Thomas Linacer. Il, voyant que naturellement sur vos vieulx jours estiez constipé du ventre et que journellement vous failloit ou cul forrer un apothécaire, je di un clystère, aultrement ne poviez vous esmutir, vous ha faict ici aptement, non ailleurs, paindre les armes de France, par singulière et vertueuse providence. Car seulement les voyant, vous avez telle vezarde et paour si horrible, que soubdain vous fiantez oomme dixhuict bonases de Pæonie. Si peintes étaient en aultre lieu de votre maison, vous chieriez partout sus l'instant que les auriez vues. Et croi que si d'abondant vous aviez ici en peinture la grande oriflamme de France, à la vue d'icelle vous rendriez les boyaux du ventre par le fondement. » RABELAIS.

Les impressions morales, en effet, ont une très grande influence sur l'activité de certaines sécrétions. « La peur fait tarir la sécrétion salivaire ; mais par contre l'idée seule d'un bon repas fait affluer la salive dans la bouche de l'affamé ; la vue de son nourrisson fait affluer le lait dans la mamelle de la nourrice (Trousseau, Muller) ; de même la joie extrême, la douleur morale, la vue de son propre sang, le sentiment du danger physique ou de la lutte intellectuelle, l'approche du combat, la colère, etc., sont fréquemment les causes de la diarrhée émotive. Pour ce qui est du mécanisme de l'hypersécrétion dans ces cas, des expériences curieuses de Budge et de Valentin viennent, bien que non complétement acceptées par Louget, à l'appui de l'hypothèse d'une origine purement centrale. Ces expériences ont consisté dans des excitations immédiates des tubercules quadrijumeaux, des corps striés et des couches optiques.... »

Dr De Tastes.

(Voir de même, p   , l'influence de la vue d'une jolie femme ou de certaines parties, ou poses sur la sécrétion génésique, etc.)

Insufflation avec un soufflet de cuisine auquel on adapte une sonde œsophagienne et qu'on introduit par l'anus après l'avoir graissé au bout : on donne jusqu'à 50 ou 60 coups de soufflet. *(Gazette des Hôpitaux.)*

Injection rectale d'eau de Seltz. « Chez un homme de 75 ans ayant vomissements, ventre gros et constipation opiniâtre depuis 4 jours, les purges et lavements purgatifs n'y faisant rien, on introduit en entier dans le rectum une sonde œsophagienne adaptée à un syphon d'eau de Seltz : en quelques heures, débâcle générale. L'emploi du syphon est préférable à celui des lavements d'eau gazeuse (et surtout des poudres dont l'action est trop brusque, la formation des gaz étant subite). Il présente les avantages d'une projection plus intense et de l'intégrité complète du liquide gazeux. » *(Gaz. des Hôp.)*

Antiphlogistiques (émissions sanguines.) — « Une femme de 53 ans était atteinte d'une obstruction de l'intestin par un amas de matières fécales durcies et condensées formant tumeur, laquelle produisant une occlusion complète du canal intestinal avait été la cause des symptômes graves d'étranglement interne. Malgré l'emploi des diverses médications usitées en pareille circonstance, purgatifs, drastiques, café, glace intus et extra, etc., on n'avait obtenu aucune amélioration et le 5e jour la situation était presque désespérée quand M. Peter fit appliquer douze sangsues au niveau de l'empâtement intestinal. Six heures après, les selles apparaissent, et le lendemain, la situation est complétement changée. Pour expliquer l'action du traitement antiphlogistique M. Barié rappelle que l'état spasmodique, d'une part, et l'abolition complète des mouvements péristaltiques, d'autre part, viennent augmenter la stagnation des matières dans le canal intestinal. Cet arrêt provoque par compression des vaisseaux une hypérémie locale considerable, C'est précisément contre les deux facteurs principaux de l'occlusion par obstruction que la méthode antiphlogistique lutte avec avantage ; en dégorgeant les vaisseaux veineux elle abaisse brusquement la tension vasculaire et accélère ainsi la circulation sanguine ; de plus, elle exerce une action sédative sur l'élément spasmodique ; enfin elle fait disparaître l'hypérémie qui se produit au niveau de la sténose. » *(Gaz. des Hôp.)*

Électricité.— « Bucquoy place un pôle de faradisation dans le rectum tandis que l'autre pôle est promené sur l'abdomen, principalement au niveau de la tumeur : la durée des séances est de 10 minutes environ, une ou deux séances amènent la débâcle et la guérison. »

Dilatation forcée. — « Panas endort le malade et lui dilate vigoureusement le sphincter. » Ce moyen, bon également contre les hémorrhoïdes, détruit la contracture du sphincter anal. On y arrive de même en dilatant à plusieurs reprises l'anus avec les deux pouces ou une sonde. C'est surtout contre le rétrécissement du rectum qu'on emploie la dilatation graduelle à l'aide d'instruments variés (canules souples ou rigides ; mèches dont augmente peu à peu la grosseur.) « On arrive ainsi à obtenir un certain degré d'élargissement, mais dès qu'on cesse le rétrécissement reparaît, comme pour l'urèthre, et la dilatation forcée en une séance expose à la récidive. »

Purgatifs. – Leurs propriétés générales sont d'être comme les vomitifs : apéritifs, fébrifuges, vermifuges, hydropisifuges, toxifuges, dérivatifs, révulsifs (aloès), diurétiques (coloquinte)... et en général stomachiques, purgatifs, ou drastiques suivant les doses (rhubarbe... séné...)

1° **Purgatifs Dialytiques**

(Par endosmose des substances cristalloïdes : Eau urée, sérosité.)

— Prendre le matin à jeun dans 2 ou 3 verres d'eau, à 20 minutes d'intervalle, 30 à 60 grammes de sels *salins* suivants :

[— *Sulfate de soude* ($S\ O^4\ Na'^2 + 7\ H^2\ O$). — *Sulfate de magnésie* ($S\ O^4\ Mg'' + 7\ H^2\ O$). — *Chlorure de sodium* ou sel marin ($Na\ Cl$).— Sels de *Sedlittz*, — d'*Epsom*, — de *Pullno*, — *Eau de mer*. — (Goût amer, salé, selles fluides séreuses, au bout d'une demi-heure). — *Citrate de magnésie* (limonade Roger). — *Sulfovinate de Soude*, 20 gr. — *Sel de Seignette*, 15 à 30 gr. (tartrate double de *potassium* et de *sodium* ($C^4\ H^4\ O^8 \left\{ \begin{matrix} K. \\ Na \end{matrix} \right. + 4\ H^2\ O) -$]

— *Magnésie* : 5 à 10 gr. (2 à 3 c. à b.) dans de l'eau sucrée, ou du café au lait (selles demi-fluides, tardives).

— *Calomel à la vapeur* (protochlorure de mercure $Hg^2\ Cl^2$) : 30 centigr. à 1 gr. d'un coup, dans des confitures ou du pain azyme ; ou 10 centigr. en 20 paquets à prendre d'heure en heure (selles vertes ; vermifuge ; il provoque la salivation).

— *Émétique* ou *ipéca* en lavage : 5 à 10 centigr. par litre d'eau ou de bouillon d'herbes (à prendre par c. à b. dans la journée, toutes les 1 ou 2 heures). — *Thapsia* (*Ombellifères*), racine en poudre, 30 à 60 centigr.

Plantes purgatives (Purgatifs doux). — *Rhubarbe* (Rheum palmatum *Polygonées*) : racine en poudre rouge de 2 à 10 gr. (1), ou extrait aqueux, 1 à 5 gr. — *Séné* (Casses..,. *Légumineuses*) : feuilles et gousses, 15 à 30 gr. en infusion. — *Manne* (en larmes, en sortes ; m. grasse... suc du fraxinus ornus. *Jasminées*) : 30 à

00 gr. en infusion. — *Miel* ou *jus de pruneaux*, 100 à 150 gr.—
Nerprun (R. Catharticus. *Rhamnées*) ; baies, 10 à 20 ; sirop, 30
à 60 gr. «sucre et suc de nerprun : p. ég. » — *Tamarin* (Tama-
riudus indica. *Légumineuses*) : 30 à 60 gr. de pulpe en infusion.
— *Roses pâles* (R. centifolia. *Rosacées :* 30 gr. de sirop « suc de
roses, 1 p., sucre, 2 p. » — Raisins... en conséquence.

2° **Purgatifs Mécaniques**. (Indigestes)

Graines de *Moutarde blanche* (sinapis alba. *Crucifères*) 1 à 2 c.
à b. (15 à 30 gr.) avant le repas. — *Huile fraîche de ricin* (1) Rici-
nus communis. *Euphorbiacées*): 30 à 60 gr. dans du café ou du
bouillon (purgatif doux, ne provoquant ni irritation, ni constipation consécutives). — *Charbon de Belloc :* 2 à 3 c. à b. après le
repas (5 à 10 gr.). — *Fruits à grains* (raisins, figues, groseilles,
cassis). *Lavement d'eau froide.*

3° **Purgatifs drastiques** (P. violents).

Prendre dans des confitures ou du bouillon, 1 à 2 gr. de racine en
poudre ou 25 à 50 centig. de résine des *convolvulacées* suivantes :
[*Jalap* (ipomœa purga) ; — *Turbith* (Ip. ou C. turpethum) ;
— *Scammonée* (liseron ou C. scammonia) = ou en pillules « résine, 1 ; savon médicinal, 2 »].
— *Gomme-gutte :* 20 à 30 centigr. (Garcinie du Cambodge.
Guttifères (Evac. séreuses).
— *Eau-de-vie allemande* (solution alcoolique de jalap, turbith
et scammonée), 10 à 30 gr. dans un liquide sucré) par cuillerées.
— *Huile de croton* (graîne du croton Tiglium. *Euphorbiacées*) : 1 à 2 gouttes (5 à 10 centigr.), dans de l'huile d'amandes
douces (30 à 60 gr.), aromatisée ou dans de l'eau sucrée, par c. à
b., toutes les heures, = ou en pilules « huile de croton, 1 goutte :

(1) Dans du pain azyme.
(1) **Aux** enfants, 15 gr. d'huile de ricin — et les purgatifs doux (36).

savon médicinal, 60 c. gr.) pour 6 pillules » — et mieux en lavements (selles aqueuses).

Prendre dans du miel ou du savon médicinal 10 à 60 centigr.
(10 à 15 pour le colchique) de poudre de :

— *Aloès* (A soccotrin ; A. du cap ou spicata ; A. vulgaire.
Liliacées). — *Coloquinte* (Citrouille ou *citrullus* colocynthis.
Cucrubitacées). — *Colchique* C. autumnale. *Colchicacées.* = ou en
teinture (semences, 1 ; alcool, 6) dans de l'eau sucrée ou du Malaga : 1 à 8 gr. (1 à 6 c. à café) par jour. = Ces trois plantes sont
amères et peuvent rappeler les hémorrhoïdes et les règles ou :
selles séreuses, épaisses, tardives, et fatigantes.

Pilules : P. *aloétiques*. [Pante cibum. — P. de Bontius. P. du
Dr Franck] P. de Belloste (P. mercurielles)..., etc.

Frictions sur le ventre avec quelques c gr. de teinture de
coloquinte.

Lavements purgatifs. — Dans 250 à 500 gr. d'eau, ou d'une
décoction de graines de lin, mettre [huile de ricin, 30 à 60 gr. —
ou sel marin, 50 gr.— ou sulfate de soude et séné aa, 10 gr. — ou
aloès, 5 gr. délayés dans un jaune d'œuf]. — Lavement purgatif des peintres, etc. — (Et voir révulsifs.)

Constipation religieuse d'autrefois, aujourd'hui financière,
demain médicinale, etc. (Voir automatisme animal par influence.)
« Il m'advint un jour à Poictiers, chez l'escossois docteur décré-
talipotent d'en lire un chapitre : le diable m'emporte, si à la lec-
ture d'icellui je ne fus tant constipé du ventre, que, par plus de
quatre, voire cinq jours, je ne fiantai qu'une petite crotte.
Sçavez-vous quelle ? Telle, je vous jure, que Catulle dict estre
celles de Furius son voisin.

> En tout un an je ne chie dix crottes ;
> Et si des mains tu les brises et frottes,
> Ja n'en pourras ton doigt souiller des erres,
> Car dures sont plus que febves et pierres.

OCCLUSION INTESTINALE

Interruption du cours des fèces dans l'intestin par étranglement interne, volvulus, iléus, colique de miserere....

Début. — Lent avec coliques et constipation ; puis symptômes
des hernies (p. ....) ; constipation opiniâtre, nausées, vomissements alimentaires ou muqueux, bilieux, puis fécaloïdes et
fécaux. Ventre ballonné avec dessin visible des anses intestinales
dilatées. Parfois début brusque (douleur vive en un point du
ventre et symptômes rapides).

État général. — Face grippée ; pouls déprimé, filiforme; extrémités froides, température basse (35° et moins, les derniers jours).

Marche. — Varie avec la cause : l'étranglement interne serré
a les symptômes rapides de la hernie étranglée. Dans la lésion
organique, l'oblitération est lente, graduée, à rémissions ; les
fèces, amassés au-dessus du rétrécissement, dilatent l'intestin et
finissent par la débâcle.

L'occlusion livrée à elle-même peut tuer par péritonite (locale,
puis générale), par rupture de l'intestin dilaté avec épanchement
péritonéal, ou par gangrène.

Causes internes, externes ou *pariétales*.

Causes internes. — 1° *Corps étrangers*. Noyaux, roulettes,
joujoux, billes, argent, fourchette.... arrêtant les fèces ou en-
flammant l'intestin et l'ulcérant avec péritonite. Des calculs
peuvent se former autour d'un noyau dur (*entérolithes*) ou d'une
touffe de poils ou fils végétaux (*égragopiles*).

2° *Tumeurs stercorales* ou *fèces* amassés en un point du gros
intestin (cœcum, colon iliaque) et pouvant durcir au-dessus d'un
obstacle situé dans ou hors l'intestin.

(1) Richet excise; la sonde étant sortie, il la pince d'une double érigne embrassant l'instrument et la fistule qu'il excise alors d'un bout à l'autre. Si la fistule
vient de l'espace pelvirectal supérieur, il enfonce une branche de l'entortome
dans la fistule, l'autre dans le rectum; il comprime la paroi rectale qui se
sphacèle, la fistule et le rectum ne forment qu'un canal qui guérit. L'intestin
est détruit, comme l'éperon dans l'anus contre nature.

Causes pariétales. — Rétrécissement et occlusion graduelle dus à l'altération de la paroi par : 1° *Cicatrice de la muqueuse* (par rétraction) parfois suite d'étranglement herniaire (occlusion in-complète). 2° *Polypes* de l'intestin qu'ils bouchent entièrement. 3° *Tumeurs malignes* lentes et graduelles (ainsi que symptômes d'occlusion) surtout des tuniques celluleuse et musculeuse et saillantes en dedans et en dehors. 4° *Hypertrophie* des couches celluleuse ou musculaire (inflammation locale persistante ou compression prolongée au niveau d'un pédicule herniaire).

Causes externes (vrai étranglement). — *Torsion* ou enroule-ment d'une anse (1) intestinale (volvulus). *Invagination* en doigt de gant. *Constriction* de l'intestin par l'appendice iléo-cœcal, ou un diverticulum de l'intestin grêle (cul-de-sac suspendu à l'in-testin et dû à un vice de conformation), par des adhérences viscérales ; des brides pseudo-membraneuses, suites de périto-nite: par les bords de l'hiatus de Winslow; par un ancien sac herniaire réduit, ou le collet d'une hernie étranglée réduite en masse; par une ouverture accidentelle de l'epiploon ou du mé-sentère, par l'epiploon roulé autour de l'intestin, etc.

LÉSIONS DE L'ABDOMEN
Phlegmons et Abcès de la fosse iliaque interne

Inflammation du tissu cellulaire de la fosse iliaque interne en avant du fascia iliaca (abcès sous-péritonéal), ou entre ce fascia et le muscle iliaque (abcès sous-aponévrotique).

Abcès sous-péritonéal. — Le pus homogène, parfois crémeux et infect, fuse entre le péritoine et sa couche celluleuse vers la paroi abdominale à 2 ou 3 centimètres au-dessus de l'arcade crurale, soit vers le rein, soit vers le petit bassin, surtout à gauche (à cause du mesorectum et mesocolon iliaque), où il baigne les organes sans péritoine (vessie, rectum, col utérin...).

Une membrane pyogénique (du pus) double d'un côté la face profonde du péritoine épaissi et souvent adhérent au voisinage,

(1) Et du colon iliaque. (*Trousseau.*)

de l'autre les organes de la fosse iliaque en comprimant nerfs et vaisseaux.

Abcès sous-aponévrotique. — Le pus, séparé du péritoine par le fascia iliaca qui le bride, s'étend sur le muscle, forme tumeur au pli de l'aine en dehors des vaisseaux fémoraux et gagne le petit trochanter par-dessous l'arcade crurale ou le rein par la gaîne du psoas, ou la fesse par-dessus la crête iliaque ou l'os coxal par destruction du psoas, ou enfin perce l'aponévrose et devient sous-péritonéal.

Symptômes. — Douleur variable (parfois frisson et fièvre), persistante, vive à la pression, efforts et surtout par extension complète de la cuisse sur le bassin; enfin irradiée à la cuisse et au genou par le fémoro-cutané et parfois aux organes génitaux. La région inguinale proémine un peu. Décubitus dorsal ; la jambe immobile, à demi fléchie, et parfois gonflée par pression de la veine iliaque. On ne peut déprimer la paroi abdominale comme du côté sain ; on sent dans la fosse iliaque une masse indurée, immobile et diffuse, avec peau chaude.

État général. — Fébrile, ou non (pouls vite, plein, dur ; peau chaude, soif, pas d'appétit, vomissements, constipation opiniâtre, urine chargée). Quelques jours après, douleur moindre, calme et disparition des symptômes. Il y a résolution du phlegmon avec induration consécutive persistant un certain temps. Le plus souvent le phlegmon suppure. Vingt ou vingt-cinq jours après se forme un abcès rarement fluctuant, qu'on devine à la mollesse du centre de la tuméfaction plus grande et à l'état du malade (exacerbation de la fièvre et des douleurs, frissons).

Terminaison. — L'abcès sous-aponévrotique forme une tumeur interne; le sous-péritonéal fuse dans le tissu cellulaire sous-péritonéal et peut s'ouvrir au-dessus de l'arcade crurale, à quelques centimètres de l'épine iliaque ; dans la région lombaire en dehors de la masse commune ; dans le cœcum, colon ascendant ou rectum après avoir ulcéré les tuniques de l'intestin. Il y a alors du pus dans les fèces, dans le col utérin, vagin, vessie (avec envie d'uriner et urine purulente), péritonie (péritonite), ou sur deux points à la *fois* (sur la peau et intestin). Parfois il gangrène la paroi abdominale au niveau de la fosse iliaque.

Durée des abcès : longue, parfois cinq, six mois et plus.

Traitement. — Au début : antiphlogistique, ou évacuer le pus.

Psoïtis

Inflammation du psoas à la suite de couches, contusion lombaire, efforts violents, marche forcée. Un pus noir avec fibres musculaires détruites emplit sa gaîne et fait souvent abcès dans le pli à l'aine, la région lombaire, l'articulation coxo-fémorale, ou s'ouvre dans l'intestin.

Symptômes. — Psoas douloureux (des lombes au pli de l'aine). Marche impossible, décubitus dorsal ; cuisse fléchie sur le bassin, la pointe du pied en dedans. Dépérissement. La tumeur purulente s'ouvre au dehors. Mort par marasme ou infection putride. *Diagnostic : abcès par congestion :* cuisse non fléchie et symptômes du mal de Pott. *Abcès périnéphrétique :* cuisse non fléchie et urine altérée. *Traitement.* Mal grave. Résolutifs et antiphlogistiques? Ouvrir l'abcès aux lombes ou pli de l'aine.

MALADIES DES MAMELLES

Tumeurs bénignes du sein à guérison spontanée et sans récidive après enlèvement complet et sans influence sur l'économie.

Tumeurs laiteuses ou *galactocèle.*—Dans la lactation ou par infiltration (le lait perfore un canal galactophore et s'épanche dans la mamelle) ou par kyste laiteux (un canal rétréci ou oblitéré retient et accumule le lait). Parfois le lait prend la consistance du beurre ou fromage (tumeurs butyreuses et cancéreuses), ou forme des concrétions calculeuses.

Kystes : 1º *sébacés* (un cas) ; 2º *séreux* assez fréquents, sur, sous ou intra-mammaires, parfois formés par les éléments mêmes de la glande à la suite de dilatation d'un canal galactophore ou d'un acénus (tumeur tuberculeuse, calcaire et lipome : très rares). Parfois kyste dermatique.

Hypertrophie totale de la mamelle, du tissu glandulaire, fibreux ou adipeux, des canaux galactophores ou même des vaisseaux et nerfs (mamelles volumineuses, parfois monstrueuses), indolore, parfois comme pédiculée. Peau normale sans bosselures.

Adénome ou *hypertrophie partielle* de la glande : tumeur petite, unique, parfois multiple, d'une noisette à un gros œuf ou plus, avec *proéminence* : 1° *des culs-de-sac* glandulaires (cas le plus fréquent) qui sont hypertrophiés ainsi que souvent les éléments épithéliaux bien plus nombreux et à enveloppe celluleuse facile à détacher; 2° du *stroma*, la tumeur semble fibreuse, mais le microscope y montre quelques culs-de-sac glandulaires. Dans les deux cavités les culs-de-sac peuvent se grouper en formant des acini et des lobules ; souvent ils sont indépendants et disséminés irrégulièrement dans le tissu celluleux ou fibreux. Les vaisseaux et nerfs existent dans l'adénome comme dans la glande mammaire.
Symptômes : Début lent, insensible, sans symptômes fonctionnels; souvent un peu de sensibilité et de grosseur dans la menstruation : peau normale ; la tumeur semble ronde et occupe un côté de la mamelle (surtout le supéro-externe). Au palper, tumeur bosselée, sans adhérence avec la paroi thoracique, mais parfois avec le mamelon. La pression d'ordinaire sans douleur vive fait, si elle est latérale, suinter par le mamelon un liquide séro-sanguinolent (1). Au début, tumeur dure et élastique ou un peu molle par ramollissement central ou par kyste. Pas d'engorgement des ganglions axillaires, ni symptômes généraux. *Marche* lente, stationnant parfois des années. 1re période (décrite). La 2e, rare, a un diagnostic difficile, car au bout d'un certain temps la tumeur se ramollit, superficiellement les veines sous-cutanées se dilatent, la peau adhère, rougit et s'ulcère. Ulcère assez net, souvent limité à la peau, à bords non indurés et souvent à pus abondant et fétide. Rarement adénite axillaire qu'il ne faut pas confondre avec l'engorgement ganglionnaire cancéreux.
Pronostic peu grave, mais suppuration de l'ulcère. Hérédité et récidive possibles sur place (répullulation même après 1re opération large).

(1) **Phénomènes du cancer.**

Tumeurs malignes ou cancéreuses du sein

La mamelle est l'organe le plus sujet au cancer surtout à l'encéphaloïde (femmes plus âgées). Les formes *fibro-plastiques, colloïde* et *mélanée*, sont rares.

Squirrhe : Le *rameux* ou *rayonné* envoie des racines en tous sens dans la glande jusqu'à la peau. Le *larducé* a la consistance du lard ; le *ligneux* celle du cartilage ; l'*atrophique* est en noyau tirant à lui les tissus ; le *tégumentaire*, ou en cuirasse, débute par la peau en plaques dures, épaisses, rouges, se fusionnant enfin et gagnant l'aisselle et la clavicule ; le *pustuleux* débute par la peau en petites masses indurées, multiples, comme tuberculeuses. Le *squirrhe* des conduits lactés semble envahir les parois de ces conduits, et, après coupe, un stylet y entre jusqu'au mamelon.

Symptômes. Marche. — (Analogie avec l'adénome.) 1re *période* : locale, début lent, insensible, avec ou sans douleurs lancinantes, parfois vives. Parfois la pression la provoque et fait sourdre par le mamelon un liquide séro-sanguinolent ou sanguin. Au moment des règles la tumeur peut grossir et devenir sensible. Puis la peau adhère à la tumeur qui ne peut se plisser et devient d'un rouge livide (les veines sous-cutanées dilatées devenant variqueuses en lignes bleuâtres irrégulières). Parfois le mamelon se plisse et se ratatine dans la mamelle. La tumeur, d'abord mobile, adhère ensuite aux parties profondes. Dans le squirrhe en cuirasse, l'induration est parfois si étendue et l'adhérence si intime aux tissus sous-jacents qu'elle gêne la dilatation respiratoire du thorax. — La tumeur est bosselée irrégulièrement et d'abord dure et élastique (le squirrhe reste toujours dur). 2e *période* : *ganglionnaire.* — Mêmes caractères persistant souvent des mois, puis la peau enflammée se fendille et l'ulcère cancéreux grandit ; ses bords se renversent et ses symptômes varient avec le squirrhe (ulcère petit) ou l'encéphaloïde (ulcère volumineux). La surface de l'ulcère suinte un liquide fétide, ichoreux avec hémorrhagie et débris de caillots sanguins noircissant l'ulcère. Les ganglions axillaires qui reçoivent les lymphatiques de la mamelle deviennent durs, indolents, adhérents, cancéreux (ainsi que parfois les ganglions inférieurs du cou). Tuméfaction œdémateuse du membre supérieur correspondant (et parfois des côtés du thorax) à suite de compression de la veine axillaire par les ganglions et sans doute la coagulation du sang dans cette veine (phlegmatia alba dolens). La tumeur gagne parfois l'autre mamelle ou les viscères et perfore la plèvre. Enfin symptômes généraux de cachexie cancéreuse avec teint jaune-paille et maigreur. *Marche* lente dans le squirrhe. *L'atrophique* et celui des femmes très âgées ont une marche chronique et gagnent rarement les ganglions.

Traitement. A moins de remède, mort en quelques mois, à deux ans en moyenne.

Phlegmons et abcès de la mamelle

Inflammations aiguës de la glande et du tissu cellulaire périphérique avec processus des phlegmasies (phlegmons). *Abcès,* 1° *sus-mammaire* à foyer d'ordinaire unique, d'un œuf à un poing, dans le tissu cellulaire sous-cutané (surtout inféro-externe). Il naît dans ce tissu, dans la peau ou la superficie de la glande. Il s'ouvre la deuxième semaine ou parfois se creuse en abcès profond. 2° *sous-mammaire* unique, souvent vaste dans le tissu cellulaire séparant la mamelle du grand pectoral. Il naît dans ce tissu, ou accompagne l'inflammation de la glande. Marche rapide, souvent suppuration au bout de trois ou quatre jours. Si l'abcès siège en un point près le bord de la glande, ce côté est soulevé. S'il envahit tout le tissu cellulaire, la mamelle est plus grosse que l'autre, et en la pressant contre le thorax, le pus fait saillie sur toute sa circonférence. Pas de rougeur et d'induration limitée, à moins de concomitance d'abcès superficiel et profond. 3° *Intra-mammaire* souvent multiple à foyers isolés dans le tissu cellulo-adipeux interlobaire, surtout près l'auréole, et d'ordinaire précédés d'engorgement laiteux. Fluctuation obscure; marche moins rapide; suppuration rare avant le dixième jour. Parfois le pus sort par le mamelon, l'inflammation peut gagner le tissu cellulaire sous-cutané ou celui situé en arrière de la glande.

Symptômes. — Douleur vive, tuméfaction, rougeur, tension, chaleur et induration suivies de fluctuation quand l'abcès est formé. La fièvre n'est vive que dans l'abcès sous-mammaire.

SYPHILIS (VÉROLE)

> « Vous aimeriez une pauvre petite f... que vous auriez la chance de voir vos dents s'en aller une à une, vos cheveux tomber un à un, vos joues bleuir, vos cils se déplanter avec des douleurs sans pareille... Il y a de pauvres femmes auxquelles vient une écrevisse au bout du nez, d'autres ont une bête à mille pattes qui fourmille toujours et ronge ce que nous avons de plus tendre. »
>
> BALZAC.

La **Syphilis** (de συς, pourceau, et φιλειν, aimer : amour immonde ; ou de Syphilus, berger puni de ce mal pour outrage envers le soleil) aurait existé de tout temps sous des noms différents (mal des Juifs, mal napolitain, mal des Français, des Allemands ; vérole)... ou daterait seulement du XVe siècle et aurait été importée en Europe par Christophe Colomb.

C'est une diathèse spéciale due à un *virus contagieux* (1) héréditaire, sécrété par le chancre induré et les accidents secondaires (plaques muqueuses)... Elle évolue en trois périodes :

1° **Chancre induré** (p. 22) accident primitif : de 15 à 30 jours après le coït ou contage, et au point du contact ; avec adénite multi-ganglionnaire indolente sans suppuration.

2° *Accidents secondaires* (deux mois après l'apparition du chancre) ; constants mais d'intensité variable, savoir chronologiquement : fièvre syphilitique et céphalalgie ; roséole et plaques muqueuses (constantes quelques semaines après le chancre) ; syphilides pustuleuses (acné et ecthyma syphilitiques, précoces

(1) Par contact avec une surface éraillée (ou une muqueuse à épithélium délicat : vulve, vagin, prépuce ?) Mais si le gland est intact ou enduit d'un corps gras, il peut ne pas y avoir contage. Elle est inoculable par le pus des chancres et plaques muqueuses. Sa gravité varie suivant les climats (les chauds influeraient bien sur elle), les tempéraments (la scrofule et le lymphatisme y donnent prise), le mode de traitement (plus grave dans les républiques espagnoles où on n'emploie pas le mercure).

et fréquents) ; syphilides papulo-squameuses; tubercules syphilitiques les uns précoces, les autres tardifs ; pemphigus du nouveau-né et rupia de l'adulte (rares et tardifs);

3° *Accidents tertiaires*, de 1 à 20 ans après le chancre : gourmes, lésions osseuses et viscérales (de la périphérie au centre du corps).

(Les accidents de *transition* ou *intermédiaires* entre les secondaires et tertiaires, sont : l'iritis et le testicule syphilitiques et certaines syphilides.)

Chancre induré ou infectant (p. 22). — Solitaire, indolent, rond, lisse, irisé, brun-rougeâtre ; creusé en godet à l'évidoir, ou en large érosion couleur cocarde; bords mousses non décollés; profondeur et suppuration moindres que celles du chancre mou et non inoculable sur le sujet même. Sa base est résistante comme cartilagineuse (indurée) induration plus ou moins profonde ou plus ou moins étalée (induration par cheminée) (1). Si le chancre est sur la peau, sa cicatrice reste longtemps d'une teinte foncée caractéristique. Le phagédénisme (extension rapide de l'ulcération) est rare et coïncide d'ordinaire avec l'absence d'adénite.

Durée : de 4 à 6 semaines. — *Pronostic* confondu avec celui de la syphilis. *Traitement :* 1° antisyphilitique ; 2° panser le chancre avec vin aromatique, onguent napolitain ou pommade au calomel.

Adénite *syphilitique*. — Adénopathie constante (p. 23), multiple, indolente, dure, non suppurante, des ganglions recevant les lymphatiques de l'ulcère ; lymphatiques parfois indurés ayant alors la sensation du canal déférent (lymphangite indurée). Les

(1) L'induration est une lésion du tissu conjonctif peu différente de l'inflammation de ce tissu. Le chancre offre les cellules embryonnaires rondes ou fusiformes des bourgeons charnus et une substance fondamentale résistante amorphe ou fibrilaire formant l'induration. Quand le chancre guérit, le tissu embryonnaire nouveau de sa base forme du tissu conjonct f adulte.

ganglions (inguinaux des deux aines, glandes sous-maxilliaires pour les lèvres, etc.) sont libres, survivent au chancre, et leur résolution est très-lente. Suppuration exceptionnelle.

Accidents secondaires (p. 97)

Fièvre syphilitique (avant ou avec les manifestations cutanées et muqueuses) — Quelques semaines après l'apparition du chancre induré, l'individu, jusqu'alors bien, éprouve du malaise, faiblesse, accès fébriles, vertiges, éblouissements ; mal de tête plus intense la nuit et cédant au mercure, enfin anémie avec bruit de souffle cardiaque et souffles vasculaires. Tout exercice est pénible.

Syphilides (1). Éruptions cuivrées (couleur cuivre rouge, non constant); sans prurit (le cuir chevelu seul démange); en groupes arrondis (surtout les éruptions tardives à guérison proche); à petites squames (recouvrant incomplètement la papule); et guéries par le mercure. Enfin, traces de chancre, adénites inguinales et cervicale postérieure, et céphalée nocturne...

Roséole ou *syphilide erythémateuse* (1re éruption). — Petites taches roses, effacées par pression, et de nombre variable, en cercle, demi-cercle ou corymbe, sur la poitrine, abdomen, dos... (passe souvent inaperçue), d'ordinaire avec fièvre syphilitique et plaques muqueuses ou éruptions croûteuses du cuir chevelu. — *Durée* (2 à 5 mois moins par traitement syphilitique). — *Diagnostic :* la roséole due au copahu et autres balsamiques est fugace, prurigineuse, et entoure les poignets et malléoles.

(1) Éruptions diverses divisées par Ricord en précoces et tardives, et par Bazin en résolutives et ulcéreuses.

Plaques muqueuses (1) (parfois rouge cuivré, ou à certain relief). — Syphilides papuleuses ou tuberculeuses, contagieuses (chancrent par inoculation), d'aspect variable avec le siége, savoir, par ordre de fréquence : vulve, anus, gorge, scrotum, périnée, lèvres, langue, espaces interdigitaires des pieds, creux de l'aisselle... La plaque est un ovale ou cercle blanc rosé, à bords élevés; sèche ou, plus souvent, humide avec sécrétion âcre et irritante. — Démangeaisons, douleurs et adénite fréquentes.

Ces plaques sont discrètes ou confluentes. Sur la peau elles sont d'ordinaire sèches, à bords élevés d'où l'aspect de condylomes. A l'anus et vulve, leur surface souvent rose et saignante est parfois érodée et ulcérée par le frottement ainsi qu'à la bouche où elles sont parfois opalines (recouvertes d'une pellicule blanche). Aux commissures des lèvres et espaces interdigitaires, elles sont en fissures.

Durée longue, entretenue par l'irritation (malpropreté, fumée de tabac...). Elle cède au traitement général ou local (cautérisations au nitrate d'argent, à la teinture d'iode ; charpie saupoudrée d'amidon ou d'iodoforme). Parfois les muqueuses (bouche, langue, palais) ont de l'érythème, vésicopustules et tubercules : ceux-ci, d'abord sous-muqueux en noyaux circonscrits et indolents, s'ulcèrent et grandissent avec perforation du voile du palais ou nécrose de la voûte palatine. (2)

Syphilides pustuleuses : *Acné syphilitique* (comme l'acné ordinaire).—Petites saillies cuivrées (sur dos et membres) dont le sommet devient purulent et crève avec cicatrice déprimée entourée de débris épidermiques.

Impétigo syphilitique (3) (sur face, tête, racine des cheveux et

(1) Plaques des muqueuses aériennes, ou des régions cutanées qui par le degré de chaleur et d'humidité se trouvent dans les conditions des muqueuses. Ricord a observé la transformation du chancre en plaques muqueuses.

(2 Par destruction du périoste. Son origine diffère ainsi des caries et nécroses syphilitiques, qui sont des accidents tertiaires.

(3) Distinct de l'impétigo simple par coïncidence d'autres manifestations syphilitiques.

sourcils...) Ampoules vite changées en croûtes jaune-verdâtre.

Ecthyma syphilitique (1). Grosses pustules opalines à auréole cuivrée, sur tout le corps. Guérison lente; récidive fréquente.

Syphilide papuleuse. — Précoce : papules (saillies pleines, dures) cuivrées, *lenticulaires* (en lentilles), *miliaires* (en grains de mil) ou *comiques* (en petites coines) s'observant partout (2). Elles durent des mois ou se résolvent. Elles se couvrent souvent de squames : l'éruption papulosquameuse est très fréquente.

Syphilides squameuses. *Psoriasis syphilitique.*— Fréquence d'écailles épidermiques sur d'autres éruptions syphiliques, notamment les papules et tubercules. Les squames peuvent en outre s'isoler en *psoriasis* à squames blanchâtres, épaisses, plus ou moins détachables de la peau violacée au-dessous (paume des mains et plante des pieds ; rarement sur tout le corps ; à la face externe des membres, il est en plaques cuivrées à écailles épidermiques).

Syphilides tuberculeuses (turbercules précoces).— Souvent disséminées sur tout le corps, à relief arrondi, du volume d'un pois rouge sombre, parfois reeouvert d'épiderme. Elles disparaissent sans traces. Parfois groupées en cercle, demi-cercle, ellipse de dimensions variables, rouge cuivré avec traces livides.

Syphilides tuberculo-ulcéreuses. Fréquentes. Reliefs plus ou moins saillants, coiffés bientôt d'une épaisse croûte verte rugueuse, dont la chute laisse une ulcération profonde grisâtre purulente pouvant s'étendre (*serpigineuse*) ou se creuser (*térébrante*). (3)

---

(1) L'Ecthyma galeux (avec démangeaisons) ne s'observe que sur les mains, pieds et environs.

(2) Sur le ventre, elles ressemblent aux taches lenticulaires de la fièvre typhoïde, et leur co-existence avec fièvre et céphalalgie syphilitique ont pu faire croire à fièvre typhoïde.

(3 Bazin appelle *syphilide gourmeuse* des tubercules du tissu cellulaire sous-cutané roulant sous la peau comme une noisette ou un pois qui se ramollissent et ulcèrent la peau avec bords durs à pic. Ils tendent à se creuser.

Marche chronique pour tous les tubercules syphilitiques.

Dure des années ; avec cicatrice indélébile.

Diagnostic (avec chancre mou serpigineux phagédénique) (p. 23 note 2). — Le lupus ulcéré est unique, sur tissu engorgé et œdémateux, tandis que le tubercule est multiple à ulcère profond taillé à pic, avec auréole cuivrée.

Syphilides bulleuses (moins fréquentes et graves). — *Pemphigus* du nouveau-né, à la paume des mains et plante des pieds : bulles larges, aplaties, pleines de sérosité purulente ou sanguinolente et à auréole rouge. Elle coïncide d'ordinaire avec un coryza intense.

Rupia (ρυπος, ordure). Chez l'adulte seulement, aux membres inférieurs. Bulles à auréole cuivrée, devenant vite large croûte noire, épaisse, laide, dont la chute laisse des ulcères profonds taillés à pic, à cicatrice (large maculature livide), devenant blanches et déprimées.

(Notons la syphilis maculeuse de Hardy, en pièces d'un franc, café au lait, sur le cou.)

Accidents tertiaires

(Gourmes. Lésions osseuses et viscérales.)

Gourme (nom tiré de l'aspect de leur substance à un moment de leur développement). — De 1 à 10 et 15 ans après l'infection. Tumeurs de volume variable souvent multiples, mal circonscrites, fusionnées avec les tissus voisins (d'ordinaire : peau et tissu cellulaire sous-cutané). A la coupe : tissu rose ou grisâtre (1) plus ou moins vasculaire, sans suc. D'abord dure et indolente, la gourme se ramollit et s'ulcère : la peau qui lui adhère

---

(1) Tissu de granulation : de bourgeons charnus ou inflammatoire (Virchow). — Lymphe plastique épanchée (Hunter). — Cytoblastions (Robin) : cellules embryonnaires rondes de 10 à 15 mm , avec noyau : à la coupe, série de nodules distincts à centre atrophié où se ramifient les vaisseaux.

se perce d'une fistule qui suppure un liquide gommeux, mal lié, jusqu'à élimination complète de la gourme : le foyer se tarit alors avec tache livide, puis cicatrice blanche déprimée.

Les gourmes des périostes et *os* (superficiels surtout : crâne, tibia, nez, clavicule) sont diffuses (sur voûte du palais qu'elles nécrosent) ou circonscrites : formant un cône qui pénètre l'os et le raréfie, avec cicatrice déprimée dont les bords à pic sont sclérosés (carie sèche, syphilitique de Virchow). Il y a douleurs d'abord vagues, souvent nocturnes (ostéocopes nocturnes) (1) et tuméfaction variable. La gourme ulcérée peut se nécroser ou se carier, avec symptômes graves de voisinage (accidents cérébraux).

Les gourmes des muscles (fessiers, sterno-mastoïdiens, triceps, langue, cœur...) rugosités du volume d'une noisette ou noix, gênent le jeu des muscles avec effets en rapport avec leur siège.

Gourmes des viscères : siège le plus fréquent (foie, reins, testicules, cerveau, poumon...).

Diagnostic : antécédents ; bons effets du traitement. *Pronostic* sérieux vu les conséquences (nécrose ; perforation de la voûte palatine, cirrhose, troubles cérébraux...). La gravité varie avec le siège des gourmes et l'état du sujet.

Traitement. Guérison des gourmes même ramollies par l'iodure potassique. On aide leur résolution par la teinture d'iode en badigeonnage ou injection, la cautérisation au nitrate d'argent et pansement au diachylon si la gourme est ulcérée.

Lésions syphilitiques des os superficiels ; fréquentes avec douleurs osteocopes (p 102, note).

L'ostéite, carie, nécrose du crâne, sternum, clavicule et surtout des petits os de la face (vomer, palatin, ethmoïde).

---

(1) Ostéocopes nocturnes dues à la chaleur du lit ?) et de même nature que les douleurs rhumatoïdes des membres au début des accidents secondaires d'où la fréquence de perforation de la voûte palatine et de dépression du nez (nez cassé) par nécrose des palatins et vomer. Diagnostic difficile avec carie et nécrose scrofuleuses. La syphilis réveille les autres diathèses dont le siège, âge, antécédents... et iodure potassique révèlent la nature.

Périostite inflammatoire, ou tumeurs (gourmes) entre l'os et périoste. *Exostoses* ou tumeurs dures de la continuité des os (crâne) avec troubles fonctionnels (face interne du tibia, clavicule.... par irritation de l'os et du périoste par les gourmes (ostéite...).

Syphilis héréditaire : *Dystrophie syphilitique* des os (vie intra-utérine ou peu après la naissance). Les os sont d'abord lourds, entourés d'une couche d'ostéophytes qui peut en doubler l'épaisseur, s'affaisse ensuite, devient plus dense et plus régulière. Puis, ramollissement du tissu spongieux des extrémités par une substance gélatiniforme ; aussi l'os peut se courber et fracturer (extrémité inférieure de l'humérus). Enfin, l'os est envahi par du tissu spongoïde analogue à celui du rachitisme.

Tumeurs blanches syphilitiques. Rares.

Synovite du genou (épanchement séreux avec distension et affaissement alternatifs) et plaques indurées profondes. Douleur accrue par le lit.

Ostéite articulaire, débute par une brusque douleur avec gonflement. Suppuration rare. Antrylose fréquente.

Traitement : Iodure potassique (pierre de touche). Badigeonnage à teinture d'iode ; vésicatoires ; compression par bandelettes Vigo ; cautérisation trans-currente.

LÉSIONS VISCÉRALES

Foie (cirrhose ou gommes). — **Reins** (mal de Bright). — **Testicules** (orchite et gomme syphilitiques).

Appareil respiratoire (Laryngites syphilitiques fréquentes avec possibilité de carie et nécrose laryngée et d'œdème de la glotte). — Ulcérations des muqueuses trachéenne et bronchique avec rétrécissement consécutif. — Pneumonies ; phthisies pulmonaires syphilitiques (1).

(1) Car l'iodure potassique les guérit et on trouve des gommes dans le poumon du nouveau-né.

Système nerveux. Compression ou destruction par exostoses ou gommes voisines du cerveau (avec accès épileptiformes, convulsions, hémiplégies) ou des nerfs (avec troubles fonctionnels divers tels que paralysie faciale, paralysie des moteurs de l'œil...) (1).

Appareil circulatoire rarement affecté.

TRAITEMENT DE LA SYPHILIS

Prophylaxie. Visite des femmes publiques et des hommes (p. 11). — Précautions frictions d'huile fraîche, puis lavage avec une solution de soude); capotes (p. 10). — Syphilisation?

1° *Mercuriaux* dans les *accidents secondaires* (chancre, plaques muqueuses, syphilides, alopécie, onyxis, iritis); 2° *Iodure de potassium* dans les *accidents tertiaires* et de *transition* (p. 95) (testicule syphilitique, gommes, lésions osseuses et viscérales).

Traitement mercuriel (très vieux, contre les accidents secondaires) :

1° *Externe :* Bains de sublimé corrosif contre les syphilides rebelles; — frictions d'onguent napolitain sur face interne des cuisses, jambes, bras; — fumigations aux vapeurs d'une bougie de cinabre (moyen chinois contre les ulcères syphilitiques);

2° *Interne :* Liqueur Van Swieten :

Deutochlorure de mercure sublimé 80 centigr.
Eau-de-vie de grain. . . . . . 1 kilogramme.

Deux cuillerées par jour dans du lait goût désagréable, digestion difficile mais efficace).

Pilules de Ricord.

Protoïodure d'hydrargure de mercure.) 3 grammes
Thridace . . . .)
Extrait thébaïque . . . . 1 gramme
Conserves de roses . . . . , . . 6 grammes.
Pour 60 pilules — 1 à 4 par jour.

(1 Il y aurait encore une action directe sur cerveau et nerfs avec troubles fonctionnels sans altération de texture ou avec épaississement du névrilème (névralgies, paralysies, hyperesthésie, troubles de l'intellect, perte de la vue, ouïe, odorat. Le plus souvent par suite de gomme.

Mais le mercure irrite la peau et l'estomac, affaiblit, cause salivation et stomatite. Aussi on associe l'opium, le chlorate de potasse (4 gr. par jour dans un verre d'eau) et une alimentation tonique.

Contre les accidents de transition, traitement mixte au mercure et iodure de patassium : sirop de Bazin et de Gibert (une cuillerée Gibert contient 0.01 de biiodure de mercure et 0.05 d'iodure de potasium).

Iodure de potassium (plus efficace que les mercuriaux). De 50 centigr. à 1 gr. par jour, en augmentant graduellement jusqu'à 2 gr. par jour.

          E·u . . . .   300 grammes
          Iodure de potassium. . . . . .   20 grammes

(Cette solution contient 1 gr. d'iodure par cuillerée.)

L'iodure cause souvent un coryza spécial avec larmes et éruption acnéiforme sur le front. On suspend alors momentanément le traitement.

SYPHYLIS HÉRÉDITAIRE (du nouveau-né)

Non constante, très grave, d'ordinaire avec ophthalmie diarrhée.. ils contractent facilement les épidémies du jour. — Si la mère a un chancre ou plaques muqueuses aux organes génitaux, l'enfant peut se chancrer au passage ; et la *syphilis se manifeste du 1er au 5e mois* (rarement avant ou après). Les *plaques muqueuses* paraissent aux régions humides (bouche, scissure intrafessiére, pli des cuisses), en saillies ou plaques humides à suintement séreux infect — Les *syphilides* cutanées sont aussi fréquentes au visage (peau bistrée comme celle des éphélides), à l'anus, cuisses (rouges)... la roséole peut se généraliser. La peau des pieds et des mains est rugueuse, ridée (avec onyxis des ongles) et peut se détacher en squames laissant un épiderme rouge luisant.

Pemphigus fréquent, p. 100.

Dystrophie des os semblable au rachitisme, p. 103.

Lésions du foie (p. 104), parsemé de noyaux indurés semblables à des gommes commençantes avec troubles gastro-intestinaux, vomissements, météorisme, ventre sensible à pression ; constipation et mort en peu de jours.

Poumon et thymus : induration possible.

Traitement. — Si les parents sont syphilitiques : mercuriaux après la première manifestation (car la transmission n'est pas constante ni le mercure sans danger). -- Si l'enfant vient avant terme et faible : d'emblée, le traitement spécifique *direct* ou *indirect*.

1º *Indirect* : administrer du sublimé ou protoiodure de mercure à la nourrice, ou se servir de lait de chèvre ou d'ânesse auxquelles on a fait absorber du mercure par de larges onctions d'onguent napolitain;

2º *Direct* : frictions d'onguent napolitain suivies de bains savonneux pour diminuer l'irritation due au remède peu facile à enlever; administration intérieure de 2 à 3 gr. de liqueur de **Van Swieten** dans du café au lait. Souvent le traitement mercuriel enlève les manifestations syphilitiques du nouveau - né (continuer 3 mois ?)

Iodure de potassium : 5 centigr. par jour, s'il y a syphilides profondes ou accidents tertiaires.

Syphilisation de l'enfant par le père, la mère ou tous deux : les accidents secondaires seuls sont contagieux et transmissibles; mais les tertiaires non contagieux donneraient au fœtus d'autres diathèses, telle que la scrofule. — Enfin, si les organes génitaux de la mère ont des chancres ou plaques muqueuses, le fœtus indemne peut les gagner ou y échapper par son enduit graisseux. De même la nourrice par les syphilides de son teton (ou par le lait ?) syphiliserait l'enfant. Enfin, comble de syphilisation, un fœtus sorti d'un père syphilitique peut syphiliser sa mère et sa nourrice.

GRADUS AD VEROLAM

« Pauvreté ! pauvreté ! c'est toi la courtisane...
C'est toi qui, chuchotant dans le souffle du vent
Au milieu des sanglots d'une insomnie amère,
Es venue un beau soir murmurer à sa mère :
« Ta fille est belle et vierge et tout cela se vend ! »..
Ce qui l'a dégradée, hélas ! c'est la misère
Et non l'amour et l'or. — Telle que la voilà
Sous les rideaux honteux de ce hideux repaire,
Dans cet infâme lit, elle donne à sa mère
En rentrant au logis ce qu'elle a gagné là...
Vous ne la plaignez pas, vous, femmes de ce monde,
Vous qui vivez gaîment dans une horreur profonde
De tout ce qui n'est pas riche et gai comme vous ;
Vous ne la plaignez pas, vous, mères de familles
Qui poussez les verroux aux portes de vos filles
Et cachez un amant sous le lit de l'époux.
Vous en parlez du moins, — vous n'êtes pas publiques,
Vous n'avez jamais vu le spectre de la Faim
Soulever en chantant les draps de votre couche,
Et de sa lèvre blême effleurant votre bouche,
Demander un baiser pour un morceau de pain. «

ALF. DE MUSSET.

Prostituée !... — « La voilà.

Voilà bien ce beau corps, cette épaule charnue,
Cette gorge superbe et toujours demi-nue,
Sous ces cheveux plaqués ce front stupide et fier
Avec ces deux grands yeux qui sont d'un noir d'enfer,
Voilà bien la sirène et la prostituée —
Le type de l'égoùt, — la machine inventée
Pour désopiler l'homme et pour boire son sang ;
La meule de pressoir de l'abrutissement.
Quelle atmosphère étrange on respire autour d'elle !
Elle épuise, elle tue, et n'en est que plus belle ;

Deux anges destructeurs marchent à son côté,
Doux et cruels tous deux : — la mort, — la volupté. •

FRANK *lui jette une bourse*

BELCOLORE

Tu me donnes cela ?

FRANK *(à part)*

Voyez l'attraction !
Comme la chair est faible à la tentation !
(*Haut*) J'ai de plus un ulcère à côté de la bouche !
Qui m'a défiguré ; je suis maigre et je louche
Mais ces misères-là ne te dégoutent pas.

BELOLORE

Vous me faites frémir.

FRANK

J'ai là, Dieu me pardonne !
Certain bracelet d'or qu'il faut que je vous donne :
Il ira bien, je pense, avec ce joli bras.

(*Il lui jette un bracelet.*)

Cet ulcère est horrible, il m'a rongé la joue,
Il m'a brisé les dents ; — j'étais laid, je l'avoue,
Mais depuis que je l'ai je suis vraiment hideux ;
J'ai perdu mes sourcils, ma barbe et mes cheveux.

BELCOLORE

Dieu du ciel, quelle horreur !

FRANK

J'ai là, sous ma simarre,
Un collier de rubis d'une espèce assez rare.

(*Il lui jette un collier.*

BELCOLORE

Il est fait à Paris ?

FRANK (*à part*)
Voyez-vous le poisson
Comme il vient à fleur d'eau reprendre l'hameçon ?
Haut) Si c'était tout, du moins ! mais cette affreuse plaie
Me donne l'air d'un mort traîné sur une claie :
Elle pompe mon sang, mes os sont cariés
De la nuque du crâne à la plante des pieds...

BELCOLORE
Assez, au nom du ciel ! je vous demande grâce.

FRANK
Si tu t'en vas, rends-moi ce que je t'ai donné.

BELCOLORE
Vous mentez à plaisir

FRANK
Veux-tu que je t'embrasse

BELCOLORE
Eh bien ! oui je le veux.

FRANK (*à part*)
Tu pâlis, Danaé.

AVORTEMENT

> « La fausse couche facile n'arrive presque jamais que par suite d'une maladie de l'œuf ou de l'utérus. » VELPEAU.

L'hémorrhagie utérine (*métrorrhagie*) pendant la grossesse est si liée à l'avortement comme cause ou effet qu'on ne peut l'en séparer.

« *Les causes occasionnelles* sont très nombreuses, car il est à peine, comme le dit Desormeaux, une circonstance dans la vie sociale que l'on n'ait rendue responsable d'un avortement : on conçoit parfaitement le décollement subit de l'œuf par une chute, une secousse brusque, un coup sur le ventre, un exercice violent, etc. et même par une impression très vive ou une grande secousse morale ; mais il s'en faut qu'on s'explique aussi facilement l'action d'une odeur désagréable, d'une contrariété, d'un bain ou trop froid ou trop chaud, d'un pédiluve intempestif, d'un faux pas ou d'un léger cahot de voiture...

Voici quelques faits bien avérés propres à démontrer combien l'avortement est parfois difficile chez les femmes sans prédisposition organique : Une femme enceinte de sept mois, voulant échapper à l'incendie de son appartement, se laisse glisser le long de draps attachés les uns aux autres, lâche prise en route par frayeur, tombe d'un troisième étage sur des pierres, se fracture l'avant-bras et n'avorte pas. MAURICEAU. — Une jeune fille, enceinte de cinq mois, désespérée de l'abandon de son amant, se jette dans la Seine du haut du Pont-Neuf, et sa grossesse n'en continue pas moins son cours. CAZEAUX. — Une jeune dame, enceinte de cinq mois, étant dans un cabriolet, est lancée jusqu'au dela de la tête du cheval qui s'est abattu, et n'en arrive pas moins au terme de sa grossesse. GENDRIN. — Une jeune fille, devenue enceinte contre son gré, et ne pouvant supporter sa honte, se jette dans la rue, d'un deuxième étage, se brise les membres, mais n'avorte pas. VELPEAU.

Il y a, pourtant, deux causes occasionnelles sans violence

manifeste qui font exception et qui produisent à elles seules un assez grand nombre d'avortements, dans les premiers mois du mariage surtout. Ce sont : l'usage d'un corset à baleines tenu trop serré, et l'abus du coït. Un corset trop serré, embrassant tout le ventre, gêne nécessairement le libre développement de l'utérus, et, à un moment donné, cet organe se révolte contre cette malencontreuse compression, entre en contractions prématurées, décolle l'œuf et l'expulse. Quant au coït immodéré, trop impétueux, il ébranle directement la matrice, décolle l'œuf, produit une perte sanguine et enfin des contractions expulsives ; et sans être impétueux, s'il s'accompagne d'un organisme trop vif, il détermine un certain degré de congestion dans l'utérus, une hémorrhagie et le décollement de l'œuf qui ensuite est bientôt expulsé. »

Les *causes prédisposantes* d'ordinaire occultes avec avortement spontané sont des états maladifs de la matrice et surtout de l'œuf. Les lésions (vitales ou organiques) de la matrice lui ôtent la faculté de tension nécessaire, on lui donnent un excès d'irritabilité avec contraction prématurée (ou peut-être ôtent au sphincter utérin une partie de son ressort). Elles agissent surtout dans les trois premiers mois de la gestation à l'époque ordinaire des règles, alors que la matrice n'a pas encore perdu l'habitude de cette congestion menstruelle et que la fongueuse caduque est encore très vasculaire. — L'implantation vicieuse du placenta sur le col ne se dévoile guère que dans les derniers mois de la grossesse quand le segment inférieur de l'utérus s'est assez évasé pour briser des adhérences placentaires. — Les maladies de l'œuf, être délicat et complexe, sujet à toutes sortes de lésions : vitales, physiques ou chimiques (inflammation du chorion et de l'amnios ; ou du placenta, puis de l'œuf ; décomposition du liquide amniotique avec mort de l'embryon... etc. »

L. Pénard.

Symptômes. — La métrorrhagie et l'avortement dans les premiers jours de la grossesse passent pour un retour des règles;

mais vers le 2e ou 3e mois, les symptômes sont plus tranchés. Si l'avortement résulte d'une chute violente sur le siége, par exemple, la femme se relève inondée du sang où nage l'œuf décollé, lequel n'est rendu que quelques jours après s'il a plus de deux mois.

Si, au contraire, l'avortement a lieu par l'effet d'une maladie générale de la femme, ou d'une maladie particulière soit de l'utérus, soit de l'œuf, on observe ordinairement les symptômes suivants : frissons suivis de chaleur ; inappétence, nausées, soif; lassitudes spontanées, palpitations, pâleur, tristesse, abattement, lividité des paupières, perte de l'éclat des yeux ; lipothymies ; sentiment de faiblesse dans le ventre, de froid vers les pubis, de pesanteur vers l'anus et la vulve; douleurs dans les lombes ; ténesme vésical; affaissement et flaccidité des mamelles, qui laissent quelquefois échapper de la sérosité, etc.; et ce n'est qu'après 8 ou 9 jours de durée de ces symptômes que les douleurs utérines expulsives se déclarent et que l'œuf est chassé de la matrice. Quelquefois il se passe un mois et plus avant l'arrivée de ce travail d'expulsion. L'œuf est mort, cependant, depuis l'apparition des symptômes précurseurs de l'avortement; mais, comme ses membranes n'étaient pas rompues, il ne s'est pas putréfié ; et, dès lors, il a pu séjourner aussi longtemps dans la cavité utérine, tout en restant inoffensif pour la santé de la mère.

Quand les membranes résistent aux efforts expulsifs et ne se déchirent pas, ce qui est la règle dans les 2 ou 3 premiers mois, si une intervention intempestive n'est pas venue les crever (Jacquemier et A. Leblond (1)), tout sort à la fois, l'embryon et le placenta ; mais si les membranes se déchirent dès les premières contractions un peu fortes, ce qui est déjà très-commun dès le

---

(1) Le docteur A. Leblond, dans les *Annales de gynécologie* (août 1875 et juin 1876), a démontré d'une manière péremptoire. par un assez grand nombre de faits bien observés, que, dans l'avortement *spontané* qui survient dans les trois premiers mois de la grossesse — à moins de maladie du placenta ou des membranes, — l'œuf est expulsé en bloc. avec ses membranes non rompues; contrairement à ce qui a lieu dans l'avortement *provoqué* et criminel surtout.

4ᵉ mois et devient la règle dans le 5ᵉ et le 6ᵉ mois, l'embryon seul s'échappe avec l'eau de l'amnios, et le placenta ne sort que plus tard, après des douleurs prolongées et presque aussi pénibles que dans l'accouchement à terme, si ce n'est même plus. C'est ce qui a fait dire qu'à l'inverse de ce qui s'observe dans l'accouchement, ici, dans l'avortement, l'expulsion du placenta est tout et celle du fœtus rien. Il est certain qu'à la suite de beaucoup de fausses couches, l'expulsion du placenta, loin d'avoir lieu dans les 48 heures qui suivent la rupture de l'œuf, ainsi que cela se voit habituellement, se fait attendre de 8 à 15 jours et quelquefois plus ; ce qui tient, évidemment, à ce que l'utérus n'a encore qu'une très-faible contractilité de tissu.

L'hémorrhagie qui provient d'un placenta vicieusement implanté sur le col ne peut finir que par l'accouchement ; et souvent, avant que celui-ci arrive, elle a plongé la femme dans un grand épuisement. »

Lucien Pénard.

Diagnostic. — Dans la menstruation difficile, les douleurs cessent à l'apparition du sang, tandis qu'elles persistent et vont croissant dans l'avortement jusqu'à expulsion des caillots contenant l'œuf : ici de plus, l'orifice externe du col est ouvert, et la poche des eaux rompue. L'auscultation d'ailleurs indique si le fœtus vit encore. Celui-ci ne séjourne guère que 2 à 3 jours, si c'est par cause violente ; si c'est par cause latente, il peut séjourner dans l'utérus de 9 à 40 jours. Parfois l'œuf s'arrête dans le vagin (chez beaucoup de primipares) où il ne cause aucun trouble, l'utérus étant débarrassé. La constatation au toucher que le col utérin n'a pas sa cavité distincte de celle du corps de l'organe, c'est-à-dire que l'orifice interne du col n'a pas commencé à revenir sur lui-même, suffirait, dit Depaul, pour affirmer que la fausse couche n'est pas achevée. Mais l'œuf peut crever et l'embryon et ses annexes rester encore dans l'utérus (corps étranger irritant).

Hémorrhagie par insertion vicieuse du placenta sur

le col. — Dans ce cas les pertes ont lieu aux 2 derniers mois de la gestation et reviennent à plusieurs reprises pour un rien et même sans motif, le matin par exemple (1).

Pronostic de l'hémorrhagie utérine dans la grossesse : peu grave, mais tue d'ordinaire l'enfant. Du 4e au 7e mois, la délivrance est plus difficile, l'œuf étant déjà gros et la contractilité utérine encore faible. Passé le 6e mois, l'utérus a des contractions suffisantes. Un avortement (surtout par une trop grande faiblesse du sphincter utérin) prédispose à d'autres avortements, et offre plus de chances de métropéritonite. Mais si la prédisposition organique à l'avortement était la rigidité du tissu du corps de l'utérus (primipares âgées) ou son irritabilité extrême (femmes nerveuses), il pourrait y avoir grossesse à terme après 2 ou 3 fausses couches de plus en plus tardives.

Traitement : 1º *Prévenir l'avortement*. — La prédisposition tient-elle à une pléthore générale ou utérine : petite saignée de 200 à 250 gr. un peu avant l'époque menstruelle, puis repos presque absolu sur une chaise longue, régime doux, boisson délayante, lavements journaliers presque frais s'il y a constipation... tout cela jusqu'à la fin de l'époque menstruelle. — Est-ce névropathie et chloroanémie : toniques et ferrugineux, antispasmodiques, bains frais, exercice modéré au grand air, pas d'émotions vives ni contrariétés. — Est-ce syphilis constitutionnelle : mercure et iodure potassique réunis, sans quoi le fœtus meurt avant terme. — Est-ce vie sédentaire ou dissipée : promenade à pied sans fatigue. — Est-ce déplacement de la matrice (descente, rétroversion, rétroflexion) : repos couché presque absolu, pessaire Gariel, ou simple éponge jusqu'à la fin du 4e mois où l'utérus est assez développé pour ne plus retomber dans l'excavation. — S'il y a constipation habituelle : clysopompe tous les 2 jours au moins et s'il est inefficace, prendre de temps à autre 1 ou 2 gr. de

(1) Si l'hémorrhagie est arrêtée, ne pas toucher du doigt, crainte de détacher les caillots obstruant momentanément les sinus déchirés.

magnésie ou 8 gr. d'huile de ricin. — Enfin si l'utérus est très excitable, bains tièdes fréquents, antispasmodiques et modération dans le coït, surtout à l'approche des époques menstruelles.

2º *Arrêter un avortement en train.* — Si la femme est forte : saignée de 200 à 250 gr., puis repos couché absolu sur lit un peu dur, le siége un peu élevé, en appartement frais. Diète, ou un peu de bouillon froid. Limonade fraîche, compresses froides sur les aines ; et pour engourdir l'utérus, prévenir ou enrayer ses contractions : quarts de lavement frais bien laudanisés (25 à 30 gouttes de laudanum pour 100 gr. d'eau). Pas de saignée aux femmes faibles, mais ajouter aux autres moyens quelques révulsifs (sinapismes aux avant-bras, ou entre les épaules, et ventouses sèches sur la poitrine, pas sur les seins).

On facilite un avortement inévitable par le seigle ergoté 3 ou 4 prises de 50 centigr. chacune à 10 minutes d'intervalle. Si ce remède ne suffit pas, on va chercher l'œuf avec la pince à faux germe, ou avec le doigt dès que le col paraît assez dilaté. En cas de difficulté : tamponnement vaginal (excellent, car il arrête et exite les contractions de la matrice).

Accidents possibles (pas de règle absolue pour les combattre). — L'hémorrhagie seule peut précéder ou accompagner la fausse couche, mais elle est rare après la sortie de l'œuf. Après la fausse couche, possibilité de métrite et de rétention du placenta.

Traitement de l'hémorrhagie. — La grossesse n'est dangereuse que si elle tient à l'insertion vicieuse du placenta. Elle n'a lieu qu'aux deux derniers mois : repos, réfrigérants et même saignée si la femme est forte. Si c'est inefficace : tamponnement qui arrête la perte et hâte l'expulsion de l'œuf. Mais pas de seigle ergoté qui pourrait éveiller la contractilité de la matrice, faire dilater le col, augmenter le décollement du placenta et par suite prolonger l'hémorrhagie ; quand la dilatation du col permet d'introduire la main, on introduit le fœtus par version qui est plus prompte que le forceps.

Tamponnement vaginal : *Procédé Pajot.* — « Pendant qu'on donne à la femme un lavement et qu'elle s'occupe ensuite de vider son rectum et sa vessie, M. Pajot se hâte de préparer : 1º de 15 à 20 bourdonnets de charpie liés par le milieu et portant chacun un fil qui restera pendant hors de la vulve ; 2º autant de bourdonnets, liés encore par leur milieu, mais ne portant plus de fils qui doivent pendre ; 3º plusieurs morceaux d'agaric souple, tomenteux ; 4º une masse de charpie en plumasseaux ; 5º enfin, 5 ou 6 compresses longuettes et un bandage en T.

Puis, il fait placer la malade sur le bord de son lit, en travers, la fait uriner artificiellement si elle n'a pas uriné d'elle-même, et commence de suite le tamponnement. A cet effet, il introduit dans le vagin un gros spéculum plein, en retire l'embout, y verse quelques verres d'eau fraîche, pour bien absterger le col, ne laisser sur lui et autour de lui aucun caillot, et, avec une longue pince à pansement il introduit un à un les bourdonnets garnis de fils, après toutefois les avoir fait malaxer dans du cérat ou du cold-cream ou tout simplement de l'huile. Il les dispose sur le col utérin lui-même et tout autour, en les tassant, les pressant les uns contre les autres, de façon qu'il ne reste entre eux aucun intervalle. Les culs-de-sac du vagin bien garnis, ce qui est très-important, et l'orifice du col bien obturé, il continue à remplir le vagin en y portant les autres bourdonnets sans fils, alternant avec les morceaux d'agaric, tout cela fortement cératé ou huilé toujours, et enfin les plumasseaux ordinaires, jusqu'à ce que le vagin soit plein, — ce qu'il n'a pu faire, bien entendu, qu'en retirant peu à peu le spéculum, au fur et à mesure qu'il y poussait un peu les bourdonnets et les morceaux d'agaric.

Arrivé à l'orifice vulvaire, il met le spéculum de côté, remplit exactement la vulve de charpie sèche et soutient le tout par l'application des compresses longuettes et du bandage en T. »

Dr L. PENARD.

La charpie extérieure ne doit pas se teindre de sang ; sinon, le tampon est mal fait, mal appliqué. On le refait alors. Il n'y a aucun avantage à tremper les premiers bourdonnets dans une solution faible de perchlorure de fer, plutôt que dans un corps gras, puisqu'on ne cherche qu'un effet mécanique. D'ailleurs 'utilité du corps gras se retrouve lors de l'extraction (facile) du tampon.

« En Angleterre et en Allemagne, on introduit dans le vagin un grand spéculum jusqu'à embrasser bien exactement par son extrémité le col utérin. On pousse dans l'instrument le centre d'un grand carré de linge, d'un mouchoir par exemple, et on bourre ensuite la gaîne que forme celui-ci d'un assez grand nombre de gros bourdonnets de charpie à mesure qu'on retire le spéculum.

Avec le colpeurynter de Braun ou toute autre vessie de caout-chouc, que l'on remplit d'eau ou d'air, une fois en place, on fait un mauvais tamponnement : car, si le ballon n'est pas très-fortement rempli, il n'arrête pas la perte sanguine, le sang continue de couler à côté ; et, s'il est par trop distendu, il déter-mine très-vite des douleurs, des contractions utérines violentes qui amènent la rupture de l'œuf avant que la dilatation du col soit suffisante. »

Penard.

D'ordinaire on enlève le tampon au bout de 10 à 12 heures, à moins que la femme ne puisse le supporter.

Rétention du placenta. — Le placenta sort presque avec l'embryon ou fœtus. Parfois il tarde plusieurs heures et même un jour sans danger. Quelques légères doses de seigle ergoté expulsent bientôt, le délivre, sinon, c'est qu'il adhère anorma-lement à la paroi utérine; s'il restait 5 à 6 jours dans l'utérus il se putréfierait avec accidents de résorption putride, on l'extrait avec les doigts s'il pend dans le vagin, sinon, c'est avec la pince à faux germe ou la curette articulée de Pajot, mais toujours en le tirant et le tordant doucement, sans rompre sa partie saillante, qui sert à dilater l'orifice et exciter la contractilité utérine. Au cas de rupture, on laisse faire la nature en prévenant l'infection

TABLE DES MATIÈRES

Fécondation

Sécrétions génitales

Stérilité

Philosophie

MALADIES VÉNÉRIENNES